Errata

Seite	Zeile*	Korrektur
1	7	statt „Filtrationsfraktion" „Filtrationsrate"
11	4	statt „fatalen" „fetalen"
28	12 (von unten)	statt „intrapapalen" „intrapartalen"
62	9/10 (von unten)	statt „Sauerstoffmonoxid" „Stickstoffmonoxid"
73	vorletzte	statt „achtmal weniger" „achtmal häufiger"
81	4	statt „5mg/ml" „5µg/ml"
86	Abbildung 37	statt „Smatostatin" „Somatostatin"
104	1	statt „antihypertensiven" „antihypotensiven"
	2/3	statt „Antihypertensiva" „Antihypotensiva"
139	7	statt „Phenylephedrin" „Phenylephrin"
167	1	zwischen „eine" und „notwendig" „Sektio" einfügen
174	5	statt „präpertale" „präpartale"
181	vorletzte	statt „leococyte" „leucocyte"
182	Tabelle 46	statt „Katecholamine" „Katecholamin"
183	6 (von unten)	statt „epidural" „subarachnoidal"
197	7 (von unten)	statt „Komplikationen wie die" „Komplikationen der"
210	20	„hat" streichen
212	4	statt „thrombozytisch-thrombozytopenische" „thrombotisch-thrombozytopenische"
215	3 (von unten)	statt „Benodiazepinen" „Benzodiazepinen"
216	6	statt „Wegenanalgesie" „Wehenanalgesie"
223	Tabelle 65, rechte Spalte	statt „Tachykardie (HF < 100spm)" „Tachykardie (HF > 100spm)"
230	6 (von unten)	statt „materiellem" „mütterlichem"

* Ohne Überschriften

aus: Michael A. Frölich,
Geburtshilfliche Anästhesie und Intensivmedizin
© 2000 Springer-Verlag Wien New York

Michael A. Frölich

Geburtshilfliche Anästhesie
und Intensivmedizin

SpringerWienNewYork

Michael A. Frölich

University of Florida, Gainesville, FL, U.S.A.

© 2000 Springer-Verlag/Wien
Printed in Austria

Satz: Herbert Hutz, A-1210 Wien
Druck- und Bindearbeiten: Manz, A-1050 Wien
Gedruckt auf säurefreiem, chlorfrei gebleichtem Papier - TCF
SPIN: 10637875

Mit 59 Abbildungen

Die Deutsche Bibliothek – CIP-Einheitsaufnahme
Ein Titeldatensatz für diese Publikation ist bei
Der Deutschen Bibliothek erhältlich

ISBN 3-211-83172-X Springer-Verlag Wien New York

*Für meine Frau Kimberly
und meine Kinder Raphaela Cosima,
Morgan Simone und Raphael Jay*

Geleitworte

In dem vorliegenden Buch wird das Gebiet der geburtshilflichen Anästhesie in übersichtlicher und leicht lesbarer Form dargestellt. Das Werk erfüllt in Aufbau und Gestaltung alle Ansprüche, die an eine kompetente Einführung in die Grundlagen dieser wichtigen anästhesiologischen Subdisziplin gestellt werden, und weist durch ausführliche Literaturhinweise auf wertvolle weiterführende Informationsquellen hin. So kann das hier vorgelegte Werk von Michael Frölich sowohl Novizen als auch Erfahrenen empfohlen werden, da es nicht nur über den aktuellen Stand in der geburtshilflichen Anästhesie berichtet, sondern auch auf verschiedene praktische und organisatorische Aspekte eingeht, die allzu oft kaum beachtet werden. Deshalb wünsche ich diesem Buch das verdiente Echo und einen großen Erfolg.

Prof. Dr. med. Markus Christian Schneider
Leitender Arzt Anästhesie
Universitätsfrauenklinik Basel, Schweiz

In recent years obstetric practice and obstetric anesthesia have changed rapidly. These changes are most obvious in the United States and Europe. *Geburtshilfliche Anästhesie und Intensivmedizin* is the first German language textbook on obstetric anesthesia edited by Germany's own son, Michael A. Frölich, an obstetric anesthesiologist who was trained both in Europe and the United States.

This book has three sections that cover all important aspects of obstetric anesthesia. Internationally known and dedicated obstetric anesthesiologists have contributed to some chapters.

Geburtshilfliche Anästhesie und Intensivmedizin will be a major achievement in the German language literature. It will be a valuable text for anesthesiologists managing patients in normal or intensive care settings and for anesthesiologists-in-training.

Sanjay Datta, M.D., FFARCS (ENG)
Director of Obstetric Anesthesia
Brigham and Women's Hospital
Harvard University School of Medicine

Vorwort

James Young Simpson, ein britischer Geburtshelfer, beschrieb schon 1847 die Verwendung von Äther für die Anästhesie bei vaginaler Geburt. Die geburtshilfliche Anästhesie stieß jedoch über lange Jahre auf heftigen Widerstand, basierend auf dem altertümlichen Gedankengut, daß alle lebenswidrigen Zustände, Krankheiten, Armut und auch Schmerzen, als Strafe Gottes angesehen und als solche akzeptiert werden müßten. Diese Denkweise und die damit verbundene Skepsis gegenüber modernen Methoden der geburtshilflichen Anästhesie blieb in manchen Ländern des traditionsverhafteten Europas über lange Zeit bestehen.

Erst in jüngeren Jahren wurde im deutschsprachigen Europa, vorangetrieben durch die Weiterentwicklung der Regionalanästhesie und die Verbesserungen der Perinatalmedizin, das Interesse an der geburtshilflichen Anästhesie und Intensivmedizin bei Anästhesisten und Geburtshelfern erneut geweckt. Angehalten durch diese Entwicklung schien es mir sinnvoll, das bestehende medizinische Wissen in diesem Fachbereich zu organisieren und als deutschsprachigen Text zu veröffentlichen.

Im vorliegenden Buch werden moderne Methoden der geburtshilflichen Anästhesie beschrieben. Es wird zunächst auf Grundlagenwissen aus der Geburthilfe und der Anästhesie zurückgegriffen, welche mir zum Verständnis klinischer Konzepte wichtig erschienen. Auf dieser Information basierend werden dann klinische Behandlungsmethoden beschrieben und sinnvolle alternative Therapiekonzepte angeboten. Vor allem bei der Darstellung kontroversieller Themen habe ich Wert auf detaillierte Literaturangaben gelegt.

Alle Autoren dieses Buches und meine Sekretärin *Kelly Spaulding* seien an dieser Stelle für ihre Zeit und Mühe gewürdigt. Besonderen Dank sagen möchte ich auch meinem Vater, Dr. *Ottheinrich Frölich,* für seine wertvolle editorielle Mitarbeit und meiner Mutter *Gesine Frölich* für die künstlerische Gestaltung der Einbandgraphik.

Gainesville, Florida, Oktober 1999   *Michael Frölich*

Inhaltsverzeichnis

D. Komplikationen in der geburtshilflichen Anästhesie

E. Die Risikoschwangerschaft

F. Geburtshilfliche Intensivmedizin

G. Versorgung des Neugeborenen (pediatric life support)

Mitarbeiterverzeichnis

A.II.1.   *Pharmakokinetik der neuraxialen*   *Sunil Eappen,* M.D.
           Leitungsblockaden   Instructor in Anesthesiology
                                                      Harvard Universität, Boston
                                                      Brigham and Women's Hospital
                                                      75 Francis Street
                                                      Boston, MA 02115
                                                      USA

A.II.2.   *Uterotonika / Tokolytika*   *Scott Segal,* M.D.
                                                      Assistant Professor of
                                                      Anesthesiology
                                                      Harvard Universität, Boston
                                                      Brigham and Women's Hospital
                                                      75 Francis Street
                                                      Boston, MA 02115
                                                      USA

A.II.4.   *Lokalanästhetika*   *Lawrence C. Tsen,* M.D.
                                                      Instructor in Anesthesiology
                                                      Harvard Universität, Boston
                                                      Brigham and Women's Hospital
                                                      75 Francis Street
                                                      Boston, MA 02115
                                                      USA

A.II.6.   *Neuraxiale Opioide*   *Peter Gerner,* M.D. D.E.A.A.
                                                      Instrustor in Anesthesiology
                                                      Harvard Universität, Boston
                                                      Brigham and Women's Hospital
                                                      75 Francis Street
                                                      Boston, MA 02115
                                                      USA

A.II.8.   *Kardiovaskulär wirksame*   *Ute Roth,* Dr. med.
           Medikamente   Oberärztin
                                                      Ludwig Maximilians Universität
                                                      München
                                                      Institut für Anästhesie und
                                                      Intensivmedizin
                                                      Klinikum Großhadern
                                                      Marchiuoninistrasse 15
                                                      81377 München

C.2.   *Die geburtshilfliche*   *Manfred Mörtl,* Dr. med.
        Periduralanästhesie   Oberarzt
                                                  Leopold-Franzens- Universität
                                                  Innsbruck
                                                  Institut für Anästhesie und
                                                  Intensivmedizin
                                                  Innrain 52
                                                  A-6020 Innsbruck

C.5.   *Anästhesie für In-vitro-Fertilisation*   *Angela Bader,* M.D.
                                                  Assistant Professor of
                                                  Anesthesiology
                                                  Harvard Universität, Boston
                                                  Brigham and Women's Hospital
                                                  75 Francis Street
                                                  Boston, MA02115
                                                  USA

C.7.   *Chirurgische Eingriffe während*   *William Camann,* M.D.
        der Schwangerschaft   Associate Professor of
                                                  Anesthesiology
                                                  Harvard Universität, Boston
                                                  Brigham and Women's Hospital
                                                  75 Francis Street
                                                  Boston, MA 02115
                                                  USA

A. Grundlagen

I. Anatomie / Physiologie

1. Physiologische Veränderungen in der Schwangerschaft

Auf einen Blick

- Die durchschnittliche Gewichtszunahme der Schwangeren ist 12 kg. Sauerstoffverbrauch und Atemminutenvolumen steigen um etwa 50%.
- Das Tidalvolumen ist erhöht, die funktionelle Residualkapazität (FRC) erniedrigt.
- Das Herzzeitvolumen steigt (etwa 40%), der periphere Gefäßwiderstand sinkt (etwa 20%).
- Die glomeruläre Filtrationsfraktion (GFR) steigt um 50%, der Normalwert für Serumkreatinin sinkt.
- Die Konzentration verschiedener Gerinnungsfaktoren steigt, die Thrombozytenzahl kann abfallen.
- Das Plasmavolumen und die Gesamterythrozytenmasse sind erhöht, der Hämatokrit fällt leicht ab.

Physiologische Veränderungen des weiblichen Körpers sind auf die Bedürfnisse des Embryos und Feten abgestimmt. Viele dieser Veränderungen haben entscheidende Konsequenzen für die medizinische Beurteilung und Betreuung der Schwangeren und werden im Folgenden getrennt nach Organsystemen besprochen.

Körperkonstitution

Die durchschnittliche Gewichtszunahme der Schwangeren beträgt 12 kg (1). Diese Gewichtszunahme resultiert aus einer Größenzunahme von Uterus, Plazenta und Fetus (ca. 6 kg) sowie einer Zunahme von Blutvolumen und Interstitialflüssigkeit (ca. 3 kg). Der Fett- und Proteinzuwachs nimmt weitere 3 kg ein (2).

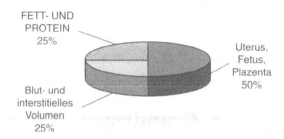

Abb. 1. Gewichtszunahme während der Schwangerschaft

Anatomische Veränderungen des Epiduralraumes

Während der Schwangerschaft übt der gravide Uterus Druck auf die *Vena cava inferior* aus. Die Druckerhöhung bewirkt eine Erhöhung des Blutflusses zum vertebralen Venenplexus und eine Volumenzunahme der Epiduralvenen. Während der Druck im Epiduralraum in Seitenlage bei Nicht-Schwangeren in 90% negativ ist, kann man in der Spätschwangerschaft einen positiven Druck im Epiduralraum feststellen. In sitzender Position ist die Erhöhung des Druckes im Epiduralraum noch ausgeprägter (3, 4). Uteruskontraktionen und das Pressen der Schwangeren erhöhen den Zerebrospinalflüssigkeitsdruck und führen zu einer zusätzlichen Erweiterung der Epiduralvenen. Der Liquorflüssigkeitsdruck wird durch die Schwangerschaft alleine nicht erhöht (5, 6). Diese Veränderungen bewirken eine größere Verteilung von epidural verabreichten Lokalanästhetika, ein Effekt, der allerdings nur nach Gabe kleiner Lokalanästhetikadosen zu beobachten ist (7). Wegen der epiduralen Druckerhöhung ziehen viele Anästhesisten die „Widerstandsverlustmethode" der Methode des „hängenden Tropfens" vor. Diejenigen, welche die Methode des „hängenden Tropfens" zum Auffinden des Epiduralraumes praktizieren, argumentieren jedoch, daß eine relativ stumpfe Epiduralnadel die *Dura mater* nach vorne schieben kann, ohne diese zu perforieren und dadurch ein negativer Druck im Epiduralraum erzeugt wird.

Metabolismus und Atmung

Der Sauerstoffverbrauch der Schwangeren steigt um bis zu 60% (Literaturangaben schwanken zwischen 20 bis 60%) in der Spätschwangerschaft an (8). Parallel dazu ist die Kohlendioxid-Produktion gesteigert. Diese Adaptation dient primär zur Deckung des erhöhten metabolischen Bedarfes von Plazenta, Uterus und Fetus.

Das Atemminutenvolumen erhöht sich um 45% während der Schwangerschaft (9, 10, 11) Die Mehratmung ist hormonell bedingt. Der arterielle Kohlendioxidpartialdruck (PaCO$_2$) korreliert eng mit den im Blut gemessenen Progesteronspiegeln (12). Offenbar wird durch Progesteron die CO$_2$-Empfindlichkeit des Atemzentrums im Gehirn gesteigert. Die Zunahme des Atemminutenvolumens ist Folge einer simultanen Erhöhung des Tidalvolumens (TV) um 45%. Die Atemfrequenz bleibt im wesentlichen unverändert. Die funktionelle Residualkapazität ist um 20% erniedrigt, bedingt durch eine Reduktion von sowohl exspiratorischem Reservevolumen als auch der Residualkapazität (13) (siehe Abb. 2 und 3).

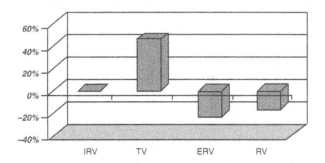

Abb. 2. Veränderung der Lungenvolumina während der Schwangerschaft I (IRV = Inspiratorisches Reservevolumen, TV = Tidalvolumen, ERV = Expiratorisches Reservevolumen, RV = Residualvolumen)

Bei Nichtschwangeren nehmen an der Atemexkursion sowohl Zwerchfell als auch die externen Interkostalmuskeln teil, während die Atemexkursion bei der Schwangeren fast ausschließlich duch die Senkung des Zwerchfelles bewerkstelligt wird. Eine horizontale Erweiterung des Thorax ist bei der Schwangeren während der Inspiration kaum möglich, da die Thoraxzirkumferenz, bedingt durch die anatomischen Veränderungen, schon um 5 bis 7 cm zunimmt. Die Funktion der großen Atemwege wird durch die Schwangerschaft nicht verändert. Die Flow-Volumen-Kurve bleibt ebenso wie die maximale exspiratorische Flowrate, das forcierte Expirationsvolumen in einer Sekunde (FEV_1) und die forcierte Vitalkapazität unverändert (14) (siehe Abb. 4).

Die Nasenschleimhaut schwillt durch Erweiterung kapillarer Gefäße leicht an. Die Schwangere wird dadurch anfälliger für Nasenbluten und die Nasenatmung wird erschwert. Die Mukosaschwellung im Bereich des Larynx kann eine leichte Stimmveränderung zur Folge haben (15).

Der Säure-Basen-Status verändert sich während der Schwangerschaft im Sinne einer metabolisch kompensierten, respiratorischen Alkalose. Der $PaCO_2$ sinkt in der 12. Schwangerschaftswoche auf ungefähr 30 mm Hg ab und verändert sich im weiteren Verlauf der Schwangerschaft kaum. Bedingt durch die $PaCO_2$-Ernied-

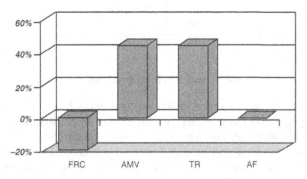

Abb. 3. Veränderung der Lungenvolumina während der Schwangerschaft (FRC = Funktionelle Residualkapazität, AMV = Atemminutenvolumen, TR = Totraum, AF = Atemfrequenz)

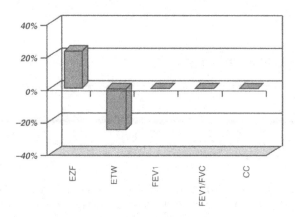

Abb. 4. Veränderung spirometrischer Größen während der Schwangerschaft (EZF = Exkursion des Zwerchfells, ETW = Exkursion der Thoraxwand, FEV1 = Forcierte Ein-Sekunden-Kapazität, FEV1/FVC = Verhältnis von Forcierter Ein-Sekunden-Kapazität zu Forcierter Vitalkapazität, CC = Atemwegsverschluß-Volumen)

rigung steigt der alveoläre Sauerstoffpartialdruck (16). Der Sauerstoffpartialdruck im arteriellen Blut (PaO$_2$) verändert sich kaum, was möglicherweise durch eine gleichzeitige Erhöhung des intrapulmonalen Shunt (Qs/Qt) bedingt ist (17). Kompensatorisch wird die Bikarbonatausscheidung erhöht und die Bikarbonatkonzentration im Blut erniedrigt.

Die respiratorischen Veränderungen sind nach Einsetzen der Wehen noch ausgeprägter. Der Sauerstoffverbrauch steigt steigt um 40% in der Eröffnungsperiode und um 75% in der Austreibungsperiode. Parallel dazu steigert die Schwangere das Atemminutenvolumen um 75% bis 150% in der Eröffnungsperiode und um 150% bis 300% in der Austreibungsperiode. Die Hyperventilation in der Eröffnungsperiode kann durch Opioidanalgesie reduziert und durch Epiduralanästhesie vollständig verhindert werden (18).

Tabelle 1. Blutgasanalyse in der Spätschwangerschaft

PH	7,44	[HCO$_3^-$] (mval/L)	20
PaO$_2$ mmHg	103	BE (mval/L)	2,5
PaCO$_2$ mmHg	30		

Herz und Kreislaufsystem

Durch die Höherstellung des Zwerchfells während der Schwangerschaft verlagert sich der Herzspitzenstoß nach kranial in den vierten Interkostalraum und lateral zur mittleren Klavikularlinie. Ein erst- oder zweitgradiges frühes Systolikum kann häufig auskulktiert werden und ist das Resultat einer Dilatation des Trikuspidalklappenringes mit dadurch bedingter relativer Insuffizienz. Im Elektrokardiogramm findet man oft invertierte T-Wellen in V$_2$ und eine schmale Q-Zacke in den Ableitungen II, III und aVF. In der Ergometrie finden sich bei Schwangeren häufiger ven-

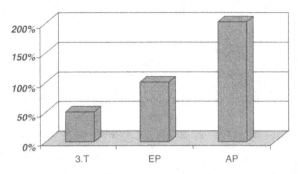

Abb. 5. Veränderung des Atemminutenvolumens während der Schwangerschaft (3.T = Ende des dritten Trimenons, EP = Eröffnungsphase, AP = Austreibungsphase)

trikuläre Extrasystolen, eine minimale ST-Strecken- Senkung in V_2 tritt nach kürzerer Belastungszeit auf. Diese Veränderungen weisen jedoch nicht auf eine Koronarinsuffizienz hin (20).

Repräsentative hämodynamische Studien beschreiben eine Erhöhung von Herzzeitvolumen (+40%) und Herzfrequenz (+20%) in der Spätschwangerschaft. Solche Veränderungen sind, schwächer ausgeprägt, schon früh in der Schwangerschaft zu bemerken (5. Schwangerschaftswoche) (21) und erreichen um die 30. Schwangerschaftswoche ein Plateau, welches etwa 40% über dem postpartal gemessenen Referenzwert liegt (22). Parallel dazu fällt der periphere Gefäßwiderstand (TPR) um ca. 40% ab. Während der Schwangerschaft findet ein myokardialer Umbau statt, der seinen Ausdruck in einer linksventrikulären Hypertrophie (Zunahme der linksventrikulären Masse um ca. 20%) findet (23). Der linksventrikuläre enddiastolische Diameter (LVEDD), der zentrale Venendruck (ZVD), der pulmonalarterielle diastolische Druck (PAD) sowie der pulmonalkapilläre Verschlußdruck (PCWP) bleiben im Normalbereich. Gegen Schwangerschaftsende und in der frühen Postpartumperiode scheint die echokardiografisch gemessene Kontraktilität abzufallen. (Abb. 6) Während der Wehen steigt das Herzzeitvolumen weiter an. Im Vergleich zu einem vor dem Einsetzen der Wehen erhobenen Basalwert nimmt es in der Eröffnungsphase um ca. 12% und während der Wehen um ca. 50% zu (24). Ein effektives Regionalanästhesieverfahren kann den Anstieg des Herzzeitvolumens durch Blockade der sympathischen Efferenzen mindern (25).

Das unmittelbar postpartal noch stark erhöhte Herzzeitvolumen fällt innerhalb von 48 Stunden auf die vor dem Einsetzen der Wehentätigkeit erhobenen Kontrollparameter ab. Über einen Zeitraum von 12 bis 24 Wochen sinkt es auf die Kontrollwerte einer Nichtschwangeren (26).

Tabelle 2. Hämodynamische Parameter während der Schwangerschaft

Herzzeitvolumen (HZV)	40%	Herzfrequenz (HF)	20%
Peripherer Gefäßwiderstand (TPR)	–40%	Linksventrikuläre Masse	20%
Linksventrikulärer enddiastolischer		Zentralvenendruck (ZVD)	±0%
Diameter (LVEDD)	±0%		
Pulmonalkapillärer Verschlußdruck			
(PCWP)	±0%		

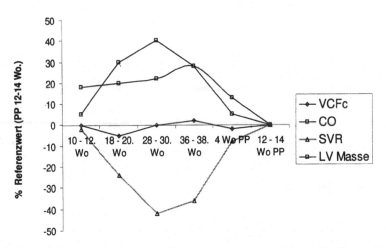

Abb. 6. Veränderung verschiedener Herzfunktionsparameter mittels Echokardiographie (Am Heart J [1997] 133(1): 53–9; VCFc = Herzfrequenz-korrigierte Geschwindigkeit der zirkumferentiellen Faserverkürzung (heart rate-corrected velocity of circumferential fiber shortening, CO = Herzzeitvolumen, SVR = systemischer Gefäßwiderstand, LV Masse = linksventrikuläre Masse)

Aortocavales Kompressionssyndrom: Ungefähr 5% der Hochschwangeren reagieren auf flache Rückenlage mit Bradykardie und massiven Blutdruckabfall. Es kann einige Minuten dauern, bis sich Bradykardie und Hypotension manifestieren, und eine kurzfristige Tachykardie geht oft der Bradykardie voraus (27). Bei vielen Schwangeren kann man angiographisch eine fast komplette Obstruktion der Vena cava inferior und eine Umverteilung des Blutflusses über die vertebralen und paraspinalen Venenplexi und die Vena azygos dokumentieren. Durch diesen Umgehungskreislauf wird der venöse Rückstrom zum Herzen bei der Mehrzahl der Schwangeren aufrechterhalten. Eine aortocavale Kompression findet auch Ausdruck in einer signifikanten Reduktion des Schlagvolumens und des Herzzeitvolumens bei Hochschwangeren in der Rückenlage (28). Ein weiterer Effekt der aortalen Kompression und damit verbundenen erhöhten kardialen Nachlast ist die Erhöhung des am Arm gemessenen Blutdruckes in der Rückenlage (29). Eine Kompression der Vena cava kann schon am Anfang des zweiten Trimenon beobachtet werden und wird durch eine neuraxiale Leitungsanästhesie zusätzlich akzentuiert. Es ist daher besonders wichtig, daß das Blutdruckverhalten nach Beginn eines Regionalverfahrens engmaschig kontrolliert wird.

Gastrointestinaltrakt und Niere

Durch die Lageveränderung der intraabdominellen Organe während der Schwangerschaft wird der intraabdominelle Teil des Ösophagus nach intrathorakal verlagert. Dadurch wird der Tonus des unteren Ösophagussphinkters erniedrigt. Der intragastrale Druck ist in der Schwangerschaft ebenfalls erhöht. Daher leiden fast 80% der Schwangeren unter Sodbrennen. Der Einfluß der Schwangerschaft auf die Magenmotilität wird unterschiedlich beurteilt. Viele Untersuchungen sprechen dafür, daß die Magenentleerung in der Schwangerschaft nicht verändert ist (30, 31). Der Säuregehalt des Magensaftes nimmt während der Schwangerschaft ab. Seine Hypohydrochlorie, welche unter dem Einfluß der Wehen noch ausgeprägter sein kann, ist durch eine ebenfalls verminderte Plasmagastrinausscheidung zu erklären (32). Nach Einsetzen der Wehen ist die Magenentleerung jedoch verlangsamt (29), ein Effekt der durch systemisch verabreichte Opiatanalgetika verstärkt wird (33), nicht jedoch durch den Fentanylzusatz einer epiduralen Infusion zur Wehenschmerzanalgesie (34). Die Magenentleerung normalisiert sich rasch und ist schon am ersten Tag postpartum vergleichbar mit der nichtschwangerer Frauen (35).

Der renale Plasmafluß (RPF) ist schon früh in der Schwangerschaft erhöht. Er erhöht sich um 75% und die glomeruläre Filtrationsrate (GFR) um 50%, so daß sich rechnerisch die Filtrationsfraktion (GFR/RPF) erniedrigt. Durch die erhöhte GFR fällt das Serumkreatinin bis auf etwa 0,5 mg/dL gegen Ende der Schwangerschaft ab (36). Durch das erhöhte tubuläre Glukoseangebot wird die tubuläre Resorptionskapazität überwältigt. Eine Glukosurie von 1 bis 10 g pro 24 Stunden wird daher bei 90% der Schwangeren beobachtet.

Tabelle 3. Nephrologische Daten in der Schwangerschaft

Renaler Plasmafluß (RPF)	75%	Serumkretinin	0,5 mg/dL
Glomeruläre Filtrationsrate (GFR)	50%	Harnstoff	8 mg/dL
Filtrationsfraktion (GFR/RPF)	±0%		

Hämatologie und Gerinnung

Das Plasmavolumen steigt um 15% während des ersten Trimenon und erreicht im zweiten Trimenon ein Plateau um 50% über einem zu Beginn der Schwangerschaft erhobenen Referenzwert (37). Das Gesamterythrozytenvolumen fällt in den ersten acht Schwangerschaftswochen zunächst ab, steigt dann jedoch wieder an und übersteigt am Termin die zu Beginn der Schwangerschaft erhobenen Werte um 30% (38). Die daraus resultierende relative Hämodilution ist möglicherweise essentiell für die Funktion der uteroplazentaren Einheit. Die Plasmaalbuminfraktion fällt während der Schwangerschaft, während die Globuline um ca 10% steigen. Das Verhältnis von Albumin zu Globulin nimmt daher von 1,4 auf 0,9 in der Spätschwangerschaft ab. Die Plasmacholinesterasekonzentration fällt um ca. 25% und der kolloidosmotische Druck von etwa 27 mmHg auf etwa 22 mmHg in der Spätschwangerschaft.

Tabelle 4. Hämatologische Daten in der Spätschwangerschaft

Erythrozytenvolumen	+30%	Hämatokrit	35,5%
Plasmavolumen	+55%	Albumin	3,3 g%
Hämoglobin	11.6 g/dL	Kolloidosmotischer Druck	22 mmHg
Leukozyten	10,000/mm³		

In der Schwangerschaft sind verschiedene Gerinnungsfaktoren erhöht (Faktoren: XII, IX, VIII, X und von Willebrands Faktor), es kommt zu einer erhöhten Thrombin- und Fibrinogensynthese und einem erhöhten Thrombozytenumsatz. Die D-Dimer Konzentration steigt an, während die Konzentration der physiologischen

Gerinnungsinhibitoren Antithrombin III, Protein S und Protein C im wesentlichen unverändert bleibt (39). Man kann die Schwangerschaft als Zustand einer kompensierten intravaskulären Gerinnung bezeichnen (40). Ein häufig zu beobachtender leichter Abfall der Thrombozyten ist die Folge einer erniedrigten Thrombozytenhalbwertzeit (41). Das Gerinnungssytem der Schwangeren stellt sich so auf die hämostatischen Anforderungen der Geburt ein. Bei einer normalen vaginalen Geburt ist mit einem Blutverlust von ca 600ml zu rechnen, bei einer Kaiserschnittentbindung mit ca. 900 ml. Der Blutverlust wird zumindest teilweise durch „Autotransfusion" des sich kontrahierenden Uterus ausgeglichen.

Das Erythrozytenvolumen, die Albumin- und Globulinkonzentration und der kolloid osmotische Druck normalisieren sich innerhalb von sechs bis acht Wochen nach der Geburt wieder.

Die Leukozytenzahl steigt in der Schwangerschaft auf 9,000 bis 11,000/mm^3 an, steigt während der Wehen auf ca. 13,000/mm^3 und am ersten Tag postpartum auf ca. 15,000/mm^3 an. Am sechsten Tag postpartum kann man Werte um 10,000/mm^3 messen (42).

Endokrinologie und Nervensystem

Die Hormonproduktion der Plazenta kann in eine Proteinhormonphase (erste Schwangerschaftshälfte, Produktion von human chorionic gonatropin, fertilisiertes Ei) und eine Steroidhormonphase (zweite Schwangerschaftshälfte, Umwandlung von Dehydroepiandrosteron in Östradiol und Progesteron in der Plazenta) eingeteilt werden. Östrogen- und Progesteronspiegel steigen während der Schwangerschaft kontinuierlich an. An der hormonalen Kontrolle der Geburt sind Oxytocin und Prostaglandine beteiligt. Die Schilddrüsenhormone (freies T_3 und T_4) bleiben unverändert während der Kortisolspiegel um ca. 200% steigt. Die Ausscheidung von human placental lactogen (HPL) erniedrigt die Insulinempfindlichkeit der Gewebe und hat daher einen diabetogenen Effekt.

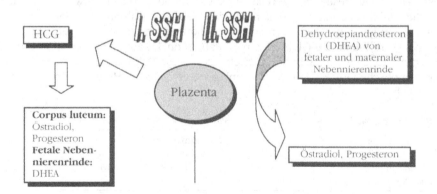

Abb. 7. Hormonproduktion in der Schwangerschaft: In der ersten Schwangerschaftshälfte produziert die Plazenta vorwiegend HCG (human chorionic gonadotropin), während die endokrinologische Hauptaufgabe der Plazenta in der zweiten Schwangerschaftshälfte die Umwandlung von Dehydroepiadndrosteron (DHEA) zu Östradiol und Progesteron ist

Die Empfindlichkeit der Nerven gegenüber Lokalanästhetika steigt in der Schwangerschaft. Die minimale alveoläre Konzentration von volatilen Anästhetika ist um 20 bis 40% reduziert. Beide Effekte werden mit der Erhöhung der Progesteronkonzentration in Zusammenhang gebracht.

Literatur

1. Rössner S (1997) Weight gain in pregnancy. Hum Reprod 12(1): 110–1152
2. Hytten FE, Leitch I (1971) Changes in maternal body. In: The Physiology of the Human Pregnancy, 2nd Edition. Oxford, Blackwell Scientific Publications, p 356
3. Messih MNA (1981) Epidural space pressures during pregnancy. Anaesthesia 36: 775–782
4. Johnston GM, Rodgers RC, Tunstall ME (1989) Alteration of maternal posture and its immediate effect on epidural pressure. Anaesthesia 44: 750–752
5. Hopkins EL, Hendricks CH, Cibils LA (1965) Cerebrospinal fluid pressure in labor. Am J Obstet Gynecol 93: 907–916.
6. Marx GF, Zemaitis MT, Orkin LR (1961) Cerebrospinal fluid pressures during labor and obstetrical anesthesia. Anesthesiology 22: 348–354
7. Grundy EM Zamora AM Winnie AP (1978) Comparison of spread of epidural anesthesia in pregnant and non-pregnant women. Anesth Analg 57: 544–546
8. Spätling L et al (1992) The variability of cardiopulmonary adaptation to pregnancy at rest and during exercise. Br J Obstet Gynecol 99(Suppl 8): 1–40
9. Alaily AB, Carrol KB (1978) Pulmonary ventilation in pregnancy. Br J Obstet Gynaecol 85: 518–24
10. Plass ED, Oberst FW (1938) Respiration and pulmonary ventilation in normal non-pregnant, pregnant and puerperal women. With an interpretation of acid-base balance during normal pregnancy. Am J Obstet Gynecol 35: 441–452
11. Knuttgen HG, Emerson K (1974) Physiological response to pregnancy at rest and during exercise. J Appl Physiol 36: 549–553
12. Skatrud JB, Dempsey JA, Kaiser DG (1978) Ventilatory response to medroxyprogesteron acetate in normal subjects: time course and mechanism. J Appl Physiol 44: 939–944
13. Conklin KA (1991) Maternal physiologic adaptations during gestation, labor and the puerperium. Semin Anesth 10: 221–234
14. Milne JA, Mills RJ, Howie AD, Pack AI (1977) Large airway function during normal pregnancy. Br J Obstet Gynecol 84: 448–451
15. Leontic EA (1977) Respiratory disease in pregnancy. Med Clin North Am 66: 111–128
16. Templeton A, Kelman GR (1976). Maternal blood-gases, $(PAO_2 - PaO_2)$, physiological shunt and VD/ VT in normal pregnancy. Br J Anaesth 48: 1101–1104
17. Hankins GD, Harvey CJ, Clark SL, Uckan EM, Van Hook JW (1996) The effects of maternal position and cardiac output on intrapulmonary shunt in normal third-trimester pregnancy. Obstet Gynecol 88: 327–330
18. Hägerdal M, Morgan CW, Summer AE, Gutsche BB (1983) Minute ventilation and oxygen consumption during labor with epidural analgesia. Anesthesiology 59: 425–427
19. Limacher MC et al (1985) Tricuspid regurgitation during pregnancy: two-dimensional and pulsed doppler echocardiographic observations. Am J Cardiol 55: 1059–1062
20. Veille JC, Kitzman DW, Bacevice AE (1996) Effect of pregnancy on the electrocardiogram in healthy subjects during strenuous exercise. Am J Obstet Gynecol 175: 1360–1364
21. Robson SC, Hunter S, Boys RJ Dunlop W (1989) Serial study of factors influencing changes in cardiac output during human pregnancy. Am J Physiol 256: 1060–1065
22. Geva T, Mauer MB, Striker L, Kirshon B, Pivarnik LM (1997) Effects of physiologic load of pregnancy on left ventricular contractility and remodeling. Am Heart J 133: 53–59
23. Mesa A, Jessurun C, Hernandez A, Adam K, Brown D, Vaughn WK, Wilansky S (1999) Left ventricular diastolic function in normal human pregnancy. Circulation 99: 511–517

24. Robson SC, Dunlop W, Boys RJ, Hunter S (1987) Cardiac output during labour. Br Med J 295: 1169–1172
25. Ueland K, Hansen JM (1969) Maternal cardiovascular dynamics: III. Labor and delivery under local and caudal analgesia. Am J Obstet Gynecol 103: 8–18
26. Robson SC, Dunlop W, Hunter S (1987) Haemodynamic changes during early puerperium. Br Med J 294: 1065.
27. Holmes F (1960) Incidence of the supine hypotensive syndrome in late pregnancy. A clinical study in 500 subjects. J Obstet Gynecol Br Emp 67: 254-258.
28. Lees MM, Scott DB, Kerr MG, Taylor SH (1967) The ciculatory effects of recumbent postural change in late pregnancy. Clin Sci 453–465
29. Katz R, Karliner JS, Resnik R (1978) Effects of a natural volume overload state (pregnancy) on left ventricular performance in normal human subjects. Circulation 58: 434–441
30. Macfie AG, Magides AD, Richmond MN, Reilly CS (1991) Gastric Emptying in pregnancy. Br J Anaesth 67: 54–57
31. O'Sullivan GM et al (1987) Noninvasive measurement of gastric emptying in obstetric patients. Anesth Analg 66: 505–511
32. Van Thiel DH et al (1977) Heartburn of pregnancy. Gastroenterology 72: 666–668
33. Holdsworth JD (1978) Relationship between stomach contents and analgesia in labour. Br J Anaesth 50: 1145–1148
34. Zimmermann DL, Breen TW, Fick G (1996) Adding fentanyl 0.0002% to epidural bupivacaine 0.125% does not delay gastric emptying in laboring parturients. Anesth Analg 82: 612–616
35. Gin T et al (1991) Gastric emptying in the postpartum period. Anaesth Intens Care 19: 521–524
36. Schobel HP (1998) Pregnancy-induced alterations in renal function. Kidney Blood Press Res 21: 274–276
37. Lund CJ, Donovan JC (1967) Blood volume during pregnancy: significance of plasma and red cell volumes. Am J Obstet Gynecol 98: 393–403
38. Taylor DJ, Lind T (1979) Red cell mass during and after mormal pregnancy. J Obstet Gynaecol 86: 364–370
39. Bridgen ML (1997) The hypercoagulable state. Postgraduate Med 5: 249–268
40. Gerbasi FR, Bottoms S, Abdelmonem F, Mammen E (1990) Increased intravascular coagulation associated with pregnancy. Obstet Gynecol 75: 385–389
41. Fay RA, Hughes AO, Farron NT (1983) Platelets in pregnancy: hyperdestruction in pregnancy. Obstet Gynecol 61: 238–240
42. Rath CE et al (1950) Hematologic changes and iron metabolism of normal pregnancy. Surg Gynecol Obstet 90: 320–326
43. Palahniuk RJ, Shnider SM, Eger EI II (1974) Pregnancy decreases the requirement for inhaled anesthetic agents. Anesthesiology 41: 82–83

2. Peripartale Adaption des Fetus

Auf einen Blick
- Selbst bei optimalem Sauerstoffangebot (maternale FiO$_2$ = 100%) übersteigt der umbilikalvenöse Sauerstoffpartialdruck 60 mmHg nicht.
- Der normale Sauerstoffgehalt im fetalen Blut wird durch die erhöhte Sauerstoffaffinität des fatalen Hämoglobins und den hohen Hämatokrit von 18 g/dl aufrechterhalten.
- Oxygeniertes, umbilikalvenöses Blut fließt präferentiell über den rechten Vorhof und das Foramen ovale in den linken Vorhof, linken Ventrikel und den Aortenbogen und dient vor allem der Versorgung von fetalem Myokard und Gehirn.
- Nach der Geburt wird die pulmonale Durchblutung und der linksatriale Druck drastisch erhöht. Es kommt zum funktionellen Verschluß des Foramen ovale. Durch den erhöhten Sauerstoffgehalt des Blutes schließt sich der Ductus arteriosus (Botalli).

Fetaler Sauerstofftransport

Der fetale Sauerstoffpartialdruck ist präpartal wesentlich niedriger als postnatal. Auch bei optimalem Sauerstoffangebot übersteigt der umbilikalvenöse Sauerstoffpartialdruck 50 bis 60 mmHg nicht. Der Sauerstoffgehalt ist jedoch trotz niedriger Sauerstoffsättigung vergleichbar mit dem eines Kleinkindes, da der Fetus mit ungefähr 18 g/dL eine hohe Hämoglobinkonzentration im Blut aufweist. Um Sauerstoff aus dem intervillösen Raum der Plazenta bei einem relativ niedrigen Sauerstoffpartialdruck (PaO$_2$) extrahieren zu können, benötigt das fetale Hämoglobin eine höhere Sauerstoffaffinität. Der Sauerstoffpartialdruck, bei dem Hämoglobin zu 50% gesättigt ist (P50), beträgt beim Feten 19 bis 21 mmHg, versus 27 mmHg für das P50 des Erwachsenen. Dieser Unterschied ist hauptsächlich durch die hohe Konzentration von fetalem Hämoglobin (ungefähr 75 bis 85% des absolouten Hämoglobingehaltes) im fetalen Blut bedingt (1). Die höhere Sauerstoffaffinität des fetalen Hämoglobins kann durch eine Interaktion zwischen Hämoglobin F und dem 2,3-Diphosphoglycerat (2,3-DPG) erklärt werden, bei der letztendlich 2,3-DPG die Sauerstoffaffinität im Hämoglobin F weniger senkt als im Hämoglobin A. Die Sauerstoffaffinität von fetalem Blut ist im schon im dritten Lebensmonat vergleichbar mit der Sauerstoffaffinität von Erwachsenen.

Fetale Zirkulation

Der augenscheinlichste Unterschied zwischen fetalem und postnatalem Kreislauf ist die Tatsache, daß der fetale systemische Kreislauf parallel zum fetalen pulmonalen Kreislauf geschaltet ist, während postnatal beide Kreisläufe in Serie arbeiten.

Die Lunge ist beim Fetus also ein Organ, welches nur zur Aufrechterhaltung der metabolischen Leistungen durchblutet wird. Der Gasaustausch wird durch die Plazenta bewerkstelligt.

Deoxygeniertes Blut der Kopfregion und der oberen Extremitäten wird über die Vena cava superior in den rechten Vorhof geleitet, um von dort über den rechten Ventrikel und den ductus arteriosus in die distale Aorta zu fließen. Deoxygeniertes Blut fließt dann hauptsächlich zur Plazenta zurück, um reoxygeniert zu werden. Im Unterschied dazu fließt oxygeniertes, ubilikalvenöses Blut in den rechten Ventrikel via Vena cava inferior, von dort durch das Foramen ovale in den linken Vorhof, um dann über den linken Ventrikel in den präduktalen Kreislauf (Versorgung von Gehirn und Myokard) einzutreten.

Kreislaufumstellung bei der Geburt

Bei der Geburt kommt es nun zu einer dramatischen Umstellung: Das Abklemmen der Nabelschnur und/oder die Raumluft-Exposition der Nabelschnur bewirken eine Erhöhung des systemischen Gefäßwiderstandes (SVR). Gleichzeitig fällt der pulmonale Gefäßwiderstand durch die Entfaltung der Lunge ab. Die erhöhte Lungendurchblutung führt zu einem Anstieg des linksatrialen Druckes und damit zu einer Verminderung des Shunt-Blutflusses über das Foramen ovale. Gleichzeitig führt der erhöhte arterielle Sauerstoffpartialdruck (PaO_2) zu einer Konstriktion des Ductus arteriosus (2). Der erhöhte linksatriale Druck führt zum funktionellen Verschluß des Foramen ovale. Die fetale Zirkulation kann allerdings durch Hypoxie, Azidose, Hypovolämie oder Hypothermie aufrechterhalten werden (3).

Im Unterschied zum Erwachsenen besteht beim Fetus ein fast vollständiger Rechts-Links-Shunt auf der Höhe des Ductus arteriosus. Die fetale Zirkulation besteht daher praktisch aus dem kombinierten links- und rechtsventrikulären Auswurfvolumen. Man spricht auch von einem biventrikulären Output oder kombiniertem Herzzeitvolumen (combined ventricular output [CVO]). Das kombinierte Herzzeitvolumen entspricht im Tiermodell etwa 500 mL/min/kg, wobei der rechtsventrikuläre Anteil den linksventrikulären leicht übersteigt (4). Der Fetus kann aufgrund der oben beschriebenen Kreislaufverhältnisse nur minimal, mit einer Erhöhung des ventrikulären Auswurfes, auf Streß reagieren.

Funktion des fetalen Kreislaufes

Das Kreislaufverhalten als Reaktion auf Veränderungen der vier Funktionsparameter des Herzens – Vorlast, Nachlast, Kontraktilität und Herzfrequenz – soll kurz erläutert werden.

Vorlast: Eine fetale Blutung führt zum raschen Abfall des ventrikulären Auswurfes. Bolusinfusionen erhöhen beim normovolämen Feten den ventrikulären Auswurf allerdings nicht notwendigerweise (5). Fetale myokardiale Muskelfasern zeigen nämlich einen im Vergleich zum Erwachsenen verringerten Spannungsaufbau (6). Diese Funktionsbeschränkung kann durch die Unreife des fetalen myokardialen sarkoplasmatischen Retikulums erklärt werden und macht sich als deutlich einge-

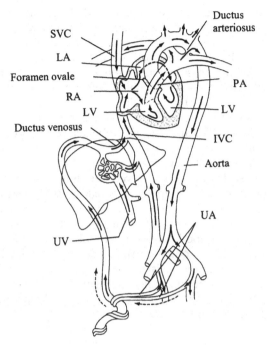

SVC

Ductus arteriosus

LA

Foramen ovale

PA

RA

LV — LV

Ductus venosus

IVC

Aorta

UA

UV

Abb. 8. Der fetale Blutkreislauf: Oxygeniertes Blut von der Plazenta wird im fetalen Herzen vorrangig über das Foramen ovale in den linken Ventrikel geleitet, um von dort Myokard und Gehirn (präduktaler Kreislauf) zu versorgen

schränkte *Kontraktilität* des fetalen Herzens bemerkbar (7). Eine Erhöhung der *Nachlast* wird beim erwachsenen Herzen mit einer Erhöhung des Herzeitvolumens beantwortet, während das fetale Herz mit einer Verringerung des Herzzeitvolumens reagiert. Auch auf eine Reduktion der Nachlast reagiert das fetale Herz kaum. Das fetale Herzzeitvolumen reagiert aber sehr empfindlich auf Veränderungen der *Herzfrequenz*. Mit ihr steigt auch simultan das Herzzeitvolumen. Fetale Bradykardie auf der anderen Seite ist mit einem deutlichen Abfall des Herzzeitvolumens assoziiert.

Geburtsasphyxie – Fetale Streßreaktion

Es gibt keine einheitliche Definition der fetalen Asphyxie. Man bezeichnet mit diesen Begriff jedoch weitgehend eine massive Störung des fetalen Gasaustausches. Leicht pathologische Blutgaswerte findet man bei etwa 20% der Neugeborenen (8). Die meisten dieser Kinder sind jedoch gesund und erleiden keinen Endorganschaden. Nur eine ausgeprägte Asphyxie führt zum Endorganschaden.

Eine chronische Reduktion der fetalen Sauerstoffzufuhr geht meist auch mit einer verminderten fetalen Substratzufuhr einher. Die chronische Plazentainsuffizienz wird vom Feten mit einer Reihe von Kompenationsmechanismen beantwortet, die darauf abzielen, Energie zu konservieren. Bei chronisch-hypoxischer Stoffwechsellage reagiert der Fetus mit Wachstumsminderung, verminderter Aktivität, Blutumverteilung zu Gunsten von Gehirn, Herz und Nebenniere, Polycythämie und – bei ausgeprägter Hypoxie – einer metabolischen Azidose. Die fetale Hypoxie führt ferner zu erhöhter Peristaltik und pathologischen Schnappatembewegungen, welche zur fetalen Mekoniumaspiration führen können (9). Verminderte renale Durchblutung macht sich als Oligohydramnion bemerkbar (10). Die Umverteilung des Blutflusses als Antwort auf Hypoxie wird durch das autonome Nervensystem vermittelt. Sowohl das sympathische als auch das parasympathische Nervensystem entwickeln sich früh in der Schwangerschaft, wobei das letztere zum Zeitpunkt der Geburt reifer sein dürfte.

Die fetale Reaktion auf akute Hypoxie wurde ausführlich von Myers (11) beschrieben. Myers untersuchte das Verhalten von Rhesusaffen auf partielle und komplette Nabelschnurokklusion. Bei kompletter Anoxie > 10 Minuten zeigten sich irreversible Gehirnschäden und eine hohe primäre Letalität, während Versuchstiere bei partieller Nabelschnurokklusion noch nach 3 bis 4 Stunden reanimiert werden konnten. Auch in dieser Gruppe konnten irreversible Hirnschäden dokumentiert werden. Klinische Beispiele für komplette Anoxie des Feten wären die vollständige Nabelschnurkompression und die vollständige Separation der Plazenta. Die meisten klinischen Situationen sind aber eher mit dem Modell der partiellen Nabelschnurkompression vergleichbar. Diagnose und Therapie der peripartalen Asphyxie werden gesondert abgehandelt.

Literatur

1. Kirschbaum TH (1942) Fetal hemoglobin composition as a parameter of the oxyhemoglobin dissociation curve of fetal blood. Am J Obstet Gynecol 84: 477–485
2. Assali NS, Morris JA, Smith EW, Manson WA (1963) Studies on ductus arteriosus circulation. Circ Res 13: 478–489
3. Brady JP, Rigatto H (1969) Pulmonary capillary blood flow in infants. Circulation (Suppl) 3: 50
4. Gilbert RD (1980) Control of fetal cardiac output during changes in blood volume. Am J Physiol 238: H80–86
5. Thornburg KL, Morton MJ (1983) Filling and arterial pressures as determinants of RV stroke volume in the sheep fetus. Am J Physiol 244: H656–663
6. Nassar R, Reedy MC, Anderson RAW (1987) Developmental chganges in the ultrastructure and sacromere shortening of the isolated rabbit ventricular monocyte. Circ Res 61 (3): 465–483
7. Friedman WF (1982) The intrinsic physiologic properties of the developing heart. Prog Cardiovasc Dis 15: 87–111
8. Josten BE, Johnson TRB, Nelson JP (1987) Umbilical cord blood pH and Apgar scores as an index of neonatal health. Am J Obstet Gyneco 157: 843–848
9. Brown BL, Gleicher N (1981) Intrauterine meconium aspiration. Obstet Gynecol. 57 (1): 26–29
10. Chamberlain PF et al (1984) Ultrasound evaluation of amniotic fluid volume: the relationship of marginal and decreased amniotic fluid volume to perinatal outcome. Am J Obstet Gynecol 150 (3): 250–254
11. Myers RE (1972) Two patterns of perinatal brain damage and their conditions of occurance. Am J Obstet Gynecol 112 (2): 246–276

3. Fetales Monitoring

Auf einen Blick
- Die Ultraschalluntersuchung während der Schwangerschaft dient der Überwachung des fetalen Wachstums, der Organentwicklung und des fetalen Wohlbefindens (biophysikalisches Profil).
- Das antepartale Kardiotokogramm (CTG) dient der Überwachung des fetalen Befindens. Gebräuchlich sind der Nonstress-Test (NST), der Wehenbelastungstest (OBT), und der vibroakustische Stimulationstest (VAST).
- Amniozentese (12. Bis 16. SSW) und Chorionzottenbiopsie (9. bis 12.SSW) dienen der pränatalen genetischen Diagnostik. Die Amniozentese wird auch zur Gewinnung von Fruchtwasser und zur Bestimmung der fetalen Lungenreife in der Spätschwangerschaft herangezogen.
- Die intrapartale Überwachung des Feten stützt sich auf das CTG und die fetale Mikroblutuntersuchung (MBU).

Antepartale Diagnostik

Eine gründliche Anamnese und die körperliche Untersuchung jeder Schwangeren sind am besten geeignet, eine Hochrisikoschwangerschaft zu erkennen. Die antepartale Schwangerschaftsvorsorge kann durch verschiedene apparative Untersuchungen sinnvoll ergänzt werden. Die Ultraschalluntersuchung wird sowohl zur Routinediagnostik der gesunden Schwangeren als auch zur Überwachung von Hochrisikoschwangerschaften eingesetzt. Bei Risikoschwangerschaften kommen ferner die antepartale Kardiotokographie (CTG) mit dem Non-Streß-Test und dem Wehenbelastungstest (Oxytocinbelastungstest, OBT), sowie der vibroakustische Stimulationstest (VAST) zum Einsatz.

Ultraschalluntersuchung

Die wichtigsten Untersuchungsziele bei der Ultraschalluntersuchung sind die Bestimmung des Gestationsalter und das Erkennen von Mehrlingsschwangerschaften, die Überwachung des fetalen Wachstums, die Beurteilung des fetalen Befindens mit dem biophysikalischen Profil, die Beurteilung der Organentwicklung und die Überwachung einer Risikoschwangerschaft.

Ein frühe Ultraschalluntersuchung zwischen der 9. und 12. Schwangerschaftswoche ermöglicht die Bestimmung des Gestationsalters. Die fetale Scheitel-Steißlänge korreliert gut mit dem Gestationsalter (± 3 bis 5 Tage) (1). Zwischen der 14. und 26. Schwangerschaftswoche kann der biparietale Schädeldurchmesser (biparietaler Diameter, BPD) zur Bestimmung des Gestationsalters (± 7 bis 10 Tage) herangezogen werden (2). Nach der 26. Schwangerschaftswoche ist der BPD allerdings nicht mehr akkurat. Weitere biometrische Parameter sind der fronto-occipitale Schädeldurchmesser, querer und anterio-posteriorer Thoraxdurchmesser und der transversale Durchmesser des Zerebellums.

Herkömmlicherweise wird die Größe und das Wachstum des Feten durch Palpation des graviden Uterus mit den Leopoldschen Handgriffen durchgeführt. Eine gründliche Ultraschalluntersuchung kann diese klinischen Befunde sinnvoll ergänzen. Unter Zuhilfenahme verschiedener mathematischer Modelle kann auch das fetale Gewicht bei der Ultraschalluntersuchung geschätzt werden. Der Meßfehler liegt bei etwa ± 150 Gramm bei einem 1000 Gramm Feten und ± 600 Gramm bei einem 4000 Gramm Feten (3).

Der routinemäßige Untersuchungsablauf der Ultraschalluntersuchung umfaßt bei der fortgeschrittenen Schwangerschaft neben der Erhebung der fetalen Biometrie (Wachstumsparameter) auch die Darstellung einzelner Organe. Eine weitere Untersuchung, welche auf einer Ultraschalluntersuchung basiert, ist die Bestimmung des „biophysikalischen Profils". Obwohl nicht routinemäßig durchgeführt wird das biophysikalisches Profil bei Risikoschwangerschaften oder wenn Zweifel am kindlichen Wohlbefinden bestehen, bestimmt. Bei der Erhebung eines biophysikalischen Profils werden fünf Variablen über dreißig Minuten beobachtet (siehe folgende Tabelle).

Tabelle 5. Biophysikalisches Profil

Parameter	Normalbefund	Pathologischer Befund
Atembewegung	Mindestens eine fetale Atemepisode von mindestens 30 Sekunden Dauer	Keine oder kürzer als 30 Sekunden andauernde Atembewegungen
Körperbewegungen	Mindestens drei diskrete Körper- oder Extremitätenbewegungen	Weniger als drei Körper/Extremitäten- bewegungen
Tonus	Mindestens eine schnelle Beuge/Streckbewegung einer Extremität	Langsame oder nicht vorhandene schnelle Beuge-/ Streckbewegung
Fetale Herzfrequenz	Mindestens zwei Episoden mit Akzelerationen > 15 Pulsschläge/Minute während fetaler Bewegungen	Weniger als zwei Akzelerationen oder Akzelerationen < 15 Puls- schläge/Minute
Fruchtwassermenge	Mindestens ein Depot > 1 cm	Weniger als 1 Fruchtwasserdepot

Für jeden der Untersuchungsparameter werden 2 Punkte vergeben, so daß ein gesunder Fetus 8 oder 10 Punkte im biophysikalischen Profil erhält. Bei nur 6 Punkten muß der Test innerhalb von 4 bis 6 Stunden wiederholt werden und bei nur 2 Punkten besteht ein absolouter Asphyxieverdacht und die Entbindung ist angezeigt. Das biophysikalische Profil zeichnet sich vor allem dadurch aus, daß ein normaler Befund mit über 99% Wahrscheinlichkeit akkurat ist (4).

Dopplersonographische Untersuchung

Die Dopplersonographie gestattet die Beurteilung des fetoplazentaren und uteroplazentaren Kreislaufs sowie eine Untersuchung des Strömungsverhaltens fetaler

Gefäße. Verschiedene Modelle zur Errechnung des Strömungswiderstandes der Nabelschnurarterien kommen dabei zum Einsatz (Verhältnis von systolischen zu diastolischen Frequenzen [S/D-Quotient], Pulsatilitätsindex). Der dopplersonographischen Untersuchung bei gleichzeitiger Bestimmung des S/D-Quotienten für uterine Nabelschnurgefäße kommt ein ausgezeichneter negativer prädiktiver Wert zu (5) und der Stellenwert dieses Verfahrens bei der Hochrisikoschwangerschaft wird zunehmend positiver beurteilt (6).

Antepartale Kardiotokographie (CTG)

Der **Nonstress-Test (NST)** ist im Rahmen der Schwangerschaftsvorsorge das gängigste Verfahren zur Beurteilung der Befindlichkeit das Feten. Spontane Akzelerationen der fetalen Herzfrequenz im Zusammenhang mit Kindesbewegungen gelten als Indikator des fetalen Wohlbefindens. Bei fehlender fetaler Reaktivität muß daher an eine Gefährdung des Feten gedacht werden. Beim Nonstress-Test wird die Schwangere in halbliegender Stellung nach Fowler gelagert. Danach erfolgt eine Aufzeichnung der kindlichen Herztöne und der Wehen (falls vorhanden) über 20 Minuten. Die Schwangere ist angehalten, den Kalibrierknopf des Tokographen zu betätigen, wenn sie Kindesbewegungen spürt. Man spricht von einem **reaktiven Test,** wenn innerhalb von 20 Minuten zwei oder mehrere deutliche Akzelerationen (Steigerung der fetalen Herzfrequenz um mindestens 15 Schläge/Minute) zu verzeichnen sind. Sind innerhalb der ersten 20 Minuten keine Kindesbewegungen zu verzeichnen, wird der Test um weitere 20 Minuten verlängert und gleichzeitig versucht, durch Stimulation von außen Kindesbewegungen zu provozieren. Werden dann immer noch keine Akzelerationen registriert, gilt der Test als **nicht-reaktiv.** Wie auch beim unauffälligen biophysikalischen Profil hat lediglich der *rekative (normale)* Nonstress-Test eine hohe Testgenauigkeit. Der Anteil falsch positiver Testergebnisse (nicht-reaktiver Test trotz gutem fetalem Wohlbefinden) ist jedoch sehr hoch (7).

Der **Wehenbelastungstest (Oxytozinbelastungstest, OBT)** basiert auf der Tatsache, daß während uteriner Kontraktionen die uteroplazentare Durchblutung beträchtlich abnimmt und diese hypoxische Belastung von einem gesunden Feten problemlos toleriert wird. Beim vorgeschädigten Feten oder bei dem Vorliegen einer geschädigten Plazenta kann es zu Dezelerationen der fetalen Herzfrequenz kommen. Beim Wehenbelastungstest wird im Gegensatz zum Nonstress-Test versucht, Wehen durch steigende Konzentrationen von Oxytocin per Infusion auszulösen. Der Wehenbelastungstest gilt als negativ, wenn bei adäquater Wehentätigkeit keine Spätdezelerationen ausgelöst werden können und als positiv, wenn anhaltende Spätdezelerationen auszulösen sind. Auch der OBT zeichnet sich durch einen sehr niedrigen Anteil falsch negativer Untersuchungsergebnisse aus (bei nur 0,4 von 1000 Untersuchungen besteht eine fetale Gefährdung trotz negativem OBT) (8).

Der **vibroakustische Stimulationstest (VAST)** wurde ursprünglich zur Stimulation des Feten im Rahmen eines Nonstress-Tests verwendet. Die Stimulation erfolgt über ein bis drei Sekunden durch einen künstlichen Kehlkopf in Höhe des fetalen Schädels. Ein gesunder Fetus reagiert auf diesen Reiz mit spontanen Bewegungen, denen eine Akzeleration der fetalen Herzfrequenz folgt. Ein auffälliger

VAST, wie man ihn bei Feten mit chronischer Asphyxie findet, äußert sich durch eine unveränderte oder verlangsamte fetale Herzfrequenz. Nach der 31. Schwangerschaftswoche kann man bei 96% aller Feten mit dem künstlichen Kehlkopf eine Reaktion provozieren (9). Der VAST stellt daher eine sinnvolle Ergänzung zum Nonstress-Test dar.

Pelvimetrie

Die Pelvimetrie dient zur Erkennung einer pelvinen Dystokie, d. h. einer Anomalie des knöchernen Beckens. Eine schwere pelvine Dystokie liegt vor, wenn die Conjugata vera bei normal großem Fetus kleiner als 8,5 cm ist. Man spricht dann von einem absoluten Mißverhältnis (Indikation zur primären Sektio). In den meisten Fällen liegt jedoch ein relatives Mißverhältnis vor. Der kindliche Kopf ist für das mütterliche Becken relativ zu groß. Die Größe des kindlichen Kopfes wird durch die Ultraschalluntersuchung bestimmt, während die Beckendiameter durch die manuelle Untersuchung oder eine Magnetresonanz – tomographische Untersuchung (MRT des Beckens) bestimmt werden können. Das Vorliegen eines relativen Schädel-Becken-Mißverhältnisses kann durch den Versuch einer vaginalen Entbindung überprüft werden (trial of labor).

Amniozentese

Amniozentese und Chorionzottenbiopsie dienen der pränatalen genetischen Diagnostik. Indikationen zur Amniozentese sind das fortgeschrittene Lebensalter der Mutter (> 35 Jahre) oder des Vaters (> 41 Jahre) oder eine familiäre Prädisposition für genetisch determinierte Defekte. Herkömmlicherweise wird die Amniozentese während der 16. Schwangerschaftswoche durchgeführt. Die Untersuchung wird heute jedoch zunehmend auf die 12. bis 14. Woche vorverlegt (Frühamniozentese). Risiken sind unter anderem die Rhesus-Isoimmunisierung bei Rhesus-negativen Müttern, eine minimal erhöhte Abortrate (10) sowie das Risiko des Fruchtwasserverlustes.

Chorionzottenbiopsie (Chorion Villus Sampling, CVS)

Die Chorionzottenbiopsie wird zwischen der 9. und 12. Schwangerschaftswoche durchgeführt. Gegenüber der herkömmlichen Amniozentese hat sie den Vorteil, daß sie Ergebnisse schon zu einem früheren Zeitpunkt der Gravidität liefert. Die Chorionzottenbiopsie hat jedoch gegenüber der Amniozentese ein leicht erhöhtes Abortrisiko.

Perkutane Entnahme von Nabelschnurblut (Fetal Blood Sampling, FBS)

Die perkutane Entnahme von Nabelschnurblut wurde 1983 erstmals beschrieben (11). Indikationen zum FBS sind die Notwendigkeit zu einer Schnell-Karyotypisierung, wenn sonographisch fetale Mißbildungen erkannt wurden, die fetale Hämolyse, Verdacht auf Virusinfektionen beim Feten, der nichtimmunologische Hydrops fetalis, Verdacht auf fetale Thrombopenie, Diagnose einer fetofetalen Transfusion und der Verdacht auf fetale Hämoglobinopathie. Das Risiko des FBS wird unterschiedlich beurteilt. Die fetale Mortalität kann bis 5% ausmachen (12).

Bestimmung der Lungenreife

Eine Reihe von Untersuchungsmethoden zur Beurteilung der fetalen Lungenreife werden angeboten. Einer der ersten Tests zur Bestimmung des biochemischen Reifegrades der fetalen Lunge war die Messung des Lezithin/Sphingomyelin-Quotienten (L/S-Quotienten) im Fruchtwasser. Ein L/S-Quotient von über 2,3 schließt die Entwicklung eines fetalen Atemnotsyndromes mit 95% Wahrscheinlichkeit aus. Dieser Test ist bei diabetischen Müttern unzuverlässig. Die relativ hohe Fehlerquote bei diabetischen Schwangeren kann durch die zusätzliche Bestimmung von Phosphatidylglycerol (PG) oder Phophatidylcholin (SPC) gesenkt werden (13). Ein weiterer Nachteil der Bestimmung des L/S-Quotienten ist die lange Umsatzzeit und die fehlende Teststandardisierung. Der vollautomiatisierte TDx-Fetal Lung Maturity (FLM) Test ist schnell durchführbar und hat prädiktive Werte, die denen des L/S-Quotienten ähnlich sind (14). Andere Methoden zur Bestimmung der fetalen Lungenreife sind der Foam Stability Index (FSI), die Bestimmung der Lammelarkörperchendichte (15), der Klopftest und die Bestimmung der optischen Dichte des Fruchtwassers.

Tabelle 6. „Normalwerte": Lungenreife-Tests

L/S-Quotient	> 2,3	FLM-Test	> 50–70 mg/g
SPC-Konzentration	> 500 mg/dL		

Intrapartale Kardiotokographie (CTG)

Die intrapartale Kardiotokographie gilt heute als Standardüberwachungsmethode in den meisten Kliniken. Das CTG kann entweder extern (Bauchdecke der Mutter) oder aber intern, über eine Kopfschwartenelektrode abgeleitet werden. Während mit der Kopfschwartenelektrode lediglich das fetale Elektrokardiogramm abgeleitet wird, macht man sich bei der externen Ableitung sowohl die Phonokardiographie als auch die Dopplerultraschalltechnik zunutze. Die Qualität externer Ableitungen steht der der inneren Ableitung um nichts nach, letztere sollte daher nur bei Problemen mit der externen Aufzeichnung eingesetzt werden. Das gleichzeitig aufgezeichnete Tokogramm kann ebenfalls extern und intern abgeleitet werden. Die externe Aufzeichnungsmethode gestattet allerdings nur eine zeitliche Beurteilung der Wehen, während mit der über einen intrauterinen Katheter (intrauterine pressure catheter, IUPC) abgeleiteten internen Messung auch der Druckverlauf der Wehen aufgezeichnet werden kann. Die interne Messung ist Voraussetzung für eine quantitative Beurteilung der Weheintensität.

Parameter zur Beurteilung der fetalen Herztöne sind **Frequenz, Oszillation** und periodische Veränderungen **(Dezelerationen und Akzelerationen).**

Eine **fetale Herzfrequenz** (fetal heart rate, FHR) von 120 bis 150 Schlägen pro Minute (spm, beats per minute, bpm) gilt als normal. Bei 1 bis 2% gesunder Feten kann man jedoch auch Frequenzen um die 110 bis 115 spm oder 155 bis 160 spm beobachten. Fetale Bradykardie wird per Konvention als anhaltende fetale Herzfrequenz zwischen den Wehen unter 120 spm bezeichnet. Unter einer schweren Bradykardie versteht man eine länger als 3 min andauernde fetale Herzfrequenz von unter 100 spm. Ähnlich wird die fetale Tachykardie als anhaltende (> 10 min) Herzfrequenz über 150 spm definiert (16). Um dem Umstand Rechnung zu tragen, daß bis zu 40% gesunder Feten jüngeren Gestationsalters (< 30.SSW) Herzfrequenzen bis 160 spm aufweisen, wird der Normalbereich der fetalen Herzfrequenz meist jedoch mit 120 bis 160 spm angegeben. Fetale Tachykardie kann auch durch eine maternale oder fetale Infektion, Beta-Sympathomimetika (Tokolytika) oder Anticholinergika (Atropin) verursacht sein.

Tabelle 7. Ursachen einer Veränderung der Basalfrequenz

Bradykardie (< 120 spm)	Tachykardie (> 160 spm)
– Übertragung	– Ausgeprägte Kindesbewegungen
– Hypoxie	– Streß der Mutter
– Angeborene Herzfehler	– Gestationsalter < 32.SSW
– Medikamente	– Pyrexie der Mutter
	– Infektion des Kindes
	– Chronische Hypoxie
	– Fetale Hormone (Adrenalin, Noradrenalin)

Die normale fetale Herzfrequenz weist eine **Oszillationsamplitude** (kurzfristige Herzfrequenzschwankungen) von 5 bis 20 spm auf (**undulatorische** Oszillationen). Als pathologisch werden Oszillationsbreiten unter 5 spm (**silente** Oszillationen) oder über 20 spm (**saltatorische** Oszillationen) angesehen, wobei saltatorische Oszillationen bei 20 bis 30% gesunder Feten älteren Gestationsalters (> 40.SSW) beobachtet werden können (17). Eine Oszillationsamplitude zwischen 5 und 10 bpm wird als **eingeengt undulatorischer** Oszillationstyp bezeichnet. Die Oszillation der fetalen Herzfrequenz resultiert aus dem Wechselspiel von sympathischem und parasympathischem Nervensystem des Feten. Ein Wechsel von niedriger und hoher Oszillationsamplitude wird als **sinusoidales** Muster bezeichnet und kann bei schwerer fetaler Anämie sowie bei Übertragungen beobachtet werden. Gelegentlich kann man ein sinusoides Muster auch bei Schwangeren beobachten, die Pethidin erhalten haben.

Eine Verlangsamung der fetalen Herzfrequenz wird als Dezeleration oder auch Dip bezeichnet. Durch den zeitlichen Bezug der Herzfrequenzverlangsamung zu den Wehen kann man zwischen frühen (dip I), späten (dip II) oder variablen Dezelerationen (Nabelschnur-dip) unterscheiden.

Frühe Dezelerationen sind fetale Herzfrequenzabfälle, die gleichzeitig mit der Wehe beginnen und deren tiefster Punkt zeitlich mit dem Wehengipfel übereinstimmt. Frühe Dezelerationen sind V-förmig und dauern 15 bis 20 Sekunden. Frühe Dezelerationen sind als vagale Antwort auf erhöhten intrakraniellen Druck beim Feten anzusehen (18).

Späte Dezelerationen beginnen nach dem Wehengipfel und erreichen ihren tiefsten Punkt etwa 20 bis 30 Sekunden später. Die fetale Herzfrequenz erholt sich

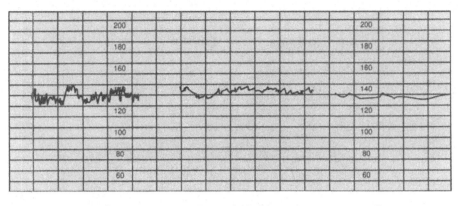

normal   **eingeschränkt**   **silent**

Abb. 9. Die Oszillationsamplitude: Sie liegt normal zwischen fünf und zwanzig Schlägen pro Minute (undulatorische Oszillationsamplitude); pathologisch sind die eingeengte und die silente Oszillationsamplitude

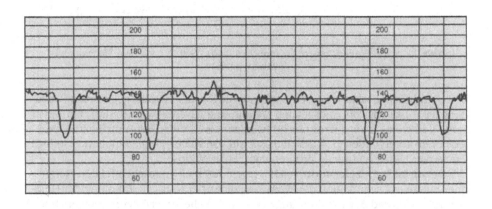

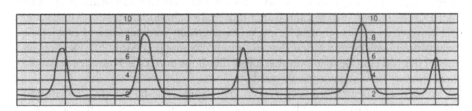

Abb. 10. Frühe Dezelerationen: Sie stimmen zeitlich mit dem Wehengipfel überein

langsam. Durch die lange Gesamtdauer (etwa 30 bis 100 Sekunden) erhält die späte Dezeleration eine U-Form. Häufig assoziierte Veränderungen der Basalfrequenz sind Tachykardie oder aber eine eingeschränkte Oszillationsbreite. Späte Dezelerationen sind die Folge einer temporären Hypoxie, die Ausdruck von fetalem Stress

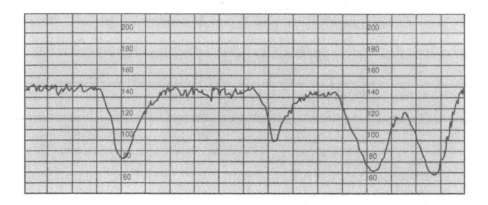

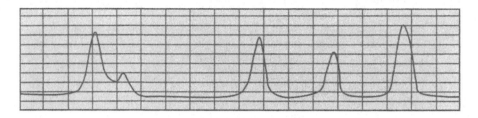

Abb. 11. Späte Dezelerationen: Sie erreichen ihr Tal zeitlich nach dem Wehengipfel
(fetale Hypoxie)

sein kann, jedoch ohne assozierte Veränderungen der Basalfrequenz nicht unbedingt als Ausdruck von einer fetalen Gefährdung gesehen werden darf. Ein Apgar Score von weniger als 6 wird nur bei weniger als 30% der Feten mit späten Dezelerationen vorgefunden (19). Das Persistieren von späten Dezelerationen ist jedoch ein starker Hinweis auf eine progrediente fetale Azidose.

Eine **variable Dezeleration** zeichnet sich durch einen raschen fetalen Herzfrequenzabfall mit dem Beginn der Wehe und eine ebenso rasche Erholung der Herzfrequenz während der Entspannungsphase der Wehe aus. Die Form entspricht einem U mit rechteckigem Tal. Es gibt allerdings fast endlose Formvarianten variabler Dezelerationen. Sie werden durch eine Nabelschnurkompression verursacht. Die dadurch ausgelöste plötzliche fetale Hypertension wird mit fetaler Bradykardie beantwortet, welche durch den Barorezeptorreflex mediiert wird (20). Der Schweregrad der Nabelschnurkompression kann allerdings durch die Form der variablen Dezeleration nicht vorrausgesagt werden.

Es werden zur Beurteilung des CTGs auch einige standardisierte Bewertungsschemata herangezogen. Die beiden gebräuchlichsten sind der Fischer-Score zur antepartalen CTG-Analyse und der Hammacher-Score zur Bewertung des intrapartalen CTGs. Beim Fischer-Score werden Basalfrequenz, Oszillationsfrequenz („Nulldurchgänge"), Oszillationsamplitude, Akzelerationen und Dezelerationen beurteilt, beim Hammacher-Score werden Herzfrequenz und periodische Veränderungen (Dezelerationsmuster) beurteilt und mit Punkten bewertet.

Die kontinuierliche Überwachung der fetalen Herzfrequenz ist nicht ganz unumstritten. Bei den meisten randomisierten prospektiven Untersuchungen schnei-

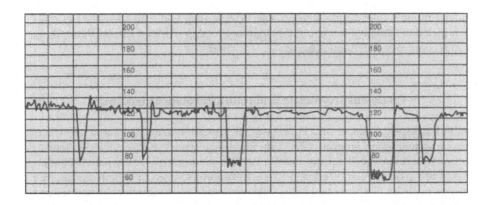

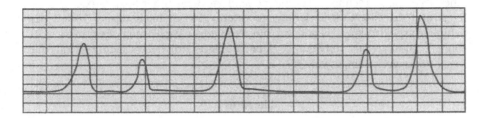

Abb. 12. Variable Dezelerationen: Sie sind uneinheitlich, typischerweise U-förmig (Nabelschnurkompression)

den intermittierende Auskultation der fetalen Herzfrequenz und kontinuierliches CTG als gleichwertige Überwachungsmethoden ab (21, 22). Bedenklich ist auch die Beobachtung, daß die Sektiorate durch kontinuierliche CTG-Überwachung ansteigen scheint (23) und die Interpretation des CTG sehr subjektiv und schlecht reproduzierbar ist (24). Das CTG hat jedoch bislang seinen Stellenwert als adjuvante intrapartale Überwachungsmethode beibehalten.

Mikroblutuntersuchung (MBU)

Die fetale Mikroblutuntersuchung wird als Zusatzuntersuchung bei suspektem oder pathologischem CTG (verminderte oder silente Oszillationsamplitude oder variable Dezelerationen) eingesetzt (25). Als relative Kontraindikationen für die MBU gelten die intakte Fruchtblase, die fetale Koagulopathie sowie Infektionen wie Chorionamnionitis, HIV oder Herpes simplex. In der Eröffnungsperiode gilt als physiologischer Bereich ein pH-Wert von >7,25, als präpathologisch ein pH-Wert zwischen 7,20 und 7,25 und als pathologisch ein pH Wert unter 7,20. In der Austreibungsperiode gilt als pathologisch ein pH-Wert von < 7,20, wenn der vorangehende Kindesteil am unteren Beckenboden liegt und ein pH-Wert von < 7,15 unter der Geburt. Bei einem pH-Wert im präpathologischen Bereich sollte die MBU innerhalb von 30 Minuten wiederholt werden. Ein pathologischer pH-Wert in der Eröffnungsphase stellt eine Indikation zur sekundären Sektio dar. Bei Vorliegen eines pathologischen pH-Wertes in der Austreibungsphase muß eine vaginal operative Entbindung erwogen werden. Die Bestimmung von fetalem Laktat hat etwa den gleichen Stellenwert wie die Bestimmung fetalen pH-Wert für die Beurteilung von fetalem Wohlbefinden (26).

Fetale Pulsoxymetrie und Nahinfrarotspektroskopie

Nahinfrarotspektroskopie und Pulsoxymetrie werden derzeit als intrapartale Überwachungsmethoden geprüft (27, 28). Ein limitierender Faktor bei der fetalen Pulsoxymetrie ist die Tatsache, daß im Bereich niedriger Sauerstoffpartialsättigungen, wie sie beim Feten vorliegen, die Schwankungsbreite der Sauerstoffsättigung enorm hoch ist. Ferner erlaubt die Pulsoxymetrie keine quantitative Beurteilung der Organperfusion, welche bei der Entstehung der fetalen Asphyxie eine wesentliche Rolle spielt. Technische Probleme sind im Bereich der Sondenfixierung am Feten und der Monitorkalibrierung zu orten (29).Der methodische Vorteil der Nahinfrarotspektroskopie liegt darin, die zerebrale Oxygenierung direkt messen zu können. Diese relativ aufwendige Meßmethode wird heute allerdings nur für Forschungszwecke eingesetzt (30).

Literatur

1. Drumm JE, Clinch J, MacKenzie G (1976) The ultrasonic measurement of crown-rump length as a method of assessing gestational age. Br J Obstet Gynecol 83: 417–421
2. Sabbaha RE, Hughey M (1978) Standardization of sonar cephalometry and gestational age. Obstet Gynecol 2: 402–406
3. Hadlock FP et al (1984) Sonographic estimation of fetal weight. Radiology 150: 535–540
4. Manning FA et al (1987) Fetal assessment based on fetal biophysical profile scoring: experience in 19, 221 referred high-risk pregnancies. II. An analysis of false-negative fetal deaths. Am J Obstet Gynecol. 157(4 Pt 1): 880–884
5. Fleischer A et al (1986) Uterine artery doppler velocimetry in pregnant women with hypertension. Am J Obstet Gynecol 154: 806–812
6. Hecher K, Hackeloer BJ (1997) Cardiotocogram compared to Doppler investigation of the fetal circulation in the premature growth-retarded fetus: longitudinal observations. Ultrasound Obstet Gynecol 9: 152–161
7. DeVoe LD, Castillo RA, Sherline DM (1985) The non-stress test as a diagnostic test: A clinical reappraisal. Am J Obstet Gynecol 152: 1047–1053
8. Thacker SB, Berkelman RL (1986) Assessing the diagnostic accuracy and efficacy of selected antepartum fetal surveillance techniques. Obstet Gynecol Surv 41: 121–141
9. Crade M, Lovett S (1988) Fetal response to sound stimulation: Preliminary report exploring use of sound stimulation in routine obstetrical ultrasound examinations. J Ultrasound Med 7: 499–503
10. Saltvedt S, Almstrom H (1999) Fetal loss rate after second trimester amniocentesis at different gestational age. Acta Obstet Gynecol Scand 78: 10–14
11. Daffos F, Capella-Pavlovsky M, Forrestier F (1983) A new preocedure for fetal blood sampling in utero: Preliminary results of 53 cases. Am J Obstet Gynecol 146: 985–987
12. Antsaklis A, Daskalakis G, Papantoniou N, Michalas S (1998) Fetal blood sampling-indication-related losses. Prenat Diagn 18: 934–940
13. Torday J, Carson L, Lawson EE (1979) Saturated phosphaditylcholine in amniotic fluid and prediction of the respiratory distress syndrome. N Eng J Med 301: 1013–1018
14. Russell JC et al (1989) Multicenter evaluation of TDx test for assessing fetal lung maturity. Clin Chem 35: 1005–1010

15. Lewis PS, Lauria MR, Dzieczkowski J, Utter GO, Dombrowski MP (1999) Amniotic fluid lamellar body count: cost-effective screening for fetal lung maturity. Obstet Gynecol 93: 387–391

16. Cibils LA (ed) (1981) Electronic Fetal-Maternal Monitoring. Saint Louis, Mosby, Year Book, pp 48–59, 98 f

17. Cucco C, Osborne MA, Cibils LA (1989) Maternal-fetal outcomes in prolonged pregnancy. Am J Obstet Gynecol. 161 (4): 916–920

18. Mendez-Bauer C et al (1963) Effects of atropine on the heart rate of the human fetus during labor. Am J Obstet Gynecol 85: 1033

19. Mendez-Bauer C et al (1963) Effects of atropine on the heart rate of the human fetus during labor. Am J Obstet Gynecol 85: 1033

20. Barcroft J (1946) Researches on prenatal life. Oxford: Blackwell 123–144

21. Kelso IM et al (1978) An assessment of continuous fetal heart rate monitoring in labor: a randomized trial. Am J Obstet Gynecol 131: 526–532

22. MacDonald D et al (1985) A controlled trial of fetal heart rate monitoring in a low-risk obstetric population. Am J Obstet Gynecol 152: 524–539

23. Haverkamp AD et al (1979) A controlled trial of the differential effects of intrapartum fetal monitoring. Am J Obstet Gynecol 134: 399–412

24. Grant JM (1991) The fetal heart rate is normal, isn't it? Observer agreement of categorial assessments. Lancet 337: 215–218

25. Young DC, Gray JH, Luther ER, Peddle LJ (1980) Fetal scalp blood pH sampling: its value in active obstetric unit. Am J Obstet Gynecol 136: 276–281

26. Westgren M, Kruger K, Ek S, Grunevald C, Kublickas M, Naka K, Wolff K, Persson B (1998) Lactate compared with pH analysis at fetal scalp blood sampling: a prospective randomised study. Br J Obstet Gynaecol 105: 29–33

27. Seelbach-Gobel B, Heupel M, Kuhnert M, Butterwegge M (1999) The prediction of fetal acidosis by means of intrapartum fetal pulse oximetry. Am J Obstet Gynecol 180: 73–81

28. Luttkus AK, Dudenhausen JW (1998) Fetal pulse oximetry. Curr Opin Obstet Gynecol 10: 481–486

29. Hanson MA, Nijhuis JG (1997) Pulse oximetry-physiological considerations. Eur J Obstet Gynecol Reprod Biol, (Suppl) 72: 3–8.

30. Peebles DM et al (1992) Changes in human fetal cerebral hemoglobin concentration and oxygenation during labor measured by near infrared spectroscopy. Am J Obstet Gynecol 166: 369–376

4. Anatomische Grundlagen der rückenmarksnahen Anästhesie

Auf einen Blick

Die Tiefe des Epiduralraumes auf der Höhe von L2 ist drei bis sieben Zentimeter. Die Dura mater ist ein Geflecht aus Fasern, welche mikroskopisch keine präferentielle Ausrichtung besitzen. Täglich wird etwa 500 ml Liquor produziert. Die Gesamtliquormenge des Erwachsenen ist 100 bis 150 ml.

Im folgenden Kapitel sind einige anatomische und physiologische Fakten beschrieben, die für das Verständnis von Durchführung und möglichen Komplikationen neuraxialer Blockadeverfahren wichtig sind.

Anatomie

Die Wirbelsäule ist aus sieben Halswirbeln (Vertebrae cervicales), zwölf Brustwirbeln (Vertebrae thoracales), fünf Lumbalwirbeln (Vertebrae lumbales) und dem os sacrum zusammengesetzt. Die Lendenwirbel bestehen aus Wirbelkörper (Corpus vertebrae) und Wirbelbogen (Arcus vertebrae). Der Wirbelbogen besteht aus einem abgeplatteten hinteren Anteil (Lamina arcus vertebrae), welcher durch den Bogenfuß (Pediculus arcus vertabrae) mit dem Wirbelkörper verbunden ist. Der Bogenfuß ist oben und unten eingeschnitten (Incisura vertebralis superior und inferior). So bilden die Bogenfüße zweier Wirbelkörper das Zwischenwirbelloch (Foramen intervertebrale) für den Durchtritt der Rückenmarksnerven. Die Lamina des Wirbelbogens artikuliert mit den benachbarten Wirbelbögen über die Gelenksflächen oben und unten (Processi articulares inferior et superior) und gibt dorsal den Dornfortsatz (Processus spinosus) ab.

Beim Plazieren einer Epiduralnadel werden die Ligamenta supra- und interspinale und das Ligamentum flavum durchstoßen. Dieses hat keine kontinuierliche Mittellinienstruktur, sondern ist aus zwei Hälften zusammengesetzt, welche sich in der Mittellinie treffen und hier durch einen Schlitz voneinander getrennt sind (1). Das Ligamentum flavum ist fest mit den Laminae der Wirbelkörper verbunden und begrenzt lateral das Foramen intervertebrale. Seine Dicke variiert zwischen 2,5 und 5 mm.

Der Spinalkanal erstreckt sich in kraniokaudaler Richtung vom Foramen magnum zum Hiatus sacralis. Er wird nach vorne durch die Wirbelkörper, die Bandscheiben und das darüberliegende Ligamentum longitudinale posterius, lateral und dorsal durch die Wirbelbögen und das Ligamentum flavum begrenzt. Das Rückenmark nimmt beim Erwachsenen die oberen zwei Drittel des Spinalkanals ein

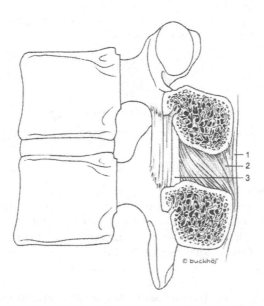

Abb. 13. Mediane Bandstruktur der Wirbeldornfortsätze in seitlicher Ansicht: 1. Ligamentum supraspinale, 2. Ligamentum interspinale, 3. Ligamentum flavum

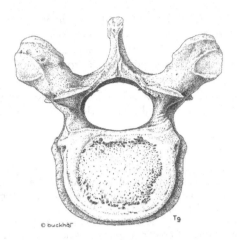

Abb. 14. Thorakalwirbel von oben: Der Wirbelkörper (unten im Bild) setzt sich in den Wirbelbogen, bestehend aus Bogenfuß und Lamina, fort

und verengt sich kaudal zum Conus medullaris, welcher sich auf die Höhe des ersten Lendenwirbel projiziert.

Die **Dura mater** ist ein zylindrischer, fibroelastischer Sack, welcher das Rückenmark umhüllt. Die Dura ist dorsal dicker als anterior und verdünnt sich seitlich zu
den Nervenwurzeln hin, wo sie fließend ins Epineurium der Spinalnerven über-
geht. Sie erstreckt sich kaudal in den Sakralkanal, wo sie beim Erwachsenen sehr
unterschiedlich auf der Höhe von S1 bis S4 endet (2). Dorsomediale Bindegewebs-
stränge zwischen Dura und Ligamentum flavum, welche möglicherweise Diffusionsbarrieren für die Verteilung von epidural applizierten Medikamenten darstellen können, wurden mehrfach beschrieben (3). Der **Epiduralraum** umgibt zirkulär
den Spinalkanal. Er wird analog zum Spinalkanal kranial durch das Foramen magnum, vorne durch das hintere Längsband (Ligamentum longitudinale posterius)
und dorsolateral durch Wirbelbogen, Zwischenwirbelloch und Ligamentum flavum
begrenzt. Der Epiduralraum wird durch Fettgewebe, Äste der segmentalen Inter-
kostalarterien und deren lumbales Äquivalent (Aa. lumbales), Lymphgefäße und
den vertebralen venösen Plexus ausgefüllt. Der Abstand vom Hautniveau zum
Ligamentum flavum ist im Schnitt 4 bis 5 cm, Abstände kleiner als 3 cm und größer
als 8,5 cm sind selten (4). Die Dicke des Epiduralraumes auf der Höhe von L2 ist
3 bis 7 mm (5). Er verengt sich auf Höhe der Laminae arcus vertebrae seitlich durch
den relativ engen Kontakt von Dura und dem Ligamentum flavum in dieser Schnitt-
ebene. Epiduralkatheter können diese „Enge" daher nur in der Mittellinie passieren. Elektronenmikroskopisch wurde festgestellt, daß die Dura mater ein Geflecht
aus Fasern ist, welche keine spezielle Ausrichtung besitzen (6).

Physiologie der Liquorzirkulation

Der Liquor cerebrospinalis wird im Plexus choreoideus und den subarachnoidalen
Gefäßen der Ventrikelwand produziert, fließt durch den IV. Ventrikel und gelangt

dann über die Foramina Magendi und Luschka in den Subarachnoidalraum. Liquor wird von Arachnoidalzotten in den venösen Sinus resorbiert. Die tägliche Liquor-produktion beträgt etwa 500 ml und ist relativ unabhängig vom Liquordruck, während die Rückresorption dem Liquor-Druck proportional ist. Der Liquor enthält normalerweise etwa 60 mg/dl Glucose und 20 mg/dl Protein. Die Gesamtliquor-menge beträgt beim Erwachsenen etwa 100–150 ml, davon befinden sich ca. 60 ml im Bereich des Kopfes und ca. 75 ml entlang des Rückenmarkes.

Literatur

1. Hogan QH (1998) Epidural anatomy: new observations. Can J Anaesth 45: R40–48
2. Lanier VS, Mc Knight HE, Trotter M (1944) Caudal analgesia: An experiment and anatomical study. Am J Obstet Gynecol 47: 633
3. Savolaine ER, Pandya JB, Greenblatt SH, Conover SR (1988) Anatomy of the lumbar epidural space: new insights using CT-epidurography. Anesthesiology 68 (2): 212–220
4. Harrison GR, Cowes NWB (1985) The depth of the lumbar epidural space from the skin. Anaesthesia 40: 685–687
5. Westbrook JL et al (1993) Study of the anatomy of the extradural region using magnetic resonance imaging. Br J Anaesthesia 71: 495–498
6. Reina MA et al (1997) A. New perspectives in the microscopic structure of human dura mater in the dorsolumbar region. Reg Anesth 2: 161–166

5. Physiologie der Geburt

Auf einen Blick

– Die Geburt kann in drei Phasen oder Perioden unterteilt werden: Die Eröffnungsphase (Latenzphase und Aktivitätsphase), die Austreibungsphase und die Nachgeburtsphase. Die Austreibungsperiode beginnt mit der voll-ständigen Muttermundseröffnung.
– Bei der intrapapalen, vaginalen Untersuchung werden Zervix uteri, das Geburtsobjekt und der Höhenstand des vorangehenden Kindesteiles be-urteilt.
– Ein abnormaler Wehenverlauf wird als Dystokie bezeichnet.

Die normale Geburt ist ein komplexes physiologisches Geschehen, welches durch die Zunahme von Frequenz, Intensität und Dauer uteriner Kontraktionen und das regelrechte Tiefertreten des Fetus in den Geburtswegen gekennzeichnet ist. Zu Be-ginn der Geburt stellt sich der führende Kindesteil (normalerweise der Schädel) in das kleine Becken ein. Die Bewegung, welche der kindliche Schädel beim Eintre-ten in den Beckeneingang durchführt, wird als Asynklinismus bezeichnet. Während der Schädel durch das Becken tritt, kommt es zu einer Flexion des Schädels und anschließend zur inneren Rotation. Bei der Geburt kommt es dann zur Extension

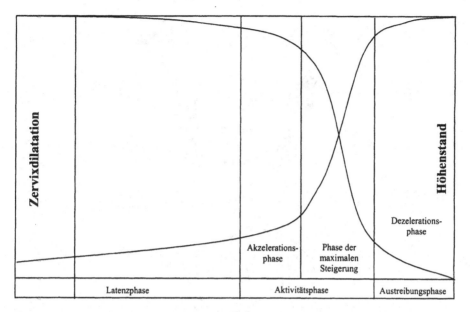

Zeit

Abb. 15. Friedmann Partogramm: Der kindliche Höhenstand und die Zervixdilatation der Mutter werden in ihrem zeitlichen Verlauf dokumentiert; die Interpretation der resultierenden Graphik erleichtert die Beurteilung des Geburtsfortschrittes

und schließlich zur äußeren Rotation. Klinisch wird der Geburtsverlauf in drei Phasen oder Perioden unterteilt: Die Eröffnungsphase (first stage of labor), die Austreibungsphase (second stage of labor) und die Nachgeburtsphase (third stage of labor). Der Verlauf kann graphisch durch ein Partogramm (Friedman-Kurve) festgehalten werden. Durch die kontinuierliche Aufzeichnung von Muttermund-Dilatation und Höhenstand des Feten ist ein abnormaler Geburtsverlauf am besten zu erkennen. Im Partogramm werden die Eröffnungs- (EP) und Austreibungsperiode (AP) der Geburt dokumentiert.

Der zeitliche Verlauf der Zervixdilatation ist S-förmig (siehe Abbildung 15). Die **Eröffnungsperiode** reicht vom Wehenbeginn bis zum Zeitpunkt der vollständigen Muttermunderöffnung. Sie wird in eine Latenzphase (bis 4 cm Muttermunderöffnung) mit langsamer Dilatation und eine aktive Phase (bis 10 cm Muttermunderöffnung) mit rascher Dilatation unterteilt. In der latenten Phase beginnen die Wehen sich zu koordinieren und zu polarisieren. Die Dauer ist sehr variabel (median: 6,4 hr bei Erstgebärenden und 5,3 hr bei Mehrgebärenden). Die aktive Phase oder Aktivitätsphase läßt sich in einen Anfangsteil mit geringer (Akzelerationsphase), einen mittleren Teil mit schneller und einen Endteil mit verlangsamter Zervixdilatation (Dezelerationsphase) unterteilen. Die **Austreibungsperiode** beginnt mit der vollständigen Muttermunderöffnung und endet mit der Geburt des Kindes. Sie dauert bei Erstgebärenden ca. eine Stunde, bei Mehrgebärenden ca. eine halbe Stunde.

Wenn sich eine Gebärende im Kreißsaal vorstellt, werden zunächst anamnestische Daten (Mutter-Kind-Paß und bisheriger Wehenverlauf) erhoben. Wenn die Ge-

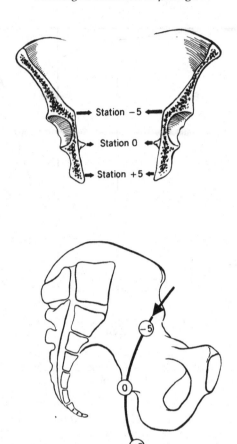

Abb. 16. Höhenstandsbeurteilung des vorangehenden Kindesteiles von –5 bis +5

burt nicht imminent erscheint, kann durch eine CTG-Untersuchung das kindliche Befinden und die Wehenfrequenz eingeschätzt, mit der transvaginalen digitalen Untersuchung der Zervix uteri und der vorangehende Kindesteil beurteilt werden. Die Untersuchung von Größe und Lage des Feten erfolgt abdominell mit den Leopoldschen Handgriffen und wird ggf. durch eine Ultraschalluntersuchung ergänzt .

Im einzelnen werden bei der intrapartalen vaginalen Untersuchung folgende Befunde erhoben:

(1) Zervix: Muttermundweite (geschlossen [0 cm] bis vollständig [10 cm]) und Portiolänge (nicht geburtsbereit [3 cm] bis vollkommen aufgebraucht [papier-dünn ausgezogen]).

(2) Geburtsobjekt: Lage (Schädel-, Gesichts-, Schulter-, Beckenendlage), Einstellung (occipito-posterior, occipito-transversal), Haltung (Extension, Asynklinismus).

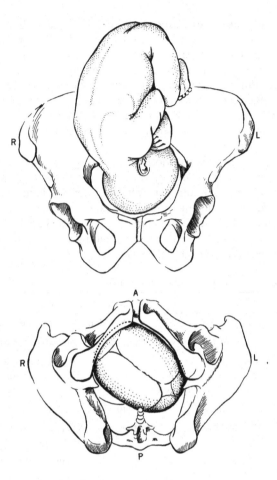

Abb. 17. Kindesbewegungen bei der Geburt: Innere Rotation und Flexion des Schädels (dargestellt) werden von Extension und äußerer Rotation gefolgt (nicht dargestellt)

(3) Höhenstand: [Beziehung des vorangehenden Teiles zur Spina ischiadica des weiblichen Beckens, Einteilung in zehn Stationen]. Bei normalem Geburtsverlauf wird in der Latenzphase 4- bis 6stündlich und in der Aktivitätsphase ungefähr zwei-stündlich untersucht. Bei abnormalem Geburtsverlauf sind kürzere Untersuchungsabstände notwendig.

Neben den anatomischen Proportionen des knöchernen Beckens spielt auch der Widerstand und die Form des muskulären Beckenbodens eine wichtige Rolle für den Geburtsverlauf. Die Beschaffenheit des Beckenbodens kann die Rotation und Flexion des Feten während der Geburt wesentlich beeinflussen. Während sich das vorangehende Kindesteil senkt, wird der vordere Teil des Beckenbodens gegen die Symphyse gedrückt, während der hintere Teil zu einem dünnwandigen Kanal ausgedehnt wird. Adäquate Analgesie kann auch in dieser Phase der Geburt wesentlich zum Geburtfortschritt beitragen.

Anomalien des Geburtsverlaufes (1, 2) können in jeder Phase der Geburt erkennbar werden. Zunächst kann die Latenzphase der Wehen prolongiert sein (Nullipara > 20 Stunden, Multipara > 14 Stunden). Eine anomale Aktivitätsphase macht sich durch mangelhafte Zervixdilatation (Nullipara < 1,2 cm/hr, Multipara < 1,5 cm/hr) oder durch eine verlängerte Dezelerationsphase (Nullipara > 3 hr, Multipara > 1 hr) bemerkbar. Während der Austreibungsphase kann es schließlich zum verzögerten Tiefertreten des führenden Teiles (Nullipara < 1 cm/hr, Multipara < 2 cm/hr) oder zum sekundären Geburtsstillstand (Stillstand für mindestens 1 hr) kommen.

Bei verlängerter Eröffnungsperiode kann durch Analgesie eine therapeutische Ruhephase induziert werden. Dies führt häufig zur Aktivierung der Eröffnungsphase. In diesem aktiven Stadium der Eröffnungsperiode kann bei uteriner oder zervikaler Dystokie die medikamentöse Wehenaugmentation in Kombination mit der Epiduralanästhesie hilfreich sein, vorausgesetzt, daß ein Schädel-Becken-Mißverhältnis oder eine Anomalie von Stellung, Haltung oder Einstellung des vorangehenden kindlichen Teiles ausgeschlossen ist.

Tabelle 8. Diagnostische Kriterien von Geburtsanomalien (3)

Parameter	Nullipara	Multipara	Anomalie
Latenzphase	> 20 Stunden	> 14 Stunden	Prolongierte Latenzphase
Aktivitätsphase	< 1.2 cm/hr	< 1.5 cm/hr	Protrahierte Aktivitätsphase
Dilatation	Sistieren der Dilatation für mindestens 2 Stunden		Sekundärer Stillstand der Zervixdilatation
Dezelerationsphase	> 3 Stunden	> 1 Stunden	Prolongierte Dezelerationsphase
Tiefertreten	< 1 cm/hr	< 2 cm/hr	Verzögertes Tiefertreten des führenden Teils
	Stillstand für mindestens 1 Stunde		Stillstand des Tiefertretens

Literatur

1. Friedman EA, Sachtleben MR (1961) Dysfunctional Labor: I. Prolonged latent phase in nullipara. Obstet Gynecol 17: 135
2. Sokol RS et al (1977) Normal and abnormal labor progress: I. Quantitative assessment and survey of the literature. J Reprod Med 18: 47–53
3. Friedman EA (1978) Labor: Clinical Evaluation and Managment, 2nd edn. New York, Appleton-Century-Crofts

6. Schmerzentstehung, Schmerzleitung und Schmerzverarbeitung

Auf einen Blick

- Schmerzimpulse der Eröffnungsphase werden über die Spinalnerven T_{10} bis L_1 geleitet, Schmerzimpulse der Austreibungsphase über die Sakralnerven S_{2-4}.
- An der Schmerzleitung sind Noradrenalin, Azetylcholin, Serotonin und andere Neurotransmitter beteiligt.

Untersuchungen von Bonica (1) zufolge werden Geburtsschmerzen in der Eröffnungsperiode durch die Zervixdilatation ausgelöst. Der Wehenschmerz verläuft hauptsächlich über die Nervenbahnen des Nervus hypogastricus inferior (Frankenhäuser Plexus), den Nervus praesacralis (Nervus hypogastricus superior) und den sympathischen Grenzstrang zu den dorsalen Wurzeln des Rückenmarks von Th 11 bis Th 12. Der Schmerz kann allerdings auf die Headschen Zonen Th 10 bis L 1 projiziert werden.

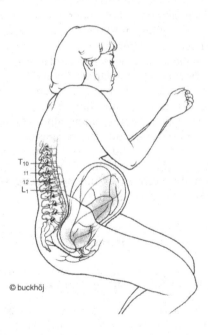

Abb. 18. Wehenschmerzleitung: Die vorwiegend viszeralen Schmerzen der Eröffnungsphase werden hauptsächlich über die Dermatome Th_{10} bis L_1 geleitet, während die Schmerzen der Austreibungsphase über die Spinalsegmente S_2 bis S_4 vermittelt werden

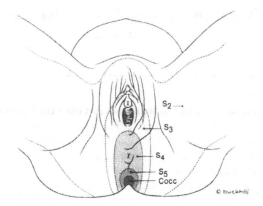

Abb. 19. Innervation des Beckenbodens: In der Austreibungsphase werden perinale Strukturen gedehnt oder in ihrer Position verändert. Diese somatischen Schmerzimpulse werden vorwiegend über die Fasern der Spinalnerven S_{2-4} vermittelt

In der späten Eröffnungsperiode und der *Austreibungsperiode* wird der Schmerz dann hauptsächlich durch Dehnung und Zug auf die Beckenbodenstrukturen, die Adnexe, Harnblase und das Rektum verursacht und erreicht über den Nervus pudentalis und den Plexus pudentalis die Spinalsegmente S 3 bis S 4.

Die nozizeptive *Schmerzleitung* erfolgt über Aδ- und C-Fasern. Die Schmerzimpulse werden nach Umschaltung im Hinterhorn des Rückenmarks gekreuzt über den Tractus spinothalamicus und über die Tractus neospinothalamicus, spinoreticularis, spinomesencephalicus und paleospinothalamicus weitergeleitet. An der zentralen *Schmerzverarbeitung* sind Thalamus, Formatio reticularis und Großhirnrinde beteiligt, an der Aktivierung der Analgorezeptoren die Mediatoren Histamin, Serotonin, verschiedene Plasmakinine und Bradykinin.

Als *Neurotransmitter* (2) der Schmerzleitung sind Noradrenalin, Azetylcholin, Serotonin, Dopamin und γ-Aminobuttersäure gesichert. Möglicherweise sind auch biogene Amine, wie Serotonin und Noradrenalin an der Schmerzmodulation beteiligt (3). Die Rolle von Substanz P und Somatostatin bei der Schmerzverarbeitung wird untersucht. Unbestritten ist die Beteiligung von endogenen Enkephalinen (4, 5) an der Schmerzmodulation.

Literatur

1. Bonica JJ (1975) The nature of pain in parturition. Clin Obstet Gynecol 499–515
2. Humphrey PP (1997) The characterization and classification of neurotransmitter receptors. Ann N Y Acad Sci 812: 1–13
3. Therenius L (1981) Biochemische Schmerzmediatoren. Triangle 20: 27–32
4. Jayaram A, Singh P, Noreuil T, Fournié-Zaluski MC, Carp HM (1997) RB 101, a purported pro drug inhibitor of enkephalin metabolism, is antinociceptive in pregnant mice. Anesth Analg 84: 2, 355–358
5. Eisenach JC, Dobson CE II, Inturrisi CE, Hood DD, Agner P (1990) Effect of pregnancy and pain on cerebrospinal fluid immunoreactive enkephalins and norepinephrine in healthy humans. Pain 43 (2): 149–154

7. Materialbeschreibung für die geburtshilfliche Regionalanästhesie

---

Auf einen Blick

– Spinal- und Epiduralnadeln haben unterschiedliche Diameter und Spitzen-
geometrie. Sogenannte „pencilpoint"-Nadeln sind die Withacre- und die
Sprotte-Nadel. Die Atraucan-Nadel besitzt einen Zwei-Phasen-Schliff. Die
Inzidenz des Duraperforationskopfschmerzes ist für moderne Spinalnadeln
kleiner als 1%.
– Epiduralkatheter unterscheiden sich hinsichtlich ihrer Steifigkeit und der
Anzahl ihrer distalen Öffnungen. Kathetermarkierungen zur Errechnung der
Einführtiefe sind empfehlenswert.
– Verschiedene Sets zur Durchführung der kombinierten Spinal-Epidural-
anästhesie und der kontinuierlichen Spinalanästhesie stehen zur Verfügung.

Einleitung

Die physiologischen Veränderungen der Schwangerschaft erhöhen das Risiko der
Allgemeinanästhesie. Die Prädisposition der Schwangeren für Atemwegskompli-
kationen bei der Narkoseeinleitung hat in den letzten Jahrzehnten das Interesse an
den Methoden der Regionalanästhesie aufleben lassen. Heute ist diese die Methode
der Wahl für geplante Eingriffe, vielerorts aber auch für Notfalleingriffe bei der
Schwangeren (z.B. Kaiserschnittgeburt). Der Fortschritt bei Fertigung und Design
des Materials und die damit erzielte Senkung der Komplikationsrate ist ein entscheidender Faktor für die weite Verbreitung dieser Verfahren. Wesentliche Voraussetzung für den Erfolg eines Regionalverfahrens ist neben der Vertrautheit mit der
Methode auch die Kenntnis der verwendeten Materialien.

Spinalnadeln

Nadeldesign und Spitzengeometrie

Die wohl meist diskutierte Komplikation der Spinalanästhesie ist der Duraperforationskopfschmerz (PDPH). Professor August Bier, der 1899 die erste Spinalanästhesie beschrieb, erfuhr diese Komplikation selbst, nachdem er als Versuchs-
objekt für seine Demonstration der Spinalanästhesie volontiert hatte. Man geht
heute davon aus, daß der Liquorverlust und die damit verbundene Lageveränderung des Gehirns die Hauptursache für Duraperforationskopfschmerzen sind (1).
Behandlungserfolge mit vasoaktiven Substanzen lassen jedoch vermuten, daß andere Mechanismen an der Aufrechterhaltung der Duraperforationszephalgie betei-

ligt sind (2). Mehrere Untersuchungen belegen die Abhängigkeit der Kopfschmerzrate von Nadelgröße und Spitzendesign (3). Die Kopfschmerzrate steigt mit der
Größe der Nadel (Außendurchmesser). Sogenannte „pencil-point"-(„Bleistift-
spitze")-Nadeln erzeugen kleinere Duralöcher als die Nadeln mit Quincke-Schliff,
da die Durafasern nach außen verdrängt und nicht durchschnitten werden. Dadurch besteht nach der Entfernung einer „pencil-point"-Nadel die Möglichkeit einer
Repositionierung der seitlich verdrängten Durafasern. Es besteht jedoch auch bei
dem Gebrauch einer „pencil-point"-Nadel die Möglichkeit, daß Fasern durch zu
großen Zug einreißen. Auf diesem Gedanken aufbauend wurde die Atraucan®-
Nadel entwickelt, die durch ihren „Zweiphasenschliff" zentrale Durafasern schnei-
det und laterale Durafasern verdrängt.

Es dürften aber auch Feinheiten der Fertigung eine Rolle bei der PDPH-Rate
spielen. So scheint bei schneidenden Nadeln ein besonders scharfer Schliff bezüglich Liquorverlust vorteilhaft zu sein (4). Die Spitzengeometrie verschiedener „pencil-point"-Nadeln hat zumindest theoretisch einen gewissen Einfluß auf das
Gewebetrauma beim Durchdringen der Dura. Nadeln mit einer flach anlaufenden
Spitzengeometrie produzieren daher möglicherweise weniger Faser-Zerreißungs-
traumata als Nadeln mit einer steil anlaufenden Spitze. Der Abstand von seitlicher
Öffnung zu Nadelspitze bei „pencil-point"-Nadeln und die Größe des seitlichen
Loches wurden in Zusammenhang mit dem Auftreten eines inkompletten Blockes
gebracht. Der Vergleich mehrerer Studien bezüglich Anästhesieversagen und
Nadeldesign unterstützt diese Vermutung jedoch nicht (5).

Ein Kriterium für die Benutzerfreundlichkeit einer Spinalnadel ist die Zeit zwischen Plazierung der Spinalnadel im Subarachnoidalraum und Erscheinen des ersten Liquortropfens an der Nadelbasis. Dieses Zeitintervall ist abhängig vom internen Durchmesser der Nadel. Nimmt man an, daß der Liquorfluß auch in dünnen
Nadeln den Gesetzen der laminaren Strömung folgt, so ist der Fluß proportional
zum Radius in der vierten Potenz (Hagen-Poiseuilleísches Gesetz). Um diesem
Umstand Rechnung zu tragen, wurden spezielle „Dünnwand-Kanülen" entwickelt.
Ein entscheidender Faktor für das Erscheinen von Liquor an der Nadelbasis ist in
der Praxis jedoch auch ein sogenannter „Saugeffekt" beim Entfernen des Nadel-
Mandrins. So kann das Erscheinen von Liquor an der Nadelbasis entscheidend
durch langsames und gleichmäßiges Entfernen des Mandrins beeinflußt werden.

Bei der Verwendung von Spinalkanülen (insbesondere dünnwandigen) sollte in
jedem Fall eine Einführungskanüle zu Hilfe genommen werden. Diese erleichtert

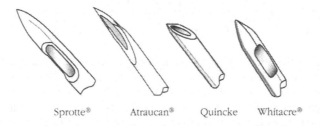

Sprotte®   Atraucan®   Quincke   Whitacre®

Abb. 20. Design verschiedener Spinalnadeln: Als „pencilpoint"-Nadeln werden die Sprotte-Nadel
und die Whitacre-Nadel bezeichnet. Demgegenüber steht die Quincke-Nadel mit ihrer schneidenden Spitze und die Autracan-Nadel mit dem 2-Phasen-Schliff

die Plazierung der Spinalkanüle und verhindert die seitliche Deviation der Nadel, welche für Nadeln mit Quincke-Schliff größer ist als für Nadeln mit „pencil-point"-Design (6). Es muß jedoch darauf geachtet werden, daß lange (4,5 cm) Einführungskanülen bei mageren Individuen bis in den Subarachnoidalraum reichen können. Die Duraperforation mit einer Einführungskanüle ist erwartungsgemäß mit einer hohen Zephalgierate assoziiert .

Abschließend muß darauf hingewiesen werden, daß die Handhabung von Spinalkanülen, insbesondere der kleinkalibrigen (26 bis 29 Ga), einem gewissen Lerneffekt unterliegt. Mitentscheidend für die Anästhesiequalität, das Gewebetrauma und die Komplikationsrate ist daher die Vertrautheit des Anästhesisten mit dem verwendeten Material.

Epiduralnadeln

Für die Epiduralanästhesie stehen heute Nadeln mit prinzipiell drei Formen des Spitzendesigns zur Verfügung: Nadelspitzen mit stumpfem Schliffwinkel, Epiduralnadeln mit gebogener Spitze und die „pencil-point"-Nadeln (Spezial-Sprotte).

Die Nadeln mit stumpfem Schliffwinkel (Crawford, Pitkin) zeichnen sich durch einen hohen Gewebewiderstand beim Einführen der Kanüle aus. Sie eignen sich allerdings nur für die einmalige Epiduralinjektion („single shot anesthesia"). Ihre Anwendung finden Nadeln dieser Gruppe daher hauptsächlich bei der zervikalen und thorakalen Epiduralinjektion. Sie sind aber auch für die lumbale „single shot" Anästhesie geeignet.

Weitaus am häufigsten werden heute die Nadeln mit gebogener Spitze (Tuohy (8), Huber, Hustead, Weiss, Eldor) verwendet. Professor Jeff Weiss entwickelte die nach ihm benannte Nadel während seiner Tätigkeit als Chef der geburtshilflichen Anästhesie am Brigham and Women's Hopital in Boston. Die damals von Hand nachgeschliffene Nadel zeichnete sich durch einen hohen Stumpfheitsgrad aus, die bei den heute maschinell gefertigten Weiss-Nadeln etwas verloren ging. Außerdem legte Dr. Weiss Wert auf die großen metallischen Flügel der Nadel, da er nicht die kontinuierliche, sondern die intermittierende Widerstandsverlust-Methode (intermittierendes Vorschieben der Nadel mit beiden Händen) praktizierte. Etwas weniger stumpf als die Weiss Nadel ist die Hustead-Epiduralnadel. Am schärfsten ist die sehr weit verbreitete Tuohy-Epiduralnadel (z.B. Braun Perifix®). Letztere ist vor allem für das einhändige Vorschieben der Epiduralnadel bei gleichzeitigem kontinuierlichen Druck auf die Spritze (Technik nach Bromage) sehr gut geeignet. Die von Dr. Eldor konzipierte Epiduralnadel zeichnet sich durch eine im Nadelrohr integrierte Führungsrille für eine Spinalnadel (für die kombinierte Epidural-Spinalanästhesie) aus.

Die einzige auf dem Markt befindliche Epiduralnadel mit „pencil-point"- Design ist die 19,5 Ga Spezial-Sprotte-Nadel mit einer integrierten Rampe zum Vorschieben des 23 Ga Epiduralkatheters. Diese Nadel ist im Vergleich zu anderen Modellen sehr dünn und weist einen hohen Gewebswiderstand beim Vorschieben auf. Der Vorteil dieser Nadel ist die niedrigere Kopfschmerzrate bei akzidenteller Duraperforation.

Epiduralnadeln unterscheiden sich vor allem auch hinsichtlich ihrer *Biegefestigkeit,* der *Paßgenauigkeit des Mandrins,* der Verunreinigung mit metallischen *Rück-*

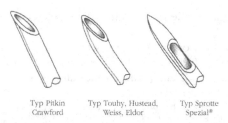

Typ Pitkin   Typ Touhy, Hustead,   Typ Sprotte
Crawford   Weiss, Eldor   Spezial®

Abb. 21. Epiduralnadeln: Epiduralnadeln mit gerader, schneidender Spitze sind die Pitkin- und die Crawford-Nadel; Epiduralnadeln mit gebogener Spitze die Touhy-, Hustead-, Weiss- und Eldor-Nadel; als „pencilpoint"-Epiduralnadel steht die Sprotte-Nadel zur Verfügung

ständen, des Vorhandenseins von „Flügeln" an der Nadelbasis als Einführungshilfe und der Zentimetermarkierungen an der Nadel. Die Biegefestigkeit ist durch Industrienormen vorgegeben, während das Ausmaß der Verunreinigung mit metallischen Fragmenten stark an die Qualitätskontrolle des Herstellers gebunden ist. Die Anlagetechnik des Anästhesisten hat einen Einfluß darauf, ob eine Nadel mit oder ohne Flügel bevorzugt wird. Obgleich die oben erwähnte Technik nach Bromage klassisch ohne Flügel durchgeführt werden kann, bedienen sich heute viele Anästhesisten der Flügel auch bei dieser Technik. Das Vorhandensein von Markierungen erleichtert das Abschätzen der Einführungstiefe der Epiduralnadel und ist daher in jedem Fall als Vorteil zu werten.

Epiduralkatheter

Epiduralkatheter unterscheiden sich hinsichtlich Ihrer Steifigkeit, ihrer Okklusionssicherheit, der Anzahl und Anordnung der terminalen Öffnungen, Kathetermarkierungen und des Vorhandenseins eines Führungsdrahtes zur Erhöhung der Steifigkeit.

Kathetermarkierungen sind heute universell akzeptiert. Sie erlauben die exakte Bestimmung der Länge des epidural gelegenen Katheterteils. Eine Einführungstiefe von drei Zentimetern kann empfohlen werden. Wird der Katheter mehr als fünf Zentimeter eingeführt, erhöht sich das Risiko eines unsymmetrischen Blocks. Bei geringerer Einführtiefe erhöht sich das Risiko der ungewollten Kathetersdislokation von epiduraler in eine subkutane Position.

Hinsichtlich distaler Öffnungen unterscheidet man Katheter mit einer singulären terminalen Öffnung und Katheter mit mehreren distalen seitlichen Öffnungen. Die lateralen Öffnungen – je nach Hersteller drei bis sechs – sind meist auf die letzten 15 mm des Katheters verteilt. Den sehr theoretischen Befürchtungen hinsichtlich der Lage der Katheteröffnungen in unterschiedlichen Gewebekompartimenten bei „Mehrloch-Kathetern" steht als Vorteil die deutlich niedrigere Rate einer unsymmetrischen Blockade gegenüber.

Die heute gebräuchlichen Epiduralkatheter sind aus synthetischen Polymeren wie Polyamid (PA), Polyurethan (PUR) oder Polyethylenvinylacetat (EVA) gefertigt. Diese Materialien weisen gute Oberflächeneigenschaften und Gewebekompatibilität auf. Die Kathetersteifigkeit hängt von der Materialzusammensetzung ab.

Manche Hersteller verleihen ihren Kathetern durch einen Führungsdraht zusätzliche Steifigkeit beim Einführen. Die hohe Kathetersteifigkeit wird allerdings durch eine hohe Parästhesieinzidenz beim Einführen sowie dem erhöhten Risiko einer intravasalen Position erkauft (8).

Widerstandsverlust-Spritzen

Die Widerstandsverlust-Methode wird von den meisten Anästhesisten der Methode des hängenden Tropfens vorgezogen. Das verfügbare Material trägt diesem Umstand Rechnung. Bei idealer Plazierung der Epiduralnadel im ligamentum interspinale (medianer Zugang) ist während des Einführens mit einem sehr hohen Gewebewiderstand zu rechnen. Eine normale, mit Kochsalz gefüllte Plastikspritze wird bei diesem Zugang oft gewählt. Diese „ideale Nadelführung" ist jedoch aus technischen Gründen oft nicht durchführbar. Das Ligament kann in seiner Konsistenz und Dicke stark variieren. Manchmal ist auch der mediane Zugang wegen knöcherner Interferenzen nicht möglich. In diesen Situationen erweist sich der paramediane oder der laterale Zugang als hilfreich. Je nach gewählter Technik durchläuft die Epiduralnadel hier verschiedene Gewebeschichten. Für den Anästhesisten ist es dabei wichtig, geringfügige Gewebewiderstandsveränderungen unterscheiden zu können. Diese exaktere Differenzierung ist mit herkömmlichen Spritzen nicht möglich. Es wurden zu diesem Zwecke verschiedene „Leichtlaufspritzen" konzipiert. Sie sind entweder aus Glas oder aus Kunststoff gefertigt und zum einmaligen Gebrauch bestimmt. Welche Widerstandsverlustspritze der Anästhesist wählt, ist abhängig von der erlernten Technik. In bestimmten Situationen dürfte die Verwendung einer Leichtlaufspritze jedoch sowohl das Risiko einer Duraperforation mindern als auch die Erfolgsrate einer adäquaten Plazierung der Nadelspitze im Epiduralraum erhöhen. Voraussetzung ist auch hier die entsprechende Vertrautheit mit dem Material.

Kombinierte Spinal/Epiduralanästhesie (CSE)

Bei der kombinierten Spinal/Epiduralanästhesie wird zunächst eine Epiduralnadel plaziert. Dann wird über die Epiduralnadel eine Spinalkanüle in den Subarachnoidalraum vorgeschoben und die Spinalanästhesie induziert. Zum Abschluß wird nach Entfernen der Spinalnadel ein Epiduralkatheter in üblicher Weise plaziert, welcher beim Abklingen der Spinalanästhesie oder bei unzureichendem Blockniveau beliebig bestückt werden kann.
Die Kombination von Spinalanästhesie und Epiduralanästhesie wurde zunächst mit zwei getrennten Injektionen an verschiedenen lumbalen Segmenten durchgeführt. So versuchte man die Vorteile der rasch anklingenden und kompletten Spinalanästhesie mit der Dosierbarkeit einer kontinuierlichen Periduralanästhesie zu verbinden. Später wurde durch die Entwicklung der Kombinationssets die Injektion auf Höhe eines einzigen Segmentes ermöglicht. Die ersten Sets entstanden durch das mechanische Verbinden einer Epiduralnadel mit einer Spinalnadel (Eldor Nadel) (9). Eine Modifikation dieser Kombinationsnadel ist heute noch auf dem Markt. Eine häufiger gebräuchliche Variante ist allerdings die Kombination einer

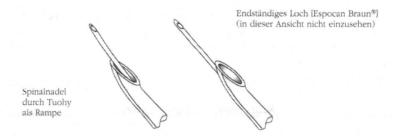

Endständiges Loch [Espocan Braun®]
(in dieser Ansicht nicht einzusehen)

Spinalnadel
durch Tuohy
als Rampe

Abb. 22. Kombinations-Sets: Die Spinalnadel wird entweder koaxial mit der Epiduralnadel durch ein endständiges Loch vorgeschoben (Espocan® Braun) oder unter leichter Biegung entlang der gebogenen Epiduralnadelspitze in den Subarachnoidalraum eingeführt (BD®)

Tuohy Epiduralnadel mit einer langen Spinalnadel. Entweder gleitet die Spinalnadel entlang der Kurvatur der Tuohy-Nadel in den Subarachnoidalraum oder sie wird durch ein endständiges Loch („back-hole") ohne Deviation von der Einführungsrichtung in den Subarachnoidalraum vorgeschoben.

Wichtig für das Funktionieren der kombinierten Spinal/Epiduralanästhesie ist die geeignete Protrusion der Spinalkanüle über das Ende der Epiduralkanüle hinaus. Eine Protrusion von nur einem Zentimeter kann in manchen Fällen nicht ausreichen um eine Duraperforation zu erzielen. Eine maximale Protrusion von 1,5 bis 2 cm scheint optimal zu sein (10). Sobald die Spinalnadel ihre endgültige Position erreicht hat, muß sie entweder durch den Anästhesisten freihändig oder durch einen Fixations-Behelf stabilisiert werden, um nicht beim Aufsetzen der Spritze auf die Spinalnadel in ihrer Position zu verrutschen.

Es wurden Bedenken geäußert, daß bei dieser Methode der Epiduralkatheter durch das von der Spinalkanüle perforierte Duraloch in den Subarachnoidalraum wandern kann. Dieser Verdacht konnte aber durch epiduroskopische Untersuchungen entschärft werden. Selbst der gezielte Versuch, einen Epiduralkatheter durch das Loch, welche eine dünnlumige Spinalkanüle hinterläßt, zu schieben, gelingt nicht (11).

Es wurde ferner befürchtet, daß Spinalkanülen durch das Entlanggleiten an der Tuohy-Nadelspitze Metallpartikel in den Subarachnoidalraum einbringen könnten. Eine Abscherung von Metallfragmenten konnte jedoch mikroskopisch nicht nachgewiesen werden (11).

Kontinuierliche Spinalanästhesie – Mikrokatheter

Die kontinuierliche Spinalanästhesie (KSPA) wird heute routinemäßig bei orthopädischen Eingriffen durchgeführt. Sie wurde schon in den 50er Jahren praktiziert. Die Erfolge der Methode wurden allerdings durch die relativ hohe postspinale Zephalgierate gemindert. Mit Einführung der Epiduralanästhesie gelangte die kontinuierliche Spinalanästhesie dann wieder in Vergessenheit. Durch Fortschritte in der Fertigung von spinalen Mikrokathetern wurde erneut Interesse an der KSPA wach. Ihre Wiederverwendung im Bereich der geburtshilflichen Anästhesie wurde

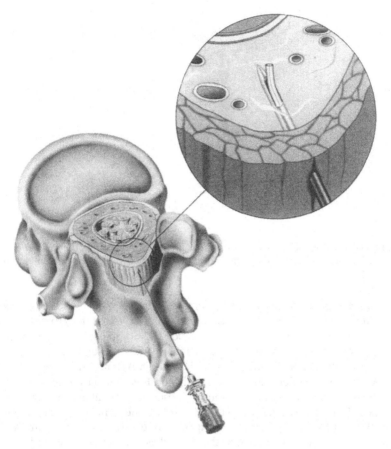

Abb. 23. Die Sprotte-Nadel zur Verwendung in der Epiduralanästhesie (Pajunk GmbH): Ein dünnwandiger 23 Ga-Katheter wird über eine 19,5 Ga-Sprotte-Nadel mit einer speziellen Rampe in den Epiduralraum eingeführt

durch die Rücknahme der Marktzulassung für Katheter mit einem Kaliber < 24 Ga (amerikanische FDA-Verordnung) am amerikanischen Markt gebremst. Diese Verordnung geht auf technische Probleme mit der Anwendung der ultradünnen 32 Ga-Katheter und durch den vermeintlichen Zusammenhang zwischen Verwendung von Mikrokathetern und Cauda-equina-Syndrom zurück. An der Entstehung dieser sehr ernstzunehmenden Komplikation dürften aber auch Lokalanästhetika-Überdosierungen, die kaudale Anreicherung von hyperbaren Lokalanästhetika-Infusionen („pooling-Effekt", direkte Applikation von hyperbaren Lösungen auf unmyeliniesierte Nerven) und die unsachgemäße Handhabung des Materials (insbesondere das zu weite Vorschieben des Spinal-Katheters) beteiligt sein. Heute stehen Katheter zur Verfügung, die im Unterschied zu den von Huckaby et al. (12) verwendeten 32 Ga-Kathetern mit Markierungen ausgestattet sind, welche eine exakte Plazierung im Subarachnoidalraum ermöglichen.

Für die kontinuierliche Spinalanästhesie stehen heute verschiedene Sets zur Verfügung. Zum Einführen des Katheters werden Spinalnadeln mit Quinckeschliff und

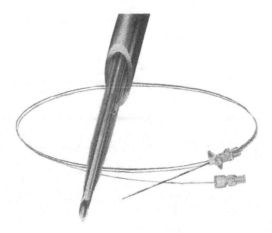

Abb. 24. Das „Katheter über Nadel"-Set (Spinocath® Braun) ermöglicht die Plazierung eines Spinalkatheters mit größerem Diameter als die zum Vorschieben verwendete Punktionsnadel

Sprotte-Nadeln mit spezieller Einführungsrampe angeboten. Die Größe des Katheters variiert von 20 Ga bis 32 Ga (20, 22, 24, 28 Ga). Der Vorteil der größeren Katheter ist die schnellere Injektionszeit, welche bei 28 und 32 Ga Kathetern beträchtlich langsamer (45 sec/ml bzw. 60 sec/ml) sein kann. Dieses Dilemma wird bei dem „Katheter über Nadel"-Prinzip vermieden (Firma B.Braun). Potentielle Vorteile der KSPA ist die im Vergleich zur kontinuierlichen Epiduralanästhesie (KPDA) einfachere Pharmakokinetik der applizierten Substanzen. Lokalanästhetika und zur neuraxialen Leitungsblockade verwendete Adjuvantien müssen nicht über die Duracuff-Region in den Spinalraum dringen, sondern werden direkt am Wirkort plaziert. Für die geburtshilfliche Anästhesie ist diese Möglichkeit besonders interessant, da die Schmerzfasern der Wehen-Austreibungsphase (Spinalsegmente S_2 bis S_4) mit der Epiduralanästhesie nur unter Verwendung sehr hoher Dosen ausreichend blockiert werden können und die sensorisch-mororische Diskrimination des Blockes dadurch meist verloren geht. Es sind jedoch noch weitere klinische Untersuchungen notwendig, bis diese Methode für die geburtshilfliche Anästhesie empfohlen werden kann.

Literatur

1. Kunkle EC, Ray BSd, Wolff HG (1943) Experimental studies on headache: analysis of the headache associated with changes in intracranial pressure. Arch Neurol 49: 323
2. Hattingh J, McCalsen JA (1978) Cerebrovascular effect of cerebrospinal fluid removal. S Afr Med J 54 (19): 780–781
3. Halpern S, Preston R (1994) Postdural puncture headache and spinal needle design. Metaanalyses. Anesthesiology 81: 1376–1383
4. Westbrook JL, Uncles DR, Sitzman BT, Carrie LES (1994) Comparison of the force for dural puncture with different needles and subsequent leakage of cerebrospinal fluid. Anesth Analg 79: 769–772
5. Halpern S, Preston R (1994) Postdural puncture headache and spinal needle design. Metaanalyses. Anesthesiology 81: 1376–1383

6. Kopacz DJ, Allen HW (1995) Comparison of Needle deviation during regional anesthetic technique in a laboratory model. Anest Analg 81: 630–633
7. Tuohy EB (1944) Continuous spinal anesthesia: Its usefulness and technic involved. Anesthesiology 5: 142
8. Jöhr M, Hesss FA, Balogh S, Gerber H (1992) The choice of the epidural catheter: stiff or soft? Reg Anesth 17: 3S
9. Eldor J (1988) Combined spinal-epidural needle (CSEN). Regionalanästhesie 13: 89
10. Desira WR (1985) A special needle for combined subarachnoid and epidural block. Anaesthesia 40 (3): 308
11. Holst D, Möllemann M, Schmroszcyk B, Lübbesmeyer HJ (1994) Drawbacks of combined spinal-epidural technique? ASRA Annual Meeting
12. Huckaby T, Skerman JH, Hurley RJ, Lambert DH (1991) Sensory analgesia for vaginal deliveries: a preliminary report of continuous spinal anesthesia with a 32-gauge catheter. Reg Anesth May-Jun 16 (3): 150–153

8. Plazentaentwicklung und -aufbau

Auf einen Blick

– Die Entwicklung der Plazenta findet in den ersten fünf Monaten statt.
– Die Nabelschnur besteht aus zwei Arterien und einer Vene.
– Neben Gas- und Nährstoffaustausch trägt die Plazenta auch zur Hormonbildung bei.

Das Gedeihen und die Aufrechterhaltung der Schwangerschaft ist an die regelrechte Entwicklung und Integrität der Plazenta gekoppelt. Im folgenden sollen Entwicklung sowie Aufbau und Funktion der Plazenta beschrieben werden.

Plazentaentwicklung

Schon früh in der Entwicklung der Blastozyste unterschied man zwischen einem äußeren Zellverband **(Trophoblast)** und einem inneren Zellverband **(Embryoblast)** (ca. 60 Stunden nach der Befruchtung) (1).

Zellverbände des Trophoblasten dringen in das Uterusstroma ein (Primärzotten) (2). Sie bestehen aus einem Kern (Zytotrophoblast) und einer Hülle (Synzytiotrophoblast). Der Zytotrophoblast entwickelt sich weiter und Blutgefäße entstehen, welche bald Anschluß an mütterliche Gefäße gewinnen. Die Hauptzellmasse des Trophoblasten bezeichnet man nun als **Chorion,** von der die Zotten ausgehen und Anschluß an die hoch aufgebaute Uteruschleimhaut **(Dezidua)** bekommen.

In den folgenden Monaten sprossen zahlreiche weitere Ausläufer in die umgebenden lakunären oder intervillösen Räume. Ab dem 4. Monat besteht die Plazenta aus einem fetalen Anteil, dem Chorion frondosum und einem mütterlichen Anteil, der Decidua basalis. Auf der fetalen Seite wird die Plazenta durch die Chorionplatte

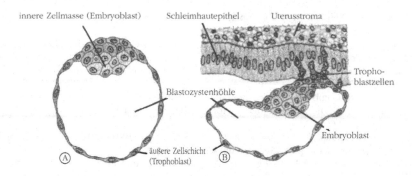

Abb. 25. Schematisches Schnittbild durch eine menschliche Blastozyste (Alter $4^{1}/2$ Tage): Es kann eine innere Zellmasse (Embryoblast) und eine äußere Zellschicht (Trophoblast) unterschieden werden

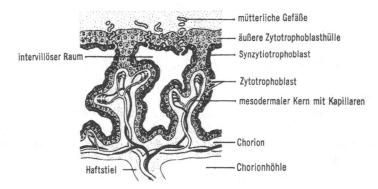

Abb. 26. Schematische Darstellung einer Zotte am Ende der dritten Entwicklungswoche

begrenzt, auf der mütterlichen Seite durch die Deciduaplatte. In der Verbindungszone treffen sich Trophoblast- und Deziduazellen. Während des vierten und fünften Monats bilden sich die Deziduasepten (Plazentasepten), die in die intervillösen Räume hineinreichen. Infolge dieser Septenbildung wird die Plazenta in Kotyledonen unterteilt. Die fetale Oberfläche der Plazenta hat keine Kotyledonenstruktur und wird ganz von der Chorionplatte bedeckt. Die Arterien und Venen konvergieren zur Nabelschnur, welche gewöhnlich exzentrisch, gelegentlich sogar marginal inseriert.

Blutzirkulation der Plazenta (3, 4)

Das Kotyledon ist die funktionelle Einheit der Plazenta. Von der mütterlichen Seite bringt die Spiralarterie oxygeniertes Blut in den intervillösen Raum des Kotyledonenzentrums. Das Blut rezirkuliert über kapilläre Spalträume in der Kotyledonenperipherie. Auf der fetalen Seite wird das sauerstoffarme Blut durch zwei Nabelschnurarterien herangeführt und durchströmt die Kapillaren des Zottenbäumchens. Hier findet die Sauerstoffaufnahme und der metabolische Austausch statt. Das Blut fließt über die Nabelschnurvene zum Embryo zurück.

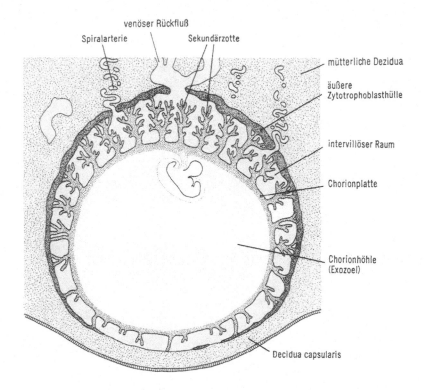

Abb. 27. Schematische Darstellung des menschlichen Embryos zu Beginn des zweiten Monats; am embryonalen Pol sind die Zotten bereits zahlreich ausgebildet

Funktion der Plazenta

Hauptfunktionen der Plazenta sind der Austausch von Stoffwechselprodukten und Blutgasen und die Hormonbildung (siehe physiologische Veränderungen der Schwangerschaft). Die trennende Schicht zwischen beiden Kreisläufen wird als Plazentaschranke bezeichnet und besteht ausschließlich aus fetalem Gewebe. (siehe Pharmakologie der Plazenta).

Literatur

1. Boyd JD, Hamilton WJ (1970) The Human Plazenta. Cambridge, W Heffer & Sons
2. Bischof P, Campana A (1997) Trophoblast differentiation and invasion: its significance for human embryo implantation. Early Pregnancy 3: 81–95
3. Kaufmann P, Luckhard M, Leister R (1988) Three-dimensional representation of the fetalvessle system in the human placenta. In: Placental Vascularization and Blood Flow, Basic Research and Clinical Application. Trophoblast Research, Vol 3. New York, Plenum, pp 113–137
4. Harris CH, Ramsy EM (1966) The morphology of the human uteroplacental vasculature. Contrib Embriol 38: 43–58

II. Pharmakologie / Toxikologie

1. Pharmakokinetik der neuraxialen Leitungsblockaden

Auf einen Blick
- Entscheidend für die Ausprägung des Blockes bei der Spinalanäasthesie sind die Barizität und die Gesamtdosis. Die Konzentration des Lokalanästhetikums hat keinen Einfluß auf die Ausdehnung des Blockes.
- Bei der Epiduralanästhesie spielen die Größe der zu blockierenden Nervenwurzel, Alter und Größe der Patientin, Injektionsvolumen und Lokalanästhetikakonzentration eine Rolle.

Einleitung

Die Spinalanästhesie ist ein gängiges Verfahren bei der Kaiserschnittentbindung und gewinnt auch an Bedeutung für die Analgesie zur Wehenschmerzbehandlung. Sie wird durch die reversible Blockade der Nervenleitung der Spinalganglien, Spinalnerven und des Rückenmarks hervorgerufen. Die sachgerechte Durchführung und Aufrechterhaltung der rückenmarksnahen Leitungsanästhesie setzt eine gründliche Kenntnis der Faktoren, welche die Verteilung, Gewebsaufnahme und die Elimination von Lokalanästhetika beeinflussen, voraus. Im Folgenden wird daher die Verteilung neuraxial verabreichter Pharmaka im Subarachnoidalraum, der Einfluß von Barizität, Konzentration und Dosis auf die Pharmakokinetik der Lokalanästhetika und die Elimination von Lokalanästhetika beschrieben.

Pharmakokinetik der Spinalanästhesie

Tabelle 9. Pharmakokinetik subarachnoidal applizierter Lokalanästhetika (LA)

Faktoren, welche die Ausbreitung von LA im Subarachnoidalraum beeinflussen	Faktoren, welche die Ausbreitung von LA nicht beeinflussen
– Größe	– Vasokonstriktorzusatz
– Intraabdomineller Druck	– Gewicht
– Injektionsstelle	– Injektionsgeschwindigkeit und Barbotage
– Ausrichtung der Nadelöffnung	– Geschlecht
– Spezifisches Gewicht des LA	– Injektionsvolumen bei gleicher Dosis
– Gesamtmenge (Dosis) der LA	

Verteilung im Subarachnoidalraum (1, 2, 3)

Lokalanästhetikamoleküle verteilen sich nach subarachnoidaler Injektion in kranialer und kaudaler Richtung. Die Konzentration des Lokalanästhetikums fällt daher vom Epizenter der Injektion nach beiden Richtungen exponentiell ab, bis eine kritische Konzentration, bei der keine Blockade mehr erfolgt, unterschritten wird.

Die Schwangerschaft scheint die Verteilung von Lokalanästhetika zu beeinflussen (4). Der Druck des graviden Uterus auf die untere Körperhohlvene ist mit einer Vergrößerung der Epiduralvenen verbunden (5). Diese Volumenzunahme des Epiduralraumes geht möglicherweise auf Kosten des Subarachnoidalraumes. Dadurch wird eine größere segmentale Ausdehnung des Blockes nach Spinalanästhesie in der Schwangerschaft bedingt. Hormonelle Faktoren scheinen die Empfindlichkeit der Nerven gegenüber Lokalanästhetika während der Gravidität anzuheben.

Barizität

Die Barizität der Lokalanästhetika geht aus dem Verhältnis des spezifischen Gewichtes eines Lokalanästhetikums zum spezifischen Gewicht des Liquor cerebrospinalis hervor. Barizität ist der für die Verteilung im Subarachnoidalraum entscheidende Faktor (6). Isobare Lösungen besitzen das selbe spezifische Gewicht wie Liquor, während das von hyperbaren Lösungen höher ist als das des Liquor (normalerweise 1,007). Durch den Zusatz von 10%er Glukose kann jede isobare Lokalanästhetikalösung hyperbar gemacht werden. Kommerzielle hyperbare Lösungen haben ein spezifisches Gewicht von ca. 1,010. Entsprechend der anatomischen Konfiguration des Spinalkanales darf man nach Injektion bei Patienten in Seitenlage ein Analgesieniveau bis in die oberen thorakalen Dermatome erwarten, während bei Anlage und Fixierung des Blockes im Sitzen nur eine sakrale Ausbreitung zu erwarten ist (7, 8).

Obwohl hyperbare Lösungen nach ca. fünf Minuten größtenteils fixiert sind, kann man bei Verwendung von hyperbarem Bupivacain oder Tetracain eine Ausdehnung des Blockes bis 20 Minuten nach der Lokalanästhetikum-Injektion beobachten. Der Vorteil isobarer Lösungen liegt in der positionsunabhängigen Ausbreitung des Blockes.

Konzentration versus Gesamtdosis

Die Frage, ob sich unterschiedliche Injektionsvolumina bei gleicher Gesamtdosis (folglich auch unterschiedliche Wirkstoffkonzentrationen) bei der Spinalanästhesie klinisch bemerkbar machen, wurde von Shesky et al. (9) behandelt. Er stellte bei gleicher Lokalanästhetikagesamtdosis zur Spinalanästhesie keinen Unterschied in der segmentalen Ausbreitung des Blockes fest. Diese Ergebnisse wurden von Lambert et al. (10) bestätigt (11).

Elimination

Die Elimination von Lokalanästhetika aus dem Subarachnoidalraum wird hauptsächlich durch die vaskuläre Resorption in der pia mater und der epiduralen Gefäße, nach Diffusion in den Epiduralraum, bestimmt (12). Durch Blutspiegelbestimmungen nach Spinalanästhesie konnte festgestellt werden, daß hyperbare Lösungen rascher als isobare Lösungen resorbiert werden. Dieses Versuchsergebnis wurde als Erklärung für die längere Wirksamkeit isobarer Lösungen nach Spinalanästhesie herangezogen. Offenbar ist die Blutversorgung im lumbalen und sakralen Bereich ausgedehnter als im thorakalen Bereich (13).

Mit steigender Lipidlöslichkeit sinkt die Absorptionsrate und steigt die Wirkdauer für Lokalanästhetika, da fettlösliche Substanzen stärker an lipophile Strukturen gebunden werden. Die vaskuläre Resorption kann theoretisch durch Vasokonstriktorenzusatz verringert werden. Eine längere Wirkung läßt sich interessanterweise aber nur bei hyperbaren Lösungen verzeichnen (14, 15).

Pharmakokinetik der Epiduralalanästhesie

Peridural verabreichte Lokalanästhetika scheinen drei Wirkorte zu haben: 1. die intradurale Nervenwurzel, 2. die Nervenwurzel am Eingang ins Foramen intervertebrale (Duracuff-Region) und 3. der subarachnoidal verlaufende Anteil der Spinalnerven (16, 17). Zunächst werden die Nerven am Durchtritt durch den Epiduraraum blockiert. Danach treten Lokalanästhetika an der Duracuff-Region der Wurzelscheide in den Subarachnoidalraum ein, wo sie mit etwas Verzögerung lokalanästhetische Wirkung entfalten können (18, 19, 20).

Peridural verabreichte Lokalanästhetika verteilen sich mehr kranial als kaudal (21). Diese Erkenntnis stammt von Kontrastmittelstudien, deren Interpretation allerdings dadurch erschwert wird, daß Kontrastmittel andere physiochemische

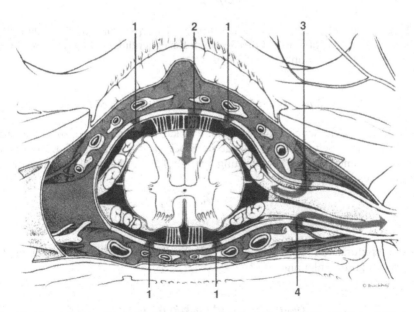

Abb. 28. Pharmakokinetik epidural applizierter Lokalanästhetika (LA): Mögliche Diffusionswege der LA sind (1) transdural zum Liquor, (2) aus dem Liquor in das Rückenmark, (3) über die Durascheiden (dural cuff) zu den Nebenwurzeln und (4) über die Durascheiden zum Spinalnerven

Eigenschaften als Lokalanästhetika besitzen (22). Die Ausrichtung der Öffnung der Epiduralnadel dürfte auf die Ausbreitung der Lokalanästhetika keinen Einfluß haben.

Tabelle 10. Faktoren, welche die Ausbreitung des Blockes bei Periduralanästhesie beeinflussen

– Größe der Nervenwurzel	– Wahl des LA
– Alter des Patienten	– Injektionsvolumen
– Größe des Patienten	– Vorliegen einer Schwangerschaft
– Postion des Patienten bei Anlage	

Größe der Nervenwurzel

Nervenwurzeln sind mit zunehmendem Diameter schwieriger zu blocken. Dadurch können Probleme bei der Blockade sakraler Nervenwurzeln in der Austreibungsphase erklärt werden (23).

Alter

Mit zunehmendem Lebensalter vom Kleinkind bis zum Erwachsenen scheint der Lokalanästhesiebedarf zuzunehmen (24, 25).

Körpergröße

Bromage stellte eine schwache Korrelation von Körpergröße und Lokalanästhesiebedarf fest. Er empfiehlt 1ml pro Segment für Patientinnen < 160 cm und 1,6 ml pro Segment für Patientinnen > 180 cm.

Gewicht und Position (26, 27, 28, 29, 30, 31)

Das Körpergewicht scheint nicht mit dem Lokalanästhesiebedarf zu korrelieren. Die Dosierung in Seitenlage begünstigt die Blockade der abhängigen Körperhälfte. Dieses Phänomen ist bei Verwendung von stärker verdünnten Lokalanästhesielösungen ausgeprägter.

pH-Wert

Bei der Epiduralanästhesie scheint die Alkalinisierung der Lokalanästhetika den Wirkeintritt zu beschleunigen (32).

Gesamtdosis und Injektionsvolumen

Ein größeres Injektionsvolumen scheint die Ausbreitung des Lokalanästhetikums im Epiduralraum zu begünstigen. Dies gilt vor allem für die sensorische Blockade.

Die Gesamtdosis korreliert linear mit Blockausdehnung und -dauer. Die Erhöhung der Lokalanästhetikumkonzentration bewirkt eine schnellere Anschlagzeit und eine intensivere Blockade.

Literatur

1. Greene NM (1981) Physiology of Spinal Anesthesia. 3rd edn. Baltimore, Williams & Wilkins
2. Dubelman AM, Forbes AR (1979) Does cough increase the spread of usbarachnoid anesthesia? Anesth. Analg., 58: 306
3. McClure JH, Brown DT, Wildsmith JAW (1982) Effect of injected volume and speed of injection on the spread of spinal anaesthesia with isobaric amethocaine. Brit J Anaesth 54: 917
4. Grundy EM, Zamora AM, Winnie AP (1978) Comparison of spread of epidural anesthesia in pregnant and nonpregnant women. Anesth Analg 57 (5): 544–546
5. Shantha TR, Evans JA (1972) The relationship of epidural anesthesia to neural membranes and arachnoid villi. Anesthesiology 37 (5): 543–557
6. Chambers WA, Edstrom HH, Scott DB (1981) Effect of baricity on spinal anaesthesia with bupivacaine. Brit J Anaesth 53 (3): 279–282
7. Apostolou GA, Zarmakoupis PK Mastrokostopoulos GT (1981) Spread of epidural anesthesia and the lateral position. Anesth Analg 60 (8): 584–586
8. Cohen EN (1968) Distribution of local anesthetic agents in the nuraxis of the dog. Anesthesiology 29 (5): 1002–1005
9. Sheskey MC et al (1983) A dose-response study of bupivacaine for spinal anesthesia. Anesth Analg 62 (10): 931–935
10. Gissen AJ, Datta S, Lambert D (1984) The chloroprocaine controversy. Regional Anesthesia 9: 124
11. Dripps RD, Vandam LD (1954) Long term follow-up of patients who received 10,098 spinal anesthetics. Failure to discover major neurological sequelae. JAMA 156: 1486
12. Burm AG et al (1983) Plasma concentrations of lidocaine and bupivacine after subarachnoid administration. Anesthesiology 59 (3): 191–195
13. Bromage PR, Pettigrew RT, Crowell DE (1969) Tachyphylaxis in epidural analgesia. I. Augmentation and decay of local anesthesia. J Clin Pharmacol 9 (1): 30–38
14. Chambers WA, Littlewood DG, Logan MR, Scott DB (1981) Effect of added epinephrine on spinal anesthesia with lidocaine. Anesth Analg 60 (6): 417–420
15. Spivey DL (1985) Epinephrine does not prolong lidocaine spinal anesthesia in term parturients. Anesth Analg 64 (5): 468–470.
16. Moore DC, Hain RF, Ward A, Bridenbaugh LD (1954) Importance of the perineural spaces in nerve blocking. JAMA 56: 1050
17. Shantha TR, Evans JA (1972) The relationship of epidural anesthesia to neural membranes and arachnoid villi. Anesthesiology 37 (5): 543–557
18. Bromage PR, Joyal AC, Binney JC (1963) Local anesthetic drugs: Penetration from the spinal extradural space into the neuraxis. Science 140: 392
19. Frumin MJ, Schwartz H, Burns JJ, Brodie BB, Papper EM (1953) Sites of sensory blockade during segmental spinal and segmental peridural anesthesia in man. Anesthesiology 14: 576
20. Urban BJ (1973) Clinical observations suggesting a changing site of action during induction and recession of spinal and epidural anesthesia. Anesthesiology 39 (5): 496–503
21. Burn JM, Guyer PB, Langdon L (1983) The spread of solutions injected into the epidural space: Astudy using epidurograms in patients with the lumbosciatic syndrome. Brit J Anaesth 45 (4): 338–345
22. Nishimura N, Kitahara T, Kusakabe T (1959) The spread of lidocaine and I-131 solution in the epidural space. Anesthesiology 20: 785
23. Gissen AJ, Covino BG, Gregus J (1980) Differential sensitivity of mammalian nerves to local anesthetic drugs. Anesthesiology 53: 467

24. Park WY, Hagins FM, Rivat EL, MacNamara Y (1982) Age and epidural dose response in adult men. Anesthesiology 56: 318
25. Sharrock NE (1978) Epidural anesthetic dose responses in patients 20 to 80 years old. Anesthesiology 49: 425
26. Grundy EM, Rao LN, Winnie AP (1978) Epidural anesthesia and the lateral position. Anesth Analg 57 (1): 95–97
27. Hodgkinson R, Husain FJ (1981) Obesity gravity and spread of epidural anesthesia. Anesth Analg 60 (6): 421–424
28. Merry AF, Cross JA, Mayaded SV, Wild CJ (1983) Posture and spread of extradural analgesia in labour. Brit J Anaesth 55(4): 303–307
29. Park WY, Hagins FM, Masengale MD, MacNamara Y (1984) The sitting positions and anesthetic spread in the epidural space. Anesth Analg 63 (9): 863–864
30. Seow LT, Lips FJ, Cousins MJ (1983) Effect of lateral posture on epidural blockade for surgery. Anaesth Intens Care 11 (2): 97–102
31. Wildsmith JAW, McClure JH, Brown DT, Scott DB (1981) Effects of posture on the spread of isobaric and hyperbaric amethocaine. Brit J Anaesth 53 (3): 273–278
32. Morison DH (1981) A double blind comparison of carbonated lidocaine and lidocaine hydrochloride in epidural anaesthesia. Can Anaesth Soc J 28 (4): 387–389

2. Uterotonika und Tokolytika

Auf einen Blick

– Wichtige Uterotonika sind Oxytocin, Ergometrin und Methylergometrin und Prostaglandine der E- und F-Klasse.
– Als Tokolytika werden β_2-Sympathomimetika, Magnesium, Prostaglandinsynthesehemmer, Kalziumkanalblocker, Nitroglyzerin und Oxytocinantagonisten verwendet.
– Uterotonika erhöhen die freie intrazellulare Kalziumkonzentration, während Tokolytika die freie intrazelluläre Kalziumkonzentration vermindern.

Einleitung

Der Uterus besteht aus glatter Muskulatur mit spontaner kontraktiler Aktivität. Sehr komplexe, nur teilweise erforschte Regelmechanismen machen es möglich, daß die Uterusmuskulatur während der Schwangerschaft über lange Zeit stumm ist, um sich dann unter der Geburt rhythmisch und postpartal tonisch zu kontrahieren. Geburtshelfer und Anästhesisten müssen den uterinen Tonus in verschiedenen Situationen medikamentös beeinflussen. Indikationen zu seiner Manipulation können der Tabelle 11 entnommen werden.

Tabelle 11. Indikationen zur Gabe von Medikamenten zur Beeinflussung des Uterustonus

Indikationen zur Gabe von Uterotonika	Indikationen zur Gabe von Tokolytika
Weheninduktion	Vorzeitige Wehen
Wehenverstärkung	Uterine Hyperaktivität
Induzierter Abort	Fetaler Distress
Assistierte postpartale Uterusinvolution	Retinierte Plazenta
Behandlung der uterinen Atonie	Inversion des Uterus
	Fetale Chirurgie

Physiologie uteriner Kontraktionen

Wie alle Muskeln ist auch der Uterus aus Aktin- und Myosinfilamenten aufgebaut, welche durch ihr Ineinandergleiten kontraktile Kräfte erzeugen. Das Myometrium ist weniger klar strukturiert als bei Skelett- oder Herzmuskeln, und die Kommunikation zwischen benachbarten Myozyten bedarf der chemischen Signalübertragung mittels „gap junctions". Durch die dichtere Besetzung der Zellmembranen mit „gap junctions" im Verlauf der Schwangerschaft werden starke, organisierte Uteruskontraktionen am Termin ermöglicht.

Mechanismen und Modulation der Uteruskontraktionen sind nur teilweise aufgeklärt. Es verdichten sich jedoch die Anhaltspunkte für eine zentrale Rolle der in-

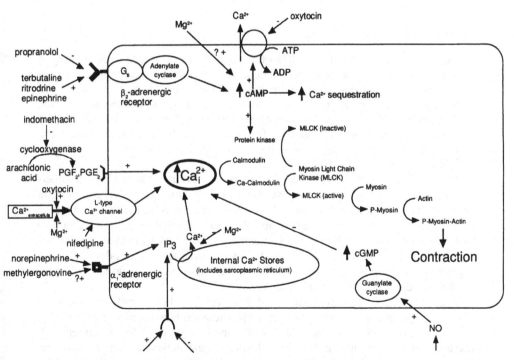

Abb. 29. Schematische Darstellung der Wirkmechanismen verschiedener Uterotonika und Tokolytika: Uterotonika bewirken eine intrazelluläre Kalziumkonzentrationserhöhung, während Tokolytika eine erhöhte Kalziumsequestration bewirken

trazellulären Konzentration von ungebundenem Kalzium (Ca^{+2}) (1) als Mediator der Kontraktion und als zentraler Angriffspunkt von Uterotonika und Tokolytika [Wray 1993]. Ein Schema dieser physiologischen und pharmakologischen Interaktion ist in Abbildung I dargestellt.

In den meisten Kreißsälen ist die Wehenüberwachung mittels Tokodynamometrie üblich. Der Tokodynamometer nimmt Veränderungen der Uterusform während der Wehe war. So kann die Wehenfrequenz, nicht aber die Wehenstärke aufgezeichnet werden. Die direkte Messung der Wehenstärke erfordert das Einführen eines intrauterinen Katheters nach Eröffnung der Fruchtblase. Zur quantitativen Charakterisierung der Wehen dienen Montevideo-Einheiten.

Der jeweilige Wert ergibt sich aus der Summe aller Wehenamplituden (Wehengipfel minus Basaltonus) innerhalb eines Zeitraumes von zehn Minuten. Bei den meisten Schwangeren mit spontaner Wehentätigkeit registriert man in zehn Minuten drei Kontraktionen und errechnet 100 bis 200 Montevideo-Einheiten. Noch genauer spiegelt die Fläche unter der Druck-Zeit-Kurve die Wehenaktivität wieder.

Postpartal verlassen sich die meisten Kliniker jedoch auf den palpatorischen Eindruck bei der Beurteilung des Uterustonus. Manchmal wird auch vaginales Bluten als Zeichen mangelnder Uteruskontraktion gewertet.

Uterotonika

Oxytocin

Oxytocin ist eine endogenes Polypeptid, welches im Hypophysenhinterlappen produziert wird und während der Wehen, als Antwort auf eine Stimulation der Brustwarze, sowie in der Laktationsperiopde freigesetzt wird. Es wird heute synthetisch gewonnen und ist frei von Kontaminierung durch antidiuretisches Hormon (ADH). Oxytocin bewirkt eine Erhöhung der intrazellulären Kalziumkonzentration im Uterus. Die Anschlagzeit ist eine bis fünf Minuten nach parenteraler Gabe. Oxytocin wird rasch in der Leber eliminiert und durch die Nieren ausgeschieden (Halbwertszeit drei bis fünf Minuten) (2).

Zur Prophylaxe und Behandlung der postpartalen Blutung wird Oxytocin intermittierend als intravenöser Bolus (zwei bis fünf Einheiten) oder, häufiger, in Form einer intravenösen Infusion verabreicht. Es können auch zehn Einheiten intramuskulär gegeben werden. Am „Brigham and Women's Hospital" in Boston werden 10 Einheiten Oxytocin zu 1 l Ringer-Laktat gemischt. Diese Infusion läuft unmittelbar nach einer Kaiserschnittentbindung rasch (etwa 50 bis 100 ml/min) oder nach einer vaginalen Entbindung langsamer. Zur Weheninduktion sind Infusionen von 1 bis 40 Millieinheiten pro Minute gebräuchlich.

Eine zu rasche Gabe von Oxytocin oder die Verabreichung großer IV Boli kann durch eine periphere Vasodilatation eine Hypotension bewirken. Sowohl im Tierversuch als auch bei schwangeren Probandinnen bewirkt ein 5 bis 10 Einheiten IV Oxytocin Bolus eine 30%ge Abnahme des MAP, eine Reflextachykardie und eine Verringerung des peripheren Widerstandes um 50% (3). Andere unerwünschte Wirkungen von Oxytocin sind uterine Tetanie und als Folge eventuell fetale Bradykardie und, sehr selten, die Uterusruptur. Da Oxytocin in seiner Struktur dem antidiuretischen Hormon (ADH) sehr ähnlich ist, könne langdauernde Infusionen zur Retension freien Wassers, Hyponatriämie, Krämpfen und Koma führen.

Ergometrin (Ergonovin, Ergobasin) und Methylergometrin

Ergometrin und Methylergometrin sind Mutterkornalkaloide (Mutterkorn = secale cornutum), welche sich in ihrer Grundstruktur von der (-)-Lysergsäure ableiten lassen. Secale-Alkaloide (Ergot-Alkaloide) können vielfältige Wirkungen auslösen: α-Rezeptorenblockade, α-sympathomimetische Wirkung, uteruskontrahierende Wirkung und eine dopaminerge Wirkung. In der Geburtshilfe finden die semisynthetischen Secale-Alkaloide Ergometrin und das besser resorbierbare Methylergometrin (Methergin®) Verwendung. Nach parenteraler Gabe von 0,05 mg bis 0,2 mg IV oder IM (ein viertel bis eine Ampulle Methergin) kommt es innerhalb von ein bis drei Minuten zu einer drastischen Erhöhung des Uterustonus, welche zwei bis drei Stunden andauert. Unerwünschte Wirkungen der Secale-Alkaloide lassen sich durch ihre α-sympathomimetische Wirkung (Vasospasmus, pulmonale Hyertension) erklären. Über Lungenödem, apolektischen Insult und Myokardinfarkt wurden im Zusammenhang mit Secale-Alkaloiden berichtet (4, 5). Vorsicht ist daher bei präeklamptischen oder eklamptischen Patientinnen oder allgemein bei Patientinnen mit kardiovaskulär auffälliger Anamnese geboten. 20% der Patientinnen klagen über Übelkeit.

Prostaglandine (PGs)

Prostaglandine der Klasse E und F sind endogene Amine, die wahrscheinlich in die Physiologie der Wehen involviert sind. So steigt $PGF_{2\alpha}$ unter der Geburt an, und das Fehlen dieses Anstiegs ist mit postpartaler uteriner Atonie assoziiert. Prostaglandine erhöhen das freie intrazelluläre Kalzium, wahrscheinlich durch Erhöhung des Kalziumtransports nach extrazellulär via spannungs- und rezeptorgesteuerten Kanälen. PGs interagieren mit Rezeptoren verschiedener Organe. Entsprechend mannigfaltig sind ihre erwünschten und unerwünschten Wirkungen. In der Praxis werden folgende Anwendungen unterschieden:

- Geburtsvorbereitung, Zervixreifung, Priming
  mit *Dinoproston* (PGE$_2$, Prepidil®, Minprostin® E$_2$-Vaginaltabletten)
- Geburtseinleitung und Wehenverstärkung
  mit *Dinoproston*-Gel der Dinoproston IV (Minprostin® E$_2$)
- Behandlung der postpartalen Uterusatonie
  mit Dinoprost (PGF$_{2\alpha}$-Zervixgel; Minprostin PGF$_{2\alpha}$®) oder Sulproston (PGE$_2$; Nalador®), Applikation intravenös oder intramyometrial in die Zervix oder transzervikal in den Corpus uteri
- Abortinduktion
  mit *Dinoprost* zervikal/intraamnial, *Sulproston* (PGE$_2$; Nalador®) zervikal oder Gemeprost (PGE1) intravaginal

Nebenwirkungen von *Dinoproston* (PGE$_2$) sind Bronchodilatation, Vasodilatation, Erhöhungvon Herzfrequenz und Herzzeitvolumen, erhöhte gastrointestinale Motilität, Übelkeit, Erbrechen, Diarrhöe und vorübergehend Pyrexie. Im Unterschied zu *Dinoproston* (PGE$_2$) kann *Dinoprost* (PGF$_{2\alpha}$) systemische und pulmonalarterielle Drücke erhöhen und eine Bronchoskonstriktion bewirken. *Gemeprost* (PGE$_1$) scheint gastrointestinal und bezüglich Pyrexie weniger Nebenwirkungen aufzuzeigen.

Tokolytika

Geburtshelfer verwenden eine Reihe von Tokolytika zur Behandlung frühzeitiger Wehen und zur Notfalltokolyse bei fetalem Distress. Der Anästhesist und Intensivmediziner, der solcherart vorbehandelte Patientinnen betreut, sollte über die Wirkungen und Nebenwirkungen dieser Substanzgruppen und deren mögliche Interaktion mit Anästhetika Bescheid wissen.

β_2-Sympathomietika

β_2-Sympathomietika aktivieren die Adenylatzyklase und erhöhen dadurch zyklisches AMP, welches in weiterer Folge die cAMP-abhängige Kinase aktiviert und die MLCK (myosin light chain kinase) inaktviert (siehe Abbildung 29). β_2-Sympathomietika erniedrigen möglicherwese auch die intrazelluläre freie Kalziumfraktion über verschiedene Mechanismen. Ritodrin und Terbutalin sind zwar β_2-selektiv, weisen jedoch einige β_2-typische Nebenwirkungen auf.

β_2-Sympathomietika können intravenös, subkutan oder per os verabreicht werden. Ihre übliche Dosierung entspricht 10 bis 80 µg/min für Terbutalin und 50 bis 350 µg/min für Ritodrin, titriert nach Wirkung. Die erfolgreiche IV Tokolyse kann dann per os (10–20 mg Ritodrin alle vier bis sechs Stunden, Terbutalin 5 mg alle zwei bis sechs Stunden) fortgesetzt werden.

Die *Wirksamkeit* der β-adrenergen Therapie in der Behandlung frühzeitiger Wehen wird kontrovers beurteilt. Obgleich ältere Studien über eine Wehenverlängerung und einen besseren fetalen Outcome berichten (8, 9) konnten King et al. in einer Metaanalyse von 16 randomisierten Studien und die Canadian Preterm Labor Investigation Group trotz erhöhtem maternalen Risiko keine Vorteile für das Kind feststellen (10, 11).

Nebenwirkungen: Die signifikanten maternalen Nebenwirkungen der β_2-Sympathomietika zwingen zum Therapieabbruch bei 10 bis 25% der Patientinnen. Für den Anästhesisten und Intensivmediziner stehen kardiovaskuläre und pulmonale Nebenwirkungen im Vordergrund.

Tachykardie ist eine dosisabhängige β_1-adrenerge Nebenwirkung. Andere unerwünschte Wirkungen wie Brustbeklemmung, Palpitationen, supraventrikuläre Rhythmusstörungen bis hin zur myokardialen Ischiämie wurden beschrieben. Am EKG kann man gelegentlich ST-Streckensenkungen und T-Abflachung bemerken.

Ein Lungenödem tritt in ca. 1% der mit β_2-Sympathomietika behandelten Patientinnen auf und kann lebensbedrohlich sein. Den meisten Berichten zufolge manifestiert sich diese Komplikation 24 bis 72 Stunden nach Therapiebeginn. Zusätzliche Risikofaktoren sind Mehrlingsschwangerschaften, die Anwendung hoher tokolytischer Dosen, die Kombinationstherapie mit mehreren Tokolytika, das Amnioninfektionssyndrom und die Gabe großer Mangen kristalloider Infusionen (12,

13, 14). Nicht-kardiogene Mechanismen dürften ätiologisch im Vordergrund stehen. Man findet bei diesen Patientinnen normale pulmonalarterielle Venenverschlußdrücke und eine normale Pumpfunktion des Herzens (16). Die Therapie ist, neben Absetzen des β_2-Sympathomietikums, symptomatisch (negative Flüssigkeitsbilanzierung, evtl. Lasix®; adäquate Oxygenierung, evtl. Intubation und mechanische Beatmung).

Weitere Nebenwirkungen sind die Hyperglykämie und die Hypokaliämie. Bei mütterlicher Hyperglykämie ist der Fetus postpartal hypoglykämiegefährdet. Über fetale Myokardschäden nach β_2-Sympathomietika-Langzeittherapie wird diskutiert.

Anästhesie: Patientinnen unter β_2-Sympathomietika-Therapie sind tachykardiegefährdet, und es wird aus diesem Grund gelegentlich empfohlen, mit der Anästhesie erst 15 bis 30 Minuten nach Absetzen der Tokolyse zu beginnen (17, 18). Hypotension ist ebenfalls beschrieben. Zur Behandlung kann sowohl Ephedrin (19) als auch Akrinor oder Phenylephrin (20) verwendet werden. Bei der Vollnarkose sollten Substanzen vermieden werden, welche eine Tachykardie verstärken können (Pancuronium oder Atropin) oder das Myokard für Katecholamine sensibilisieren (Halothan, Pethidin). Hyperventilation kann eine Hypokaliämie verstärken.

Magnesium

Magnesiumsulfat (MSO$_4$) inhibiert den Kalziumeinstrom in die Myometriumzelle sowie die Kalziummobilisierung des sarkoplasmatischen Retikulum und erhöht das intrazelluläre cAMP. Die gemeinsame Endstrecke ist die verminderte Aktivität der MLCK (siehe Abb. 29).

Magnesium wird als intravenöse Infusion verabreicht. Nach einem Bolus von 4 Gramm über 15 Minuten wird die Infusion mit 1 bis 4 Gramm pro Stunde fortgesetzt. Serum-Konzentrationen und Krankenuntersuchung dienen der Dosierungskontrolle. Therapeutische Plasmaspiegel sind 4 bis 6 mval/L (5 bis 7 mg/100ml). Elektrokardiographische Veränderungen wie die ORS-Verbreiterung oder die PQ-Verlängerung können bei Plasmaspiegeln um die 5 bis 10 mval/l beobachtet werden. Einen SA- oder AV-Block beobachtet man ab 15 mval/l, ein Herzstillstand kann bei Konzentrationen um 25 mval/l auftreten. Eine Atemdepression wird ab 10 bis 15 mval/l beobachtet, während sich eine Abschwächung der Muskeleigenreflexe schon bei Plasmaspiegeln > 10 mval/l manifestiert.

Da Magnesium renal ausgeschieden wird, ist bei Patientinnen mit eingeschränkter Nierensuffizienz Vorsicht geboten. Nebenwirkungen sind Sedierung, Übelkeit, verschwommenes Sehen, Hypotension, Brustbeklemmung, Muskelschwäche und selten ein Lungenödem.

Anästhesie: Eine gewisse Hypotonieneigung sollte bedacht werden. Magnesium belegt die postsynaptischen Acetycholinrezeptoren und hemmt die Acetylcholinausschüttung an der präsynaptischen Membran (21). Magnesium interferiert daher mit allen Muskelrelaxantien (22). Dennoch sollte Succinylcholin normal dosiert werden, denn der Magnesiumeffekt ist sehr variabel. Therapeutische Magnesiumspiegel führen zu einer MAC-Erniedrigung um ca. 20% (23).

Prostaglandinsynthesehemmer

Am besten sind die Prostaglandinsynthesehemmer Ibuprofen und Indomethazin untersucht. Sie werden als sehr effektive Tokolytika angesehen (24). Ein Risiko ist der vorzeitige Verschluß des Ductus arteriosus. Vor der 32. SSW spricht der fetale Kreislauf bei nur 5 bis 10% der Feten an, ab der 32. SSW schon bei 50% und nach der 34. SSW bei 100% (25). Die zeitlich begrenzte Therapie (Indomethacin: 50 mg, dann 25 mg alle 4 bis 6 hr für 24 bis 72 hr) scheint bei Schwangeren vor der 32. SSW unproblematisch zu sein (23).

Anästhesie: Die Möglichkeit der erhöhten Blutungsneigung unter Therapie mit nichtsteroidalen Antiphlogistika im Zusammenhang mit Regionalanästhesieverfahren wird unterschiedlich beurteilt. Bei Patientinnen mit unauffälliger Anamnese werden üblicherweise keine Gerinnungswerte angefordert.

Kalziumkanalblocker

Nifedipin inhibiert den langsamen Kalziumeinstrom des Aktionspotential-abhängigen Kalziumkanals und verringern so das intrazelluläre Kalzium. Kalziumkanalblocker scheinen bei gleichzeitig günstigem Nebenwirkungsprofil effektiver als Tokolytika zu sein (27). Die übliche Dosierung beginnt mit sublingualer Gabe von 10 mg bis 40 mg (in fraktionierter Dosierung), gefolgt von 10 bis 20 mg alle 4 bis 6 Stunden. Die hypotensiven und selten negativ chronotropen Eigenschaften der Substanz sollten vor allem bei geplanter Anästhesie bedacht werden (28).

Nitroglycerin (29, 30, 31)

Nitroglycerin fungiert als Stickstoffmonoxid-Donor. Stickstoffmonoxid (NO) stimuliert die Guanylatzyklase und bewirkt mittels cGMP eine Reduktion des intrazellulären Kalziums. Möglicherweise sind auch andere Mechanismen beteiligt. Die Gabe von 50 bis 100 µg als intravenöser Bolus (evtl. wiederholt, je nach Wirkung) reduziert kurzfristig die uterine Aktivität für geburtshilfliche Eingriffe (z. B. externe Wendung, Plazentalösung). Obwohl klinische Fallbeschreibungen veröffentlicht wurden, kommen Laboruntersuchungen zu uneinheitlichen Ergebnissen. Kürzlich konnte die Wirksamkeit von Nitroglycerin als Tokolytikum durch eine in-vitro Studie belegt werden. Voraussetzung für seine Wirksamkeit war allerdings das Vorhandensein von Plazentagewebe im Uterus (32).

Anästhesiologisches Vorgehen: Es werden 50 mg Nitroglycerin (NTG) in eine 250-ml-NaCl-Infusionsflasche gegeben und so eine 40-µg/ml-Lösung gewonnen. Es empfielt sich, die Lösung unmittelbar vor Gebrauch herzustellen, da NTG an Plastikoberflächen adsorbiert werden kann.

Oxytozinantagonisten (33)

Eine Reihe von Oxytozin-Analoga mit kompetitiv-antagonistischer Wirkung am Rezeptor stehen in Erprobung. Die älteste dieser Substanzen, Atosiban, war in einer kontrollierten Untersuchung in ihrer Wirksamkeit mit Terbutalin vergleichbar, zeigte aber weit weniger Nebenwirkung. Weniger als 1% der Patientinnen klagten über reversible Übelkeit, Kopfschmerzen oder Herzbeklemmung. Die Dosierung ist 30 bis 300 µg/min.

Verschiedene Substanzen mit Wirkungen am Uterus

Intravenöser Flüssigkeitsbolus

Die Gabe großer Mengen intravenöser Flüssigkeit, beispielsweise vor Beginn eines Regionalverfahrens, kann über eine reflektorische Drosselung der Ausschüttung von antidiuretischem Hormon (und Oxytocin) eine Wehenabschwächung zur Folge haben. Es wird in diesem Zusammenhang eine Koppelung der Ausscheidung von antidiuretischem Hormon und Oxytozin diskutiert (34).

Lokalanästhetika (35, 36)

Bei sehr hohen intravenösen Lokalanästhetika-Plasmaspiegeln wurde eine Stimulierung des Uterus durch Lidocain und eine Abnahme der uterinen Aktivität durch Prilocain nachgewiesen. Der Adrenalinzusatz von Lokalanästhetika kann theoretisch über seine β_2-sympathomimetische Wirkung die uterine Aktivität verringern. Die klinische Relevanz dieser Befunde ist allerdings fraglich.

Medikamente zur Narkoseeinleitung

Klinisch relevant ist in diesem Zusammenhang der uterotonische Effekt hoher Ketamindosen. Dosen > 1,5 mg/kg können zu tetanischen Uteruskontraktionen führen (39).

Metoclopramid

In zwei Fallberichten wurde nach Metoclopramidgabe eine erhöhte uterine Aktivität festgestellt. Man erklärt sich diesen Effekt durch die cholinerge Wirkung von Metoclopramid.

Volatile Anästhetika

Schon einen Monat nach ihrer Vorstellung wurden Äthernarkosen in der Geburtshilfe angewandt. Um 1847 wurde erkannt, daß die Erniedrigung des uterinen Tonus eine mögliche Nebenwirkung dieses Medikaments sein könnte. In weiterer Folge wurde für alle volatilen Anästhetika mit Ausnahme von Lachgas eine dosisabhängige tokolytische Wirkung beschrieben. Sie ist schon bei einem halben MAC Isoflurane, Halothan oder Enflurane nachzuweisen und bei 1,5 MAC stark ausgeprägt (40). Bei Verwendung der volatilen Anästhetika in Dosen zwischen 0,2 bis 0,5 MAC zur Wehenanalgesie oder in Verbindung mit anderen Medikamenten zur Anästhesie

bei der Kaiserschnittgeburt ist eine Beeinflussung des uterinen Tonus unwahrscheinlich. Bei ausgeprägter uteriner Atonie ist es jedoch ratsam, auf volatile Anästhetika vollständig zu verzichten.

Literatur

1. Wray S (1993) Uterine contraction and physiological mechanisms of modulation. Am J
    Physiol 264 (Cell Physiol 33): C1–C18
2. Graves CR (1996) Agents that cause contraction of relaxation of the uterus. In: Hardman
    JG, Limbird LE, Molinoff PB, Ruddon RW, Gilman AG. The pharmacological basis of the-
    rapeutics, 9th edn, pp 939–949
3. Weis FR, Markello R, Mo B, Bochiechio P (1975) Cardiovascular effects of oxytocin. Obstet
    Gynecol 46:711–714
4. Taylor GJ, Cohen B (1985) Ergonovine-induced coronary artery spasm and myocardial in-
    farction after normal delivery. Obstet Gynecol 66: 821–822
5. Abouleish E (1976) Postpartum hypertension and convulsion after oxytocic drugs. Anesth
    Analg 55:813–815
6. Buchanan D, Macer J, Yonekura ML (1984) Cervical ripening with prostaglandin E2 vagi-
    nal suppositories. Obstet Gynecol 63: 659–663
7. Hankins GDV, Berryman GK, Scott RT, Hood D (1988) Maternal arterial desaturation with
    15-methyl prostaglanding $F_{2\text{-alpha}}$ for uterine atony. Obstet Gynecol 72: 367–370
8. Wesselius-de Casparis A et al (1971) Results of double-blind, multicentre study with rito-
    drine in premature labour. Br Med J 3: 144–147
9. Ingemarsson I (1975) Effects of terbutaline on premature labor: a double-blind placebo-
    controlled study. Am J Obstet Gynecol 125: 520–524
10. King JF, Grant AM, Keirse M, Chalmers I (1988) Beta-mimetics in preterm labour: an over-
    view of the randomized controlled trials. Br J Obstet Gynaecol 95: 211–222
11. The Canadian Preterm Labor Investigatiors Group (1992) Treatment of preterm labor with
    the beta-adrenergic agonist ritodrine. N Engl J Med 327: 308–312
12. Katz M, Robertson PA, Creasy RK (1981) Cardiovascular complications associated with ter-
    butaline treatment for preterm labor. Am J Obstet Gynecol 139: 605–608
13. Philipsen T, Eriksen PS, Lynggard F (1981) Pulmonary edema following ritodrine-saline in-
    fusion in premature labor. Obstet Gynecol; 58: 304–308
14. Pisani RJ, Rosenow EC (1989) Pulmonary edema associated with tocolytic therapy. Ann
    Intern Med; 110: 714–718
15. Hatjis CG, Swain M (1988) Systemic tocolysis for premature labor is associated with an in-
    creased incidence of pulmonary edema in the presence of maternal infection. Am J Obstet
    Gynecol 159: 723–728
16. Finley J et al. (1984) Cardiovascular consequences of ß-agonist tocolysis: an echocardio-
    graphic study. Obstet Gynecol 64: 787–791
17. Shin YK, Kim YD (1986) Anesthetic considerations in patients receiving ritodrine therapy
    for preterm labor. Anesth Analg 65: S140
18. Chestnut DH et al (1990) Does ritodrine worsen maternal hypotension during epidural
    anesthesia in gravid emews? Anesthesiology 72: 315–321
19. Chestnut DH et al (1988) The effect of vasopressor agents upon uterine artery blood flow
    velocity in the gravid guinea pig subjected to ritodrine infusion Anesthesiology 68: 363–366
20. Moran DH et al (1991) Phenylephrine in the prevention of hypotension following spinal
    anesthesia for cesarean section. J Clin Anesth 3: 301–305
21. Elliott JP (1983) Magnesium sulfate as a tocolytic agent. Am J Obstet Gynecol 147: 277–284
22. Ramanathan J et al (1988) Neuromuscular transmission studies in preeclamptic women re-
    ceiving magnesium sulfate. Am J Obstet Gynecol 158: 40–46
23. Thompson SW, Moscicki JC, DiFazio CA (1988) The anesthetic contribution of magnesium
    sulfate and ritodrine hydrochloride in rats. Anesth Analg 67: 31–34

24. Higby K, Xenakis EMJ, Pauerstein CJ (1993) Do tokolytic agents stop preterm labor? A critical and comprehensive review of efficacy and safety. Am J Obstet Gynecol 168: 1247–1259
25. Moise KJ, Huhta JC, Sharif DS, Ou CN, Kirshon B, Wasserstrum N, Cano L (1988) Indomethacin in the treatment of premature labor, effects on the fetal ductus arteriosus. N Eng J Med 319: 327–331
26. Insel PA (1996) Analgesic-antipyretic and antiinflammatory agents and drugs employed in the treatment of gout. In: Hardman JG, Limbird LE, Molinoff PB, Ruddon RW, Gilman AG. The pharmacological basis of therapeutics, 9th edn, pp 617–657
27. Murray C et al (1992) Nifedipine for treatment of preterm albor: a historic prospective study. Am J Obstet Gynecol 167: 52–56
28. Csapo AI, Puri CP, Tarro S (1982) Deactivation of the uterus during normal and premature labor by the calcium antagoinist nicardipine. Am J Obstet Gynecol 142: 483–491
29. Peng AT et al (1989) Intravenous nitroglycerin for uterine relaxation in the postpartum patient with retained placenta. Anesthesiology 1989 71: 172–173
30. DeSimone CA, Norris MC, Leighton BL (1990) Intravenous nitroglycerin ais manual extraction of a retained placenta. Anesthesiology; 73: 787
31. Segal S, Csavoy AN, Datta S (1998) Placental tissue enhances uterine relaxation by nitroglycerin. Anesth Analg 86: 304–9
32. Segal S, Csavoy AN, Datta S (1998) Placental tissue enhances uterine relaxation by nitroglycerin. Anesth Analg 86 (2): 304–309
33. Goodwin TM et al (1996) Treatment of preterm labor with the oxytocin antagoinist atosiban. Am J Perinatol 13: 143–146
34. Cheek TG et al (1996) Normal saline i.v. fluid load decreases uterine activity in active labour. Br J Anaesth 77: 632–635
35. Chen B, Kwan W, Hou X (1995) Effects of lidocaine and bupivacaine on uterine contractility in rats. Anesthesiology 83: A812 (abstract)
36. Munson ES, Embro WJ (1978) Lidocaine, monoethylglycinexylidide, and isolated human uterine muscle. Anesthesiology 48: 183–186
37. Segal S, Csavoy A, Datta S (1997) Tocolytic effects of maternal catecholamines. Anesthesiology 87: A915 (abstract)
38. Marx GF, Hwang HS, Chandra PC (1979) Postpartum uterine pressures with different doses of ketamine. Anesthesiology 50: 163–166
39. Marx GF, Hwang HS, Chandra PC (1979) Postpartum uterine pessures with different doses of ketamine. Anesthesiology 50: 163–166
40. Tjeuw MTB, Yao F, Paznak AV (1986) Depressant effects of anesthetics on isolated human gravid and nongravid uterine muscle. Chin Med J 99: 235–242

3. Pharmakologie der Plazenta

Auf einen Blick

- Der normale Sauerstoffpartialdruck der Umbilikalvene ist 28 mmHg. Der Normalwert des postpartal erhobenen umbilikalvenösen pO_2 variiert zwischen 10 und 30 mmHg. Durch Erhöhung der maternalen inspiratorischen Sauerstoffkonzentration auf 100% kann der fetale Sauerstoffpartialdruck nur auf 50 bis 60 mmHg gesteigert werden.
- Medikamente passieren die Plazenta durch einfache Diffusion. Physikalische Faktoren, welche bei der Diffusion eine Rolle spielen, werden durch die Ficksche Gleichung beschrieben.
- Die Plazentagängigkeit von Medikamenten wird durch den fetomaternalen (F/M)-Quotienten beschrieben.
- Muskelrelaxantien passieren die Plazenta wegen ihres hohen Dissoziationsgrades und ihrer geringen Lipidlöslichkeit in nur geringem Ausmaß.

Blutversorgung von Uterus und Plazenta

Die Blutversorgung des Uterus wird durch die Arteriae ovaricae und Arteriae uterinae gewährleistet. Der uterine Blutfluß (UBF) ist ungefähr 100 ml/min (2% des Herzzeitvolumens) am Anfang der Schwangerschaft und steigt auf 1200 ml/min (etwa 17% des Herzzeitvolumens) in der Spätschwangerschaft an (1, 2). Er hängt vom mittleren arteriellen Blutdruck der Mutter sowie vom uterinen Gefäßwiderstand ab. Da gegen Schwangerschaftsende die uterinen Blutgefäße maximal dilatiert sind, ist die Uterusperfusion direkt vom mittleren arteriellen Blutdruck der Schwangeren abhängig. Der niedrige Gefäßwiderstand der Plazenta kann durch eine funktionelle Denervation der Spiralarterien im Laufe der Plazentaentwicklung erklärt werden. Während die uteroplazentare Durchblutung also proportional zum uterinen Perfusionsdruck ist, kann man bei der fetoplazentaren Zirkulation eine Autoregulierung erkennen, bei der offenbar Prostacyclin (3) und Sauerstoffmonoxid (NO) eine Rolle spielen (4). Die Veränderung des uterinen Gefäßwiderstandes durch die Gabe von vasokonstringierenden Substanzen wurde bei verschiedenen Tierspezies untersucht. Alpha-Sympathomimetika können zu einer signifikanten Reduktion des uterinen Blutflusses führen (5, 6), während Beta-Sympathomimetika (Tokolytika) nur in sehr hohen Dosen einen vasoaktiven (vasodilatierenden) Effekt haben (7). Schwangerschaftswehen (Braxton-Hicks contractions) können den uterinen Blutfluß um 7 bis 16% senken, bei Geburtswehen sistiert die intervillöse Blutzirkulation sogar vorübergehend vollständig (8). Uterine Hyperaktivität kann durch die andauernde plazentare Perfusionsstörung eine fetale Azidose bewirken.

Gasaustausch in der Plazenta

Viele Erkenntnisse über den plazentaren Gasaustausch wurden durch Tierexperimente am Schaf gewonnen. Leider unterscheidet sich die Schafplazenta in ihrem Aufbau und Diffusionscharakteristika von der des Menschen (9). Während es in der humanen Plazenta zu einer fast vollständigen Angleichung von mütterlichem und fetalem pO_2 kommt (10), existiert in der Schafplazenta ein Gradient von ca. 18 mmHg (11). Die fetale Sauerstoffaufnahme wird durch den Sauerstoffgradienten vorgegeben und durch die höhere Sauerstoffaffinität und den Bohreffekt begünstigt.

Interessant ist die Tatsache, daß der fetale arterielle Sauerstoffgehalt 50 bis 60 mm Hg nicht übersteigt, auch wenn die Mutter reinen Sauerstoff ($FiO_2 = 1$) einatmet. Im Bereich des physiologischen fetalen pO_2 (ca. 21 mm Hg) kann ein höherer Sauerstoffgehalt des mütterlichen Blutes die Oxygenierung des fetalen Blutes jedoch trotzdem günstig beeinflussen, da fetales Hämoglobin hier im steilen Bereich der Sauerstoffdissoziationskurve arbeitet. Neue Erkenntnisse über den plazentaren Sauerstoffaustausch lieferte die Cordozentese (ultraschallgesteuerte Nabelschnurpunktion). Mit dieser Methode sind Blutgasanalysen von Nabelschnurblut schon in der 16. Schwangerschaftswoche möglich. Ein Vergleich von ubilikalen und mütterlichen Blutgasen ist in Tabelle 12 dargestellt (12).

Tabelle 12. Blutgasvergleich

ABG	Arteria uterina	Vena uterina	Umbilikalarterie	Umbilikalvene
pO2 (mmHg)	96	33	15	28
pCO2 (mmHg)	28	37	44	35
pH	7,45	7,35	7,33	7,37
BE	−5	−3	−2,64	−4,5

Quelle: Anesth Analg (1982) 61: 56-81

Die Plazenta hat eine hohe Diffusionskapazität für CO_2. Der CO_2-Austausch folgt dem Diffusionsgradienten und wird nicht unwesentlich durch den Haldane-Effekt unterstützt (13).

Plazentapassage von Arzneimitteln

Zur Studie von Plazentapermeabilität und Pharmakokinetik plazentagängiger Substanzen sind verschiedene Modelle verwendet worden. Es stehen einerseits Tiermodelle (hauptsächlich vom Schaf oder Meerschweinchen) und andererseits Versuche, die aus verschiedenen humanen Plazentagewebepräparationen resultieren, zur Verfügung. Viele Untersucher berichten vom Verhältnis maternaler zu fetaler Arzneimittelkonzentrationen. Diese Erkenntnisse beruhen auf einer Reihe von Einzelmessungen bestimmter Arzneimittelkonzentrationen im Nabelschnurblut, die zum Zeitpunkt der Geburt erhoben werden. Diese Messungen, welche in fetomaternalen Konzentrationsverhältnissen (F/M-Quotient) ausgedrückt werden, geben jedoch nur Auskunft über die globale Aufteilung einer Substanz zwischen Mutter und Fetus. So beträgt das fetomaternale Konzentrationsverhältnis von Bupivacain zum Beispiel 45%, während das von Lidocain 69% beträgt. Lidocain reichert sich daher leicher im Feten an als vergleichsweise Bupivacain.

$$\frac{Q}{t} = \frac{K \times A \times \left(C_{mat} - C_{fetal}\right)}{D}$$

Q/t..............Menge, die pro Zeit übertragen wird
K...............Diffusionskonstante
A...............Austauschfläche
D...............Diffusionsdicke
C_{mat}-C_{fetal}....Konzentrationsgradient

Abb. 30. Ficksche Gleichung

Zum Studium von Arzneimittelkonzentrationen im zeitlichen Verlauf eignet sich das heute relativ gut etablierte Plazentaperfusionsmodell (14). Von den in der Anästhesie gebräuchlichen Substanzen wurden Thiopental, Bupivacain, Alfentanil, Sufentanil und Nalbuphin mit diesem Modell untersucht (15, 16, 17, 18, 19). Während am Plazentatransfer körpereigener Substanzen der passive, erleichterte und aktive Transport eine Rolle spielen, passieren körperfremde Substanzen (Medikamente) die Plazentamembran durch einfache Diffusion. Physikalische Faktoren, welche die einfache Diffusion beeinflussen, werden durch die Ficksche Gleichung beschrieben.

Von größerer praktischer Bedeutung für die Plazentapassage von Arzneimitteln sind die physikochemischen Eigenschaften: Lipidlöslichkeit, pK-Wert, Molekulargewicht, Proteinbindung und Ionisierungsgrad eines Pharmakon. Die physikochemischen Eigenschaften eines Arzneimittels finden ihren Ausdruck in der Fickíschen Gleichung als Diffusionskonstante K. Substanzen mit einem Molekulargewicht größer als 500 Dalton passieren die Plazenta nur schwer. Die meisten Anästhetika besitzen niedrige Molekulargewichte und können daher die Plazentamembran leicht passieren.

Lokalanästhetika

Lokalanästhetika sind schwache Basen. Ihr Ionisierungsgrad ist umso geringer, je näher ihr pKB-Wert am physiologischen pH-Wert von 7,4 ist. Im azidotischen Milieu (pH < 7,4) steigt ihr Ionisierungsgrad, und die Diffusionsfähigkeit fällt. Daher findet man höhere Lokalanästhetikum-Konzentrationen beim azidotischen Neugeborenen. Dieses Phänomen wird auch als „anion trapping" (Anionen-Falle) bezeichnet (20) Je näher der pKB-Wert am physiologischen pH-Wert und je geringer die Proteinbindung eines Lokalanästhetikums ist, desto leichter plazentagängig ist die Substanz. So übersteigt die Plazentagängigkeit des Mepivacain (pKB-Wert von 7,9; Proteinbindung = 64%) die Plazentagängigkeit der stärker proteingebundenen

Tabelle 13. F/M-Ratio und physiochemische Eigenschaften verschiedener Lokalanästhetika

Medikament	F/M-Ratio	pKB-Wert	Proteinbindung	Lipidlöslichkeit	Molekulargewicht
2-Chloroprocain	–	8,9	–	0,14	271
Lidocain	0,5–0,7	7,9	64	2,9	234
Mepivacain	0,7	7,8	78	0,8	246
Etidocain	0,2–0,3	7,7	94	28	288
Ropivacain	0,2	8,0	90–95	3	274

Substanzen Bupivacain (pK_B-Wert = 8,2; Proteinbindung = 96%) oder Ropivacain (pK_B-Wert = 8,0; Proteinbindung > 90%). Die physiochemischen Eigenschaften der Lokalanästhetika sowie deren F/M-Quotient sind der nachfolgenden Tabelle zu entnehmen.

Erwähnenswert ist in diesem Zusammenhang auch die Esterverbindung 2-Chloroprocain, die wegen ihrer raschen Anschlagzeit klinische Verwendung findet. Aus den physiochemischen Eigenschaften geht hervor, daß die Substanz nur gering plazentagängig ist. Darüber hinaus wird 2-Chloroprocain von den maternalen Plasmacholinesterasen so schnell abgebaut, daß nur ein Bruchteil der peridural applizierten Substanz zur Plazenta gelangt (21).

Intravenöse Anästhetika

Von besonderer Bedeutung für den Plazentatransfer ist auch die Lipidlöslichkeit einer Substanz. Beispiele für Substanzen mit sehr guter Fettlöslichkeit sind Thiopental und die volatilen Anästhetika. Letzlich wird die Wirkortkonzentration eines Pharmakons beim Neugeborenen auch wesentlich von den fetalen Kreislaufverhältnissen ab. Eine Thiopentalbolus-Injektion zur Narkoseeinleitung der Mutter wird zunächst durch Umverteilung verdünnt. Thiopental passiert die Plazenta frei. Das Thiopental-hältige Nabelvenenblut wird zu 50% über die Leber filtriert und im rechten Vorhof mit dem Blut der oberen Körperhälfte verdünnt, bis es an den Wirkort (ZNS) gelangt.

Ein weiterer wichtiger Faktor für den Plazentatransfer von Substanzen sind qualitative und quantitative Unterschiede der Proteinbindung bei Mutter und Neugeborenem. Ihre unterschiedlichen Lokalanästhetika-Plasmakonzentrationen (siehe oben) lassen sich so erklären. Im Folgenden wird die Plazentagängigkeit einiger in der Anästhesiologie gebräuchlicher Substanzen beschrieben:

Volatile Anästhetika

Zur Narkoseaufrechterhaltung werden bei Schwangeren meistens Inhalationsanästhetika verwendet. Aufgrund ihrer hohen Lipophilie und des niedrigen Molekulargewichts passieren volatile Anästhetika rasch die Plazentamembran. Daher ist eine lange Zeitspanne zwischen Einleitung und Abnabelung des Kindes bei Kaiserschnittentbindungen in Vollnarkose mit niedrigeren Apgar-Werten assoziiert (22). Schon nach kurzer Narkosezeit kann man für die gebräuchlichen Narkotika Isoflurane, Enflurane und Halothan fetomaternale Konzentrationsverhältnisse (F/M-Quotient) zwischen 0,6 und 0,9 bestimmen (23, 24). Lachgas geht ebenso rasch in die fetale Zirkulation über. Eine F/M-Ratio von 0,83 kann nach drei Minuten erwartet werden (25) und eine fetale Diffusionshypoxie ist möglich (26).

Medikamente zur Narkoseeinleitung

Die Barbiturate **Thiopental** und **Metohexital** passieren die Plazenta rasch. Wenn bei Thiopental eine Dosis von 4 mg/kg nicht überschritten wird, ist wegen der raschen fetalen Leberclearance keine Beeinträchtigung des Apgar-Wertes zu erwarten (27). Thiopental kann jedoch die Plazentaperfusion um 20% senken, auch ohne den mütterlichen Blutdruck zu verändern. Das Phencyclidinderivat **Ketamin** führt in einer Dosierung bis zu 1,5mg/kg nicht zu einem Abfall der Plazentaperfusion. Deutlich höhere Konzentrationen können jedoch zu uteriner Hyperaktivität und dadurch verminderter Plazentadurchblutung führen (28). Propofol wird bei Kaiserschnittentbindungen sowohl zur Narkoseeinleitung bei Vollnarkose als auch zur Sedierung während einer Spinalanästhesie angewandt. Nach Bolusgabe von 2 bis 2,5 mg/kg zur Narkoseinduktion geht **Propofol** rasch in den fetalen Kreislauf über (30). Die Propofolnarkose scheint jedoch hinsichtlich des fetalen Wohlbefindens vergleichbar mit einer Thiopental/Isofluran-Narkose zu sein (31). Benzodiazepine sind sehr gut fettlöslich und passieren die Plazenta daher rasch. **Midazolam** kann bei Kaiserschnittentbindung zur Sedierung verwendet werden, ohne den Zustand des Neugeborenen (beurteilt durch kindliche pH- oder Apgar-Werte) zu beeinträchtigen (32). Es ist jedoch mit niedrigeren Apgar-Werten assoziiert, wenn es in höherer Dosierung (0,3 mg/kg) verwendet wird (33).

Opiate

Verschiedene Opioidanalgetika werden zur Wehenanalgesie verwendet. Die meisten Opiate zeichnen sich durch eine hohe Plazentagängigkeit aus. **Pethidin** ist nach wie vor bei der Wehenanalgesie beliebt. Es wird intramuskulär, intravenös, epidural und subdural verabreicht. Pethidin wurde wegen seiner spasmoanalgetischen Wirkung unter der Geburt für lange Zeit als Analgetikum der Wahl angesehen. Das neuroadaptive Verhalten von Neugeborenen wird jedoch durch Pethidin in höherer Dosierung beeinflußt. Von praktischer Bedeutung ist eine Beeinträchtigung des Saugverhaltens von Neugeborenen, deren Mütter Pethidin zur Wehenanalgesie erhalten haben. Dies gilt sowohl für die IM- als auch die IV-Gabe. Diesen Effekt kann man besser mit der langsameren Clearance von Pethidin als durch Effekte des Pethidinmetaboliten Norpethidin erklären (34). Entscheidend für das Ausmaß der fetalen Beeinträchtigung ist neben dem Gestationsalter des Feten die kumulative Dosis und der Abstand zwischen letzter Gabe und Entbindung (35). **Fentanyl** scheint zur intravenösen Wehenanalgesie besser geeignet zu sein (36). Seine hohe Lipophilie wird teilweise durch die ausgeprägte Proteinbindung (zu 74% an Albumin gebunden) ausgeglichen. Fentanyl wird zur Wehenanalgesie hauptsächlich als Zusatz zur periduralen Infusion verwendet, kann aber auch in Form einer intravenösen patientenkontrollierten Infusion (PCA) verabreicht wer-

Tabelle 14. F/M-Ratio verschiedener IV Anästhetika und Opiate

Medikament	F/M-Ratio	Medikament	F/M Ratio
Thiopental	0,4–1,1	Pethidin	> 1
Ketamin	1,26	Morphin	0,92
Propofol	0,65–0,85	Fentanyl	0,57
Etomidate	0,3–0,4	Alfentanil	0,30
		Sufenanil	0,66
		Butorphanol	0,84
		Nalbuphin	0,97

den (37). Für den Geburtshelfer ist es wichtig zu wissen, daß durch die intravenöse Verabreichung von Opioiden das biophysikalische Profil sowie die Oszillationsamplitude im CTG (Einengung) beeinflußt werden können (38). **Alfentanil** wird in Kombination mit Bupivacain zur periduralen Wehenanalgesie verwendet, ohne das CTG zu beeinflussen (39). Alfentanil weist, wahrscheinlich aufgrund seiner hohen Eiweißbindung, mit 0,30 die niedriste F/M-Ratio auf, während im Plazentaperfusionsmodell eine rasche bidirektionale Plazentapassage (< 5 min) demonstriert wurde (40). **Sufentanil** wird zur Wehenanalgesie sowohl intrathekal als auch epidural verabreicht, ohne das fetale neuroadaptive Verhalten zu beeinflussen (41). Wichtig ist jedoch die Vermeidung eines Blutdruckabfalls als mögliche indirekte Folge der rasch einsetzenden Analgesie. **Butorphanol** ist ein µ-Rezeptor-Antagonist und ein κ-Rezeptor-Agonist, **Nalbuphin** ein gemischter µ-Agonist-Antagonist. Beide Substanzen passieren die Plazentaschranke rasch. **Nalbuphin** weist einen Plateau-Effekt bezüglich Wirkung und unerwünschten Wirkungen (im speziellen Atemdepression) und eine relativ lange Wirkdauer (bis 6 hr) auf. Man beobachtet jedoch gelegentlich eine ausgeprägte Sedierung der Mutter (42) und häufig eine eingeschränkte Oszillationsamplitude im fetalen CTG (43). **Tramadol** stellt eine weitere Option zur Wehenanalgesie dar. Es zeichnet sich durch ein günstiges mütterliches und fetales Nebenwirkungsprofil bei gleichzeitig ebenfalls limitierter Wirkstärke aus.

Muskelrelaxantien

Muskelrelaxantien passieren die Plazenta wegen ihres hohen Dissoziierungsgrades und ihrer geringen Lipidlöslichkeit in nur geringem Ausmaß. Nichtdepolarisierende Muskelrelaxantien weisen F/M-Konzentrationsverhältnisse zwischen 0,12 und 0,26 auf (44). Auch der Plazentatransfer des depolarisierenden Muskelrelaxans Succinylcholin ist äußerst gering. Nur bei wiederholter Gabe in hoher Dosierung kann es beim Feten mit einem Pseudocholinesterasemangel zu einer neuromuskulären Blockade kommen (45).

Literatur

1. Thoresen M, Wesche J, Caton D (1988) Doppler measurements of changes in human mammary and uterine blood flow during pregnancy and lactation. Acta Obstet Gynecol 67: 741–745
2. Thaler I et al (1995) Changes in uterine blood flow during human pregnancy. Am J Obstet Gynecol. 162: 121–125
3. Kuhn DC, Stuart MJ (1987) Cyclooxygenase inhibition reduces placental transfer: reversal of carbacyclin. Am J Obstet Gynecol 157: 194–198
4. Myatt L, Brewer A, Brockman DE (1991). The action of nitric oxide in the perfused human fetal-placental circulation. Am J Obstet Gynecol 164 (2): 687–692
5. Gu W, Jones CT (1986) The effect of elevation of maternal plasma catecholamines on the fetus and placenta of pregnant sheep. J Dev Physiol 8: 173–186
6. Shnider SM et al (1979) Uterine blood flow and plasma norepinephrine changes during maternal stress in the pregnant ewe. Anesthesiology 50 (6): 524–527
7. Thornburg KL, Bissonnette JM, Faber JJ (1976) Absence of fetal placental waterfall phenomenon in chronically prepared fetal lambs in utero. Am J Physiol 230: 886–892

8. Poseiro JJ, Mendez-Bauer SV, Caldeyro-Barcia R (1969) Effect of uterine contractions on maternal blood flow through the placenta, Washington, D.C. Pan American Health Organizations, Scientific Publication No. 185

9. Anderson DF (1992) Regulation of umbilical blood flow. Fetal and Neonatal Physiology Vol. 1. Philadelphia, Saunders, pp 694–701

10. Wilkening RB, Meschia G (1992) Current topic: comparative physiology of placental oxygen transport. Placenta 13: 1–15

11. Comline RM, Silver M (1975) Placental transfer of blood gases. Br Med Bull 31: 25–31

12. From: Ramanathan S (1988) Obstetric Anesthesia. Philadelphia, Lea & Febinger, pp 27

13. Hill EP, Power GG, Longo LD (1973) A mathematical model of carbod dioxide transfer in the placenta and its interaction with oxygen. Am J Physiol 224: 283–299

14. Schneider H, Paniegel M, Dancis J (1972) Transfer across the perfused human placenta of amitryptiline, sodium, and leucine. Am J Obstet Gynecol 114: 822–828

15. Herman NL et al (1990) Transport of thiopental (STP) across the perfused human placenta (abstract) Anesthesiology; 73: A973

16. Johnson R et al (1993) Bupivacain transfer across the human placenta (abstract). Anesth Analg 78: S168.

17. Zakowski MI, Ham AA, Grant GJ (1994) Transfer and uptake of alfentanil in the human placenta during in vitro perfusion. Anest Analg;79: 1089–1093.

18. Johnson RF, Herman N, Arney TL, Johnson HV, Paschall RL, Downing JW (1997) The placental transfer of sufentanil: effects of fetal pH, protein binding, and sufentanil concentration. Anesth Analg; 84: 1262–1268

19. Nicolle E, Deviller P, Delanoy B, Durand C, Bessard G (1996) Therapeutic monitoring of nalbuphine: transplacental transfer and estimated pharmacokinetics in the newborn. Eur J Clin Pharmacol; 49: 485–489

20. Brown WU, Bell GC, Alper MH (1976) Acidosis, local anesthetics and the newborn. Obstet Gynecol 48: 27–30

21. Nau H (1985) Clinical pharmacokinetics in pregnancy and perinatology. I. Placental transfer and fetal side effects of local anaesthetic agents. Dev Pharmacol Ther 8(3): 149–181

22. Lumley J, Walker A, Marum J, Wood C (1970) Time: an important variable at caesarean section. J Obstet Gynaecol Br Commonw 77: 10–23

23. Dick W, Knoche E, Traub E (1979) Clinical investigations concerning the use of Ethrane for cesarean section. J Perinatal Med 7: 125–133

24. Gibbs CP, Munson ES, Tham MK (1975) Anesthetic solubility coefficients for maternal and fetal blood. Anesthesiology 43: 100–103

25. Marx GF, Joshi CW, Orkin LR (1970) Placental transmission of nitrous oxide. Anesthesiology 32: 429–432

26. Mankowitz E, Brock-Utne JG, Downing JW (1981) Nitrous oxide elimination by the newborn. Anaesthesia 36: 1014–1016

27. Morgan DJ et al (1981) Pharmacokinetics and plasma binding of thiopental II. studies at cesarean section. Anesthesiology 54: 474–480

28. Marx GF, Hwang HS, Chandra P (1979) Post partum uterine pressures with different doses of ketamine. Anesthesiology 50: 163–166

29. Cheng YJ, Wang YP, Fan SZ, Liu CC (1997) Intravenous infusion of low dose propofol for conscious sedation in cesarean section before spinal anesthesia. Acta Anaesthesiol Sin 35 (2): 79–84

30. Ragno G, Cicinelli E, Schonauer S, Vetuschi C (1997) Propofol assay in biological fluids in pregnant women. J Pharm Biomed Anal 15 (11): 1633–1640

31. Abboud TK, Zhu J, Richardson M, Peres Da Silva E, Donovan M (1995) Intravenous propofol vs thiamylal-isoflurane for caesarean section, comparative maternal and neonatal effects. Acta Anaesthesiol Scand 39 (2): 205–209

32. Fung BK, Gislefoss AJ, Ho ES (1992) The sedative effect of intravenous injection of low dose midazolam during spinal anesthesia in cesarean section. Ma Tsui Hsueh Tsa Chi 30 (3): 159–162

33. Celleno D, Capogna G, Emanuelli M, Varrassi G, Muratori F, Costantino P, Sebastiani M

(1993) Which induction drug for cesarean section? A comparison of thiopental sodium, propofol, and midazolam. J Clin Anesth 5: 284–288

34. Nissen E, Widstrom AM, Lilija G, Mathiesen K, Uvnas-Moberg K, Jacobsson G, Boreus LO (1997) Effects of routinely given pethidine during labour on infantsë developing breastfeeding behaviour. Effects of dose-delivering interval and various concentrations of pethidine/norpethidine in cord plasma. Acta Paediatrica, Int J Paed 86: 201–208

35. Nissen E, Widström AM, Lilja G, Matthiesen AS, Uvnäs-Moberg K, Jacobsson G, Boréus LO (1997) Effects of routinely given pethidine during labour on infants' developing breastfeeding behaviour. Effects of dose-delivery time interval and various concentrations of pethidine/norpethidine in cord plasma. Acta Paediatr 86: 201–208

36. Rayburn WF, Smith CV, Parriott JE, Woods RE (1989) Randomized comparison of meperidine and fentanyl during labor. Obstet Gynecol 74 (4): 604–606

37. Rosaeg OP, Kitts JB, Koren G, Byford LJ (1992) Maternal and fetal effects of intravenous patient-controlled fentanyl analgesia during labour in a thrombocytopenic parturient [see comments] Can J Anaesth 39 (3): 277–281

38. Smith CV, Rayburn WF, Allen KV, Bane TM, Livezey GT (1996) Influence of intravenous fentanyl on fetal biophysical parameters during labor. J Matern Fetal Med 5: 89–92

39. Wilhite AO, Moore CH, Blass NH, Christmas JT (1994) Plasma concentration profile of epidural alfentanil. Bolus followed by continuous infusion technique in the parturient: effect of epidural alfentanil and fentanyl on fetal heart rate. Reg Anesth 19: 164–168

40. Zakowski MI, Ham AA, Grant GJ (1994) Transfer and uptake of alfentanil in the human placenta during in vitro perfusion. Anest Analg 79: 1089–1093

41. Vertommen JD, Van Aken H, Vandermeulen E, Vangerven M, Devlieger H, Van Assche AF, Shnider SM (1991) Maternal and neonatal effects of adding epidural sufentanil to 0.5 % for cesarean delivery. J Clin Anesth 3: 371–176

42. Mitterschiffthaler G, Huter O (1991) Pethidin oder Nalbuphin zur geburtshilflichen Analgesie? Geburtshilfe Frauenheilkunde 51: 362–365

43. Nicolle E, Deviller P, Delanoy B, Durand C, Bessard G (1996) Therapeutic monitoring of nalbuphine: transplacental transfer and estimated pharmacokinetics in the newborn. Eur J Clin Pharmacol 49: 485–489

44. Dailey PA et al (1984) Pharmakokinetis, placental transfer, and neonatal effects of vecuronium and pancuronium administered during cesarean section. Anesthesiology 60: 569–574

45. Baraka A, Haroun S, Dassili M, Abu-Haider G (1975) Response of the newborn to succinylholine injection in homozygotic atypical mothers. Anesthesiology 43: 115–116

4. Lokalanästhetika

Auf einen Blick

– Lokalanästhetika sind tertiäre Amine, welche durch eine Alkylkette mit einem aromatischen Ring verbunden sind. Man unterscheidet Ester- (Procain, Tetracain, Kokain) und Amid-Lokalanästhetika (Lidocain, Mepivacain, Bupivacain und Ropivacain)

– Lokalanästhetika sind schwache Basen. Ihr Wirkmechanismus ist die Inhibierung des membranösen Natriumkanals.

– Wichtige physiochemische Eigenschaften der Lokalanästhetika sind pK_B, Lipidlöslichkeit und Proteinbindung.

– Lokalanästhetika werden als Hydrochlorid-Salz angeboten. Die Erhöhung des pH-Wertes der Lösung durch Bikarbonatzusatz kann ihren Wirkeintritt beschleunigen.

– Nebenwirkungen der Lokalanästhetika sind Kreislauf- und ZNS-Toxizität und unerwünschte Wirkungen der Lokalanästhetika-Zusätze. Direkt neurotoxische Effekte der Lokalanästhetika werden diskutiert.

Einleitung

Lokalanästhetika sind Pharmaka, welche die neuronale Leitung im Axon in absehbarer und reversibler Form hemmen (1). Sie werden sehr häufig zur geburtshilflichen Analgesie verwendet, nicht zuletzt, da langjährige Erfahrungswerte über ihren Einsatz vorliegen. Karl Koller führte1884 Kokain in die klinische Praxis ein. Kokain, welches zunächst der topischen Anwendung vorbehalten war, erfreute sich sehr bald breiterer Einsatzmöglichkeiten. Die toxischen Eigenschaften und das Abhängigkeitspotential überschatteten jedoch das klinische Anwendungspotential der Substanz und förderten so die Suche nach Ersatzwirkstoffen. Die Esterstruktur des Kokains wurde von Willstätter aufgedeckt, und davon abgeleitet synthetisierte Einhorn 1905 das Lokalanästhetikum Procain. Durch Abweichung von der Esterstruktur gelang 1943 Lofgren die Synthese der in seiner Struktur wegweisenden Amidverbindung Lidocain. Heute sind fast alle neuen Lokalanästhetika der Amidfamilie zuzuordnen.

Molekularstruktur

Lokalanästhetika sind aus einem lipophilen (ungesättigter aromatischer Ring) und einem hydrophilen (tertiäres Amin) Teil zusammengesetzt, welche durch eine Hydrokarbonkette (Alkylkette) verbunden sind (siehe Abbildung 31).

Gemäß der chemischen Struktur der Alkylkette werden die Lokalanästhetika als Ester (-CO-) oder Amide (-HNC-) klassifiziert. Dementsprechend unterliegen beide Gruppen einer unterschiedlichen Biotransformation. Ester werden durch die Pseudocholinesterase hydrolisiert, während Amide durch mikrosomale Enzyme in der Leber abgebaut werden.

Alle Amidlokalanästhetika besitzen ein asymmetrisches Kohlenstoffatom an der endständigen Aminogruppe und liegen daher als Enantiomeren-Paar vor. Neuere Arbeiten, speziell mit Bupivacain und Ropivacain, deuten darauf hin, daß die Toxizität eine Eigenschaft hauptsächlich eines dieser Enantiomere seien dürfte (2).

Eine Erhöhung der Länge oder der Verzweigung der mittelständigen Bindungs-kette resultiert in einer höheren Lipidlöslichkeit (3), wodurch sowohl die Wirk-stärke (potency) als auch die Toxizität erhöht wird. Die Carbonylverbindung (C = O) der mittelständigen Bindungskette hilft bei der Anheftung des Lokal-anästhetikummoleküls am Nervenmembranrezeptor durch Ermöglichung des Elek-tronentransfers mit dem aromatischen Ring (4). Auch in der Struktur des aromati-schen Rings unterscheiden sich Ester (Benzoesäure-Derivate) und Amide (Anilin-Derivate).

Die endständigen tertiären Amine agieren als Protonenakzeptor. Lokalanästhe-tika verhalten sich daher wie schwache Basen, welche wasserlöslich werden, wenn sie durch Zusatz einer Säure ein Salz formen (d. h. zur quaternären Form proto-niert werden). Wegen dieser Eigenschaft werden klinisch gebräuchliche Präparatio-nen als wasserlösliches Salz aufbereitet und weisen pH-Werte zwischen 4 und 6 auf. Verbindungen ohne das tertiäre Amin sind kaum wasserlöslich und folglich für Injektionszwecke ungeeignet, können allerdings zur Schleimhautanästhesie ver-wendet werden (z. B. Benzocain). Durch die Verlängerung der aminoterminalen Alkylgruppe werden Lokalanästhetika schlechter wasserlöslich und verlieren durch ihre Größe an Affinität zu den Nervenmembranrezeptoren.

Wirkweise

Der Ruhezustand einer Nervenzellmembran ist durch ausgeprägte Konzentra-tionsgradienten einzelner Ionen gekennzeichnet. Die intrazellulär hohen Kalium- und niedrigen Natriumkonzentrationen bewirken ein Ruhemembranpotential von etwa 60 bis 90 mV. Die Ionengradienten werden durch den aktiven Ionenaustausch der Natrium-Kalium-ATP-ase (Natrium wird nach extrazellulär gepumpt, Kalium nach intrazellulär) und durch die unterschiedliche Membranendurchlassigkeit ($K^+ >> Na^+$) aufrechterhalten.

Durch Erregung einer Nervenmembran wird diese Polarität schrittweise aufge-hoben. Ab einem kritischen Membranpotential von ca. 50 bis 60 mV kommt es zu

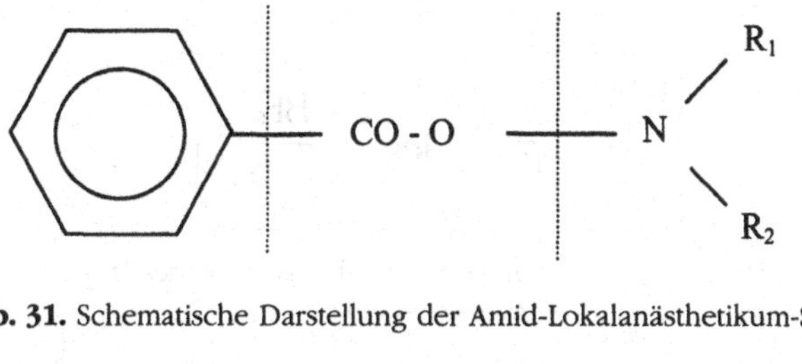

Abb. 31. Schematische Darstellung der Amid-Lokalanästhetikum-Struktur

einer massiven Erhöhung der membranösen Natriumdurchlässigkeit und zur schlagartigen Depolarisierung (sogenannte Zündschwelle des Aktionspotentials). Lokalanästhetika scheinen den Natriumionentransfer zu inhibieren. Die Membrandurchlässigkeit für Kalium scheint keine Rolle zu spielen (5). Lokalanästhetika heften sich an den Rezeptor des zellinneren Teils des Ionenkanals und bewirken das Verharren des Ionenkanals im inaktiven, geschlossenen Zustand (6). Durch diesen Mechanismus wird das langsame Ansteigen des Ruhemembranpotentials bei Nervenmembranerregung verzögert und die Zündschwelle des Aktionspotentials später oder überhaupt nicht erreicht. Das Ruhemembranpotential an sich wird durch Lokalanästhetika nicht beeinflußt.

Auch andere Substanzen weisen einen Lokalanästhetikum-ähnlichen Effekt auf, indem sie die Natriumkanäle beeinflussen. Der zugrundeliegende Mechanismus ist jedoch unterschiedlich. So interagieren Biotoxine mit der Membranoberfläche (7), während Substanzen wie Benzylalkohol zu einer Schwellung der Nervenmembran führen und dadurch den Diameter der Natriumkanäle verringern (8).

Wie schon erwähnt, liegen die meisten klinisch gebräuchlichen Lokalanästhetikum-Präparationen als Hydrochlorid-Salz in ungeladener (B) und geladener Form (BH$^+$) vor (z. B. Lidocain Hydrochlorid). Das Verhältnis der beiden Formen wird durch den pK_B-Wert der Verbindung und den pH-Wert der Lösung gemäß folgender Gleichung bestimmt:

Da die Dissoziationskonstante der Base (pK_B) vorgegeben ist, ändert sich also der Dissoziationsgrad der Verbindung mit dem pH-Wert der Umgebung. Wenn die H$^+$-Ionenkonzentration steigt (saurer pH-Wert), liegt mehr Lokalanästhetikum in der geladenen Form vor und vice versa. Sowohl die geladene als auch die ungeladene Form des Lokalansthetikums ist für die Nervenblockade von Bedeutung: Die ungeladene (basische) Form erlaubt die Diffusion des Moleküls durch Nervenscheide und Epineurium (die Dauer der Diffusion spiegelt sich in der Anschlagzeit wider), um dann, sobald in der Zelle angelangt, in der geladenen Form mit dem Natriumkanal zu interagieren.

Lokalanästhetika und Schwangerschaft

Das Wirkprofil anästhetischer Medikamente ist abhängig von einer Vielzahl physiochemischer Merkmale, unter anderem: Fettlöslichkeit, Proteinbindung, pK_A, Gewebediffusionseigenschaften und substanzeigene vasoaktive Charakteristika. Die mechanischen, hormonellen und biochemischen Veränderungen der Schwangerschaft führen normalerweise zu einem verringerten Lokalanästhetikumbedarf (9).

Ein mechanischer Faktor ist die Vergrößerung der Epiduralvenen, welche von der Kompression der Vena cava inferior durch den graviden Uterus ausgelöst wird

$$pH = pK_B - \log \left(\frac{BH^+}{B} \right)$$

Abb. 32. Henderson-Hasselbach-Gleichung zur Charakterisierung des Dissoziationsgrades von Lokalanästhetika

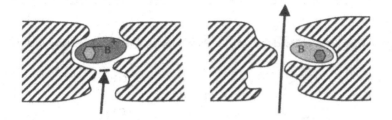

Abb. 33. Wirkmechanismus der Lokalanästhetika (LA): LA bewirken eine Konformationsänderung des Natrium-Kanals, welcher so inaktiviert wird

und in einer ausgeprägteren segmentalen Ausbreitung von Lokalanästhetika im Epiduralraum resultiert. Die für die Schwangerschaft charakteristischen hormonellen und biochemischen Veränderungen sind ebenfalls für viele anästhesierelevante Veränderungen verantwortlich. Erhöhte Progesteron- und Endorphinkonzentrationen beeinflussen das periphere und das zentrale Nervensystem. In vitro läßt sich ein rascherer Wirkeintritt und eine höhere Empfindlichkeit des Nervus vagus am schwangeren Kaninchen aufzeigen (10). Beim Menschen kann man in vivo die erhöhte Empfindlichkeit des Nervus medianus auf Lidocain nachweisen (11). Die Dauer der Hormonexposition scheint wichtig zu sein. Bei der In-vitro-Untersuchung isolierter Vagusnerven oophorektomierter Kaninchen nach chronischer Progesteronexposition fiel eine erhöhte Bupivacainempfindlichkeit auf (12), während dieser Effekt nach kurzfristiger Exposition ausblieb (13).

Physiochemische Eigenschaften

Ausgewählte Lokalanästhetika als Beispiel

Tabelle 15. Physiochemische Eigenschaften einzelner Lokalanästhetika

Lokalanästhetikum	pKB-Wert	Lipidlöslichkeit	Proteinbindung	Molekulargewicht
Procain	8,9	0,6	6%	203
Lidocain	7,7	2,9	64%	234
Bupivacain	8,1	27,5	96%	288
Mepivacain	7,8	0,8	78%	246
Ropivacain	8,1	2,8	93%	274

pK_B

Der pK_B-Wert bezeichnet jenen pH-Wert, bei dem eine Base zu gleichen Konzentrationen in der ionisierten (BH+) und der nicht-ionisierten Form (B) vorliegt. Für Lokalanästhetika heißt das, daß der Anteil der nicht-ionisierten Form (B) umgekehrt proportional zum pK_B-Wert ist. Je höher also der pK_B-Wert ist, desto weniger nicht-ionisierte Base (B) liegt bei physiologischem pH-Wert vor. So dissoziiert Procain bei einem pH-Wert von 7,4 zum Beispiel achtmal weniger in die basische Form als Lidocain und passiert biologische Membranen daher viel weniger

Procain

pK$_B$ – Wert: 8,9   Lipidlöslichkeit: 0,6   Proteinbindung: 6 %   Molekulargewicht: 272

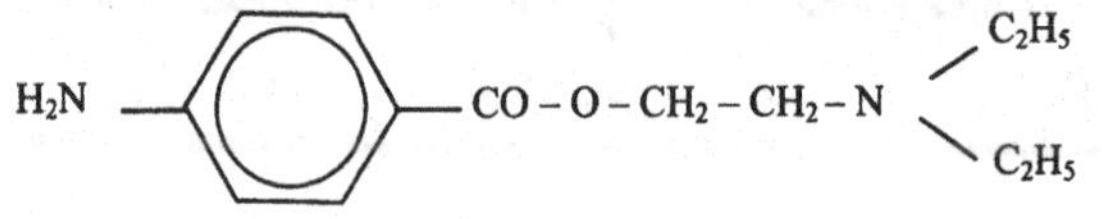

$$H_2N - \bigcirc - CO-O-CH_2-CH_2-N \begin{array}{c} C_2H_5 \\ C_2H_5 \end{array}$$

Lidocain

pK$_B$ – Wert: 7,7   Lipidlöslichkeit: 2,9   Proteinbindung: 64 %   Molekulargewicht: 234

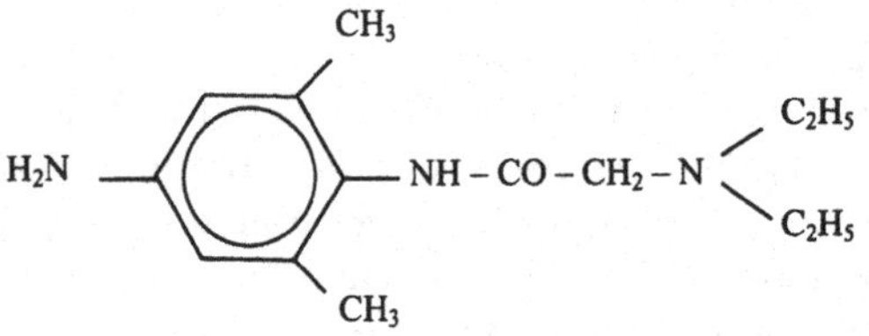

$$H_2N - \bigcirc\begin{array}{c} CH_3 \\ \\ CH_3 \end{array} - NH-CO-CH_2-N \begin{array}{c} C_2H_5 \\ C_2H_5 \end{array}$$

Abb. 34. Strukturformeln und einige Kenngrößen von Procain und Lidocain

leicht als Lidocain. Umgekehrt stellen Lokalanästhetika mit einem niedrigen pK$_B$-Wert (in diesem Fall: pK$_A$-Wert), wie zum Beispiel Benzocain (pK$_A$-Wert = 3,5) viel mehr Base bereit, sind jedoch letztendlich nur begrenzt wirksam, da sie intrazellulär die für die eigentliche neuronale Blockade notwendige ionisierte Form nur unzureichend bereitstellen.

Lipidlöslichkeit

Ähnlich wie der pK$_B$-Wert beeinflußt die Lipidlöslichkeit die Leichtigkeit, mit der eine Substanz Nervenmembranen passieren kann, und damit letztendlich die Wirkstärke (Potenz) des Lokalanästhetikums. Die Fettlöslichkeit wird als n-Heptan-Wasser-Partitionskoeffizient angegeben. Lidocain und Etidocain besitzen beispielsweise sehr ähnliche pK$_B$-Werte. Aufgrund seiner höheren Lipidlöslichkeit ist Etidocain jedoch das wirkstärkere Lokalanästhetikum.

Proteinbindung

Die Proteinbindung bestimmt die Wirkdauer der Lokalanästhetika. Im Vergleich zu Etidocain, Bupivacain oder Tetracain weist Procain mit seiner nur sehr geringen Proteinbindung eine kürzere Wirkdauer auf. Im Plasma werden Lokalanästhetika entweder an alpha-1-saures Glycoprotein (hohe Affinität und niedrige Bindungskapazität) oder an Albumin (niedrige Affinität, jedoch hohe Bindungskapazität) gebunden. Substanzen mit hoher Proteinbindung passieren auch schlechter die Plazenta. Eine erhöhte Östrogenkonzentration, wie man sie in der Schwangerschaft oder bei der In-vitro-Fertilisation vorfindet, ist mit niedrigeren Albumin- und alpha-

Bupivacain (*R,S-(±)-1-Butyl-2',6'-Pipecoloxylidid*)

pK$_B$ – Wert: 8,1   Lipidlöslichkeit: 27,5   Proteinbindung: 96 %   Molekulargewicht: 288

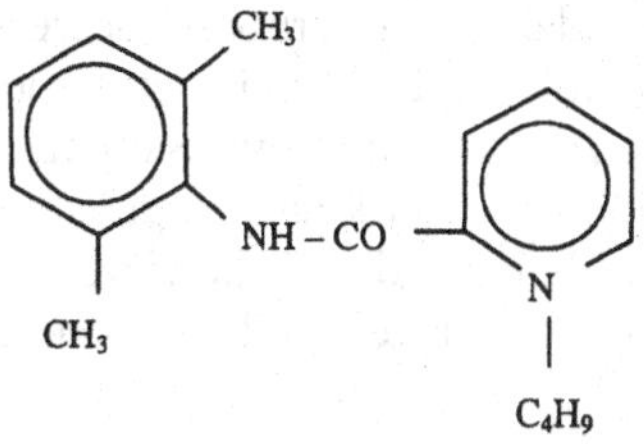

Mepivacain (*R,S-(±)-1-Methyl-2',6'-Pipecoloxylidid*)

pK$_B$ – Wert: 7,8 Lipidlöslichkeit: 0,8   Proteinbindung: 78 %   Molekulargewicht: 246

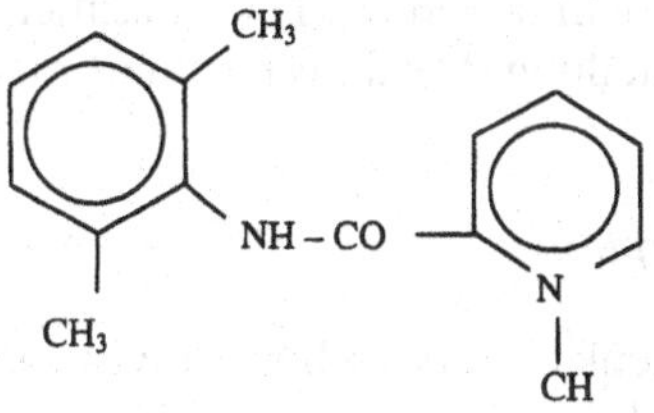

Ropivacain (*S-(-)-1-Propyl-2',6'-Pipecoloxylidid*)

pK$_B$ – Wert: 8,1 Lipidlöslichkeit: 2,8   Proteinbindung: 93 %   Molekulargewicht: 274

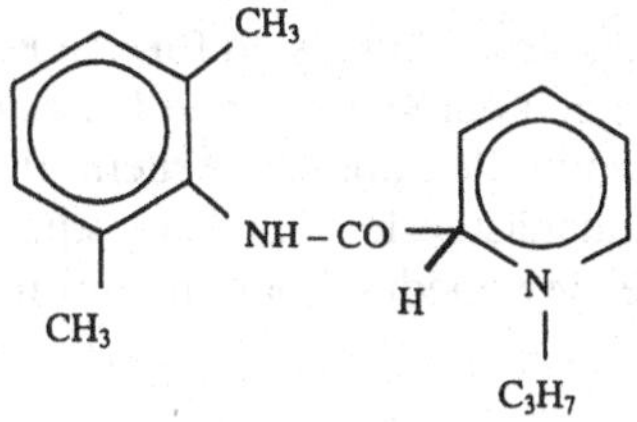

Abb. 35. Strukturformeln und einige Kenngrößen von Bupivacain, Mepivacain und Ropivacain

1-sauren Glykoproteinwerten assoziiert und führt so zu höherer Konzentration ungebundener Lokalanästhetika (14).

Gewebediffusionseigenschaften

Es exisitieren über den pKB-Wert und die Lipidlöslichkeit hinaus andere, allerdings nicht genau definierte, Faktoren, welche die Anschlagzeit von Lokalanästhetika beeinflussen. Diese unter dem Begriff „Gewebediffusionseigenschaften" subsumierte Faktoren werden dafür verantwortlich gemacht, daß Lidocain bei gleichem pK$_B$-Wert wie Prilocain nur *in vitro,* nicht aber *in vivo* die gleiche Anschlagzeit aufweist.

Vasodilatierende Eigenschaften

Die Wirkstärke und -dauer der Lokalanästhetika wird durch den vom Gefäßbett absorbierten Anteil der Substanz verringert. Alle Lokalanästhetika mit Ausnahme von Kokain sind Vasodilatatoren und erlauben daher eine erhöhte Gewebsdurchblutung am Ort der Wirkstoffapplikation. Ein interessantes Beispiel ist der Vergleich von Lidocain und Mepivacain: Lidocain ist *in vitro* stärker wirksam als Mepivacain bei gleicher Wirkdauer. *In vivo* besitzt Lidocain allerdings die gleiche Wirkdauer und -stärke wie Mepivacain. Dieses Ergebnis kann durch die stärkeren vasodilatierenden Eigenschaften des Lidocains und damit verbundene höhere Gefäßabsorption erklärt werden.

Physiologische Verteilung

Sowohl therapeutische als auch toxische Wirkungen der Lokalanästhetika werden durch vaskuläre Absorption, Gewebeverteilung, Metabolismus und Ausscheidung bestimmt.

Absorption

Die vaskuläre Aufnahme der Lokalanästhetika wird durch deren vasoaktive Eigenschaften, die Dosis, den Injektionsort und den Zusatz von Vasokonstriktiva determiniert.

Injektionsort

Gemessene Serumkonzentrationen von Lokalanästhetika sind für alle Regionalverfahren unterschiedlich. So kann man bezüglich der gemessenen Lokalanästhetika-Plasmakonzentrationen folgende absteigende Reihung aufstellen: Parazervikalblock > Kaudalanästhesie > lumbale Epiduralanästhesie > Spinalanästhesie. Die Unterschiede lassen sich durch die ungleiche Gewebedurchblutung am Injektionsort erklären.

Dosierung

Die absolute Gesamtdosis des verabreichten Lokalanästhetikums ist im Hinblick auf den Blutspiegel wichtiger als Applikationsvolumen oder -konzentration (15). Bei epiduraler Gabe von Lidocain, Etidocain oder Prilocain in unterschiedlicher Konzentration oder Volumen, aber konstanter Gesamtdosis konnten keine signifikanten Unterschiede der gemessenen Blutspiegel festgestellt werden. So produziert beispielsweise die epidurale Verabreichung von 20 ml 3%igem Prilocain (600 mg) oder 30 ml 2%igem Prilocain (600 mg) äquivalente venöse Spitzenkonzentrationen von ungefähr 4,0 µg/ml (16).

Uterusdurchblutung und -aktivität

Adrenalin reduziert nach intravenöser Gabe in höherer Dosierung die Uteroplazentardurchblutung proportional zur verabreichten Konzentration (17, 18, 19). Eine solche Beeinträchtigung kann allerdings bei epiduraler Anwendung dopplersonographisch und perfusionsszintigraphisch nicht beobachtet werden (20, 21, 22). Ebenso ist eine kardiovaskuläre Beeinflussung der Mutter durch die geringen Mengen von Adrenalin, die als Lokalanästhetikazusatz verwendet werden, unwahrscheinlich. Grant et al. beobachteten jedoch eine Blutdrucksenkung ohne Beeinträchtigung des Herzzeitvolumens für Patienten, welche eine Bupivacain-Adrenalin-Mischung zur Periduralanästhesie erhielten (23).

Die vorübergehende Hemmung der uterinen Aktivität nach Beginn der Epiduralanalgesie dürfte bei Verwendung adrenalinhältiger Lokalanästhetika etwas ausgeprägter sein (24), was durch eine β-sympathomimetische Wirkung am Uterus erklärt werden könnte.

Bikarbonatzusatz zu Lokalanästhetika

Durch den Bikarbonatzusatz zu Lokalanästhetika kann man den pH-Wert der Lokalanästhetikalösungen anheben. Es sei daran erinnert, daß Lokalanästhetika zwar schwache Basen sind, jedoch als Hydrochloridsalz in saurer Lösung angeboten werden. Durch die Erhöhung des pH-Wertes der Lösung erreicht man nun, daß die nicht-ionisierte Lokalanästhetikumfraktion, welche biologische Membranen leichter passiert, steigt. Dadurch wird ein rascherer Wirkeintritt erzielt. Bicarbonat kann möglicherweise auch die Dichte des Blocks erhöhen und nach Umwandlung zu Kohlenstoffdioxid direkte oder indirekte Anästhesiewirkung erzeugen (25). Wenn also 1 mval Bikarbonat (1 ml einer 8,4% igen Bikarbonatlösung) Lidocain, Mepivacain oder 2-Chloroprocain beigemischt wird, tritt der Lokalanästhetikumeffekt schneller ein (26). Benhamou et al. konnten diesen Effekt bei Verwendung von 0,5%igem Bupivacain allerdings nicht beobachten (27).

Tabelle 16. Bikarbonat zur Beschleunigung der Anschlagzeit

Bikarbonat (mval)	Lokalanästhetikum
1 mval	10 ml Lidocain
0,5–1,0 mval	10 ml Mepivacain
0,1 mval	20 ml Bupivacan
0,5–1,0 mval	10 ml Chloroprocain

Man sollte prinzipiell bedenken, daß es bei überschießender Alkalinisierung leicht zu Präzipitationen der Lösung kommen kann und daß alkalische Valenzen auch toxische Gewebseffekte haben können. Man sollte ferner auch damit rechnen, daß sich die Hypotension nach periduraler Bolusdosierung bei Verwendung alkalinisierter Lösungen rascher einstellen kann (28).

Lokalanästhetikatoxizität

Unerwünschte Lokalanästhetikareaktionen reichen von Überempfindlichkeit und Gewebetoxizität bis zu kardiovaskulären und zentralnervösen Toxizitätserscheinungen. Die meisten Todesfälle in Zusammenhang mit der Anwendung von Lokalanästhetika in der Geburtshilfe sind die Folge einer versehentlich intravenösen Injektion (29).

ZNS-Toxizität

Die systemische Toxizität der Lokalanästhetika manifestiert sich meistens zunächst am Zentralnervensystem und ist direkt proportional zur Serumkonzentration des Lokalanästhetikums. Als typische Symptome gelten Taubheit der Zunge, Tinnitus, Schwindelgefühl, Unruhe und bei höheren Plasmakonzentrationen auch Tremor und Konvulsionen. Lokalanästhetika verhalten sich bei niedrigeren Plasmakonzentrationen zunächst wie Antikonvulsiva (30), bei höheren Plasmakonzentrationen unterdrücken sie inhibitorische Neuronen und produzieren ein exzitatorisches Stadium, welches einer Temporallappenepilepsie ähnelt, um letztendlich alle Neuronen im Sinne eines Koma zu unterdrücken.

Die relative Toxizität einzelner Lokalanästhetika ist direkt proportional zu ihrer Wirkstärke (potency). Die mittlere kumulativ-konvulsive Dosis für Lidocain, Etidocain und Bupivacain wurde im Tierversuch an Hunden mit 22, 8 und 5 mg/kg gemessen (31). Ähnliche relative Toxizitätsmuster konnten beim Menschen ermittelt werden (32). Die *in vitro* bestimmte Lokalanästhetikatoxizität an Nerven ist in absteigender Reihenfolge: Bupivacain, Tetracain, Etidocain, Lidocain, Mepivacain und 2-Chloroprocain (33). Obwohl für die Schwangerschaft gezeigt wurde, daß isolierte Nervenfasern und das Reizleitungssystem des Herzens auf geringere Lokalanästhetikakonzentrationen ansprechen (34) deuten neuere Erkenntnisse darauf hin, daß die Schwangerschaft die Krampfschwelle für Lokalanästhetika nicht herabsetzt (35).

Kardiovaskuläre Toxizität

Kardiale Toxizität

Auch das Herz ist, wenngleich resistenter als das ZNS, in dosisabhängiger Form von toxischen Lokalanästhetikum-Plasmakonzentrationen betroffen. Frühe Zeichen sind Bradykardie und eine Verlängerung des PR-Intervalls als Zeichen einer SA-

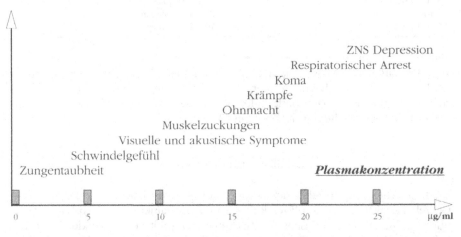

Abb. 36. Lokalanästhetika-Toxizität: Die systemische Toxizität der Lokalanästhetika ist proportional zu ihrer Plasmakonzentration

Knoten-Inhibierung (36). Später manifestieren sich eine verringerte myokardiale Kontraktilität und Rhythmusstörungen. Zusammen mit der ausgeprägten peripheren Vasodilatation münden diese Symptome dann in einen kardiovaskulären Kollaps.

Bupivacain und Etidocain scheinen stärker kardiotoxisch zu wirken als Substanzen mit geringerer „Wirkstärke" (potency), wie zum Beispiel das Lidocain (37). Das günstigere Toxizitätsprofil des Lidocains kann man so erklären: Zum einen wird angenommen, daß Lidocain zwar rasch die Natriumkanäle erregbarer Zellen belegt, aber auch ebenso schnell wieder vom Natriumkanal dissoziiert (fast in – fast out) (38). Zum anderen kann man davon ausgehen, daß Bupivacain durch seine hohe Lipidlöslichkeit rasch hohe Konzentrationen im Zentralnervensystem und Myokard aufbauen kann, welche sich dann als Hypotension, Bradykardie und ventrikuläre Arrhythmie manifestiert (39, 40).

Ropivacain als dem Bupivacain ähnliche Wirksubstanz hat neueren Untersuchungen zufolge ein günstigeres Toxizitätsprofil (41, 42). Toxische Kreislaufeffekte können praktisch ausgeschlossen werden, wenn Epiduralkatheter fraktioniert dosiert und rasche Bolusapplikationen vermieden werden. Empfohlene Maximaldosen dienen nur als grobe Richtlinien.

Durch die Dilatation des Epiduralvenen-Vena azygos-Systems bei der Schwangeren kann ein versehentlich in eine Epiduralvene injizierter Lokalanästhetikumbolus sehr rasch zum Herzen gelangen. Die relative geringe pulmonale Reserve (verringerte FRC) und die Neigung zur aortocavalen Kompression vergrößern das kardiovaskuläre Risiko der Schwangeren (43).

Vaskuläre Toxizität

Die meisten Lokalanästhetika haben eine biphasische Reaktion zur Folge: Zunächst macht sich ein erhöhter Gefäßtonus, mit steigender Konzentration jedoch eine Vasodilatation bemerkbar. Obwohl dies noch spekulativ ist, scheint die Vasodilatation auf eine kalziumabhängige Verkürzung kontraktiler Proteine zurückzuführen zu sein (44).

Behandlung der systemischen Lokalanästhetikum-Intoxikation

Die wichtigste Maßnahme zur Prävention der Lokalanästhetikum-Intoxikation ist die vorsichtige und intermittierende Dosierung der Lokalanästhetika und die sorgfältige Überwachung der Patientin hinsichtlich prodromaler Zeichen einer systemischen Toxizitätsreaktion. Beim Auftreten zentralnervöser Nebenwirkungen sollte man besonders auf Atmung und den Kreislauf achten.

Stellen sich Bewußtseinsverlust oder Konvulsionen ein, müssen zunächst die Atemwege gesichert und für adäquate Atmung gesorgt werden, um aggravierende Faktoren wie Hypoxämie, Hyperkarbie oder Azidose zu vermeiden. Die respiratorische Azidose senkt die Krampfschwelle und vermindert die proteingebundene Fraktion der Lokalanästhetika (45). Intubation und Beatmung mit 100% Sauerstoff kann notwendig werden. Persisitiert die Krampfaktivität, so sollte man kleine Dosen von Thiopental (50 mg), Diazepam (5 bis 10 mg) oder Midazolam (2 bis 5 mg) verabreichen. Glücklicherweise ist die Krampfaktivität wegen der raschen Umverteilung der Substanzen meist selbstlimitiert.

Die Unterstützung des mütterlichen Kreislaufs beginnt mit der Linksverlagerung des Uterus. Reanimationsversuche bei Hunden, welche eine toxische Lokalanästhetikumdosis erhielten, verzögerten sich um den Faktor zehn, wenn die Vena cava inferior okkludiert war (46). Ephedrine mit seiner α- und β-symphatomimetischen Aktivität kann hier sinnvoll zur Behandlung der kombinierten myokardialen Depression und peripheren Vasodilatation herangezogen werden. Bei sehr ausgeprägter kardiovaskulärer Depression sollte ein Katecholamin mit direktem Angriffspunkt (Adrenalin) verwendet werden. Bei ausgeprägter Bradykardie kommt die Gabe von Atropin in Betracht.

Ein Herz-Kreislauf-Stillstand wird gemäß der im Abschnitt „geburtshilfliche Intensivmedizin" dargestellten Reanimationsrichtlinien für Schwangere behandelt. Die Wirksamkeit von Lidocain ist bei der Behandlung von Lokalanästhetika-induzierten ventrikulären Arrhythmien fraglich.

Lokalanästhetikazusätze

Lokalanästhetika produzieren in klinisch relevanten Dosen extrem selten Nervenschäden. Die meisten neurologischen Komplikationen sind das Resultat einer direkten Nervenverletzung, können aber auch auf Lokalanästhetikazusätze oder (in den vergangenen Jahren) auf Kontaminierung wiederverwendeter Nadeln durch Desinfektionsmittelspuren zurückzuführen sein (47, 48). Die relative junge Diskussion um neuronale Dysfunktionen nach Verwendung von kontinuierlicher Spinalanästhesie mit Mikrokathetern hat neben einer Materialdiskussion auch die Frage nach dem neurotoxischen Potential von Lokalanästhetika selbst und der Unbedenklichkeit von Lokalanästhetika-Zusätzen wieder ins Leben gerufen.

In jüngerer Zeit wurde diskutiert, ob 5%iges hyperbares Lidocain kausal für ein Cauda equina-Syndrom nach Spinalkanästesie verantwortlich gemacht werden kann (49). Unter Cauda equina-Syndrom versteht man ein Symptomenkomplex bestehend aus Rückenschmerzen, Sensibilitätsverlust in der Perinealregion, Harn- und Rektalsphinkterdysfunktion und, in variabler Ausprägung, eine Schwäche der Beine. Zunächst sind Fälle im Zusammenhang mit spinalen Mikrokathetern beschrieben worden. Hier wurde ein „pooling Effekt" mit lokaler, kaudaler Anhäufung von Lidocain als Ursache einer neurotoxischen Gewebereaktion angesehen. Ein jüngerer Bericht schildert vier Fälle von transienten neurologischen Störungen nach Spinalanästhesie mit 5% hyperbarem Lidocain (50). Es erschienen Berichte über neurologische Ausfälle nach Verwendung von niedriger konzentriertem, 2%igem Lidocain und von hyperbarem Bupivacain (52). Eine endgültige Beurteilung dieser Berichte ist derzeit noch nicht möglich.

Lokalanästhetikazusätze sind Glukose (Beeinflussung der Barizität), Vasokonstriktoren, Bakteriostatika und Antioxidantien. Die Verwendung von Vasokonstriktoren zur Wirkverlängerung von Lokalanästhetika muß bei Schwangeren wegen der möglichen Beeinflussung der Uteroplazentardurchblutung kritisch gesehen werden.

Adrenalin, Phenylephrin, Noradrenalin

Vasokonstriktorenzusätze wie Adrenalin, Phenylephrin oder Noradrenalin (53) können die Absorptionsrate von Lokalanästhetika reduzieren. Ihre Wirksamkeit ist eine Funktion der individuellen Substanz, der Wirkstoffkonzentration sowie des Injektionsortes. Adrenalin zeigt eine ausgeprägtere Wirkung in Kombination mit Lidocain als mit Mepivacain oder Bupivacain (54, 55). Adrenalinzusatz in einer Konzentration von 1:200.000 (5 mg/ml) bewirkt eine 33%ige Reduktion der maternalen Plasmaspiegel für Lidocain und eine 22%ige Reduktion der Mepivacain-Plasmaspiegel. Auch niedrigere Adrenalinkonzentrationen (1:300.000) können die Lidocain–Plasmaspiegel reduzieren (56).

Ob der Adrenalinzusatz die Plazentagängigkeit der Lokalanästhetika verringert, ist fraglich. Es liegen bezüglich der feto–maternalen Konzentrationsverhältnisse teilweise widersprüchliche Ergebnisse vor (siehe auch Kapitel: „Pharmakologie der Plazenta"). Bezüglich des analgetischen Potentials von Adrenalin wird auf das Kapitel „A.II.5. Beeinflussung der spinalen Schmerzleitung durch Nicht-Opioide" verwiesen.

Methyl-4-hydroxybenzoat

Die wegen ihrer antibakteriellen Wirkung zugesetzte Verbindung Methyl-4-hydroxybenzoat gehört in die Substanzklasse der Para-Verbindungen oder Parabene. Gelegentlich werden auch die Ethyl- oder Propyl-Analoga dieser Verbindung verwendet. Methyl-4-hydroxybenzoat kommt praktisch nur bei Multidosis-Flaschen zum Einsatz und spielt daher bei den einmal verwendeten Präparaten für die Spinalanästhesie keine Rolle. Parabene, die hauptsächlich durch das allergisierende Potiential ihres Abbauprodukts Paraaminobenzoesäure (PABA) bekannt geworden sind, werden auch kaum noch bei Präparaten zur Epiduralanästhesie eingesetzt.

Dextrose

Dextrose ist verschiedenen „hyperbaren Lokalanästhetikapräparaten" in Konzentrationen zwischen 5 und 10% beigesetzt. Die Hypothese, daß diese Lösungen über einen osmotischen Effekt der Glukoselösung zu einer Nervenschädigung führen, konnte letztendlich nicht bewiesen werden (57).

Metabisulfit und Ethylendiamintetraacetat (ETDA)

Metabisulfit ist eine von mehreren Substanzen, welche Lokalanästhetika als Antioxidans für Adrenalin hinzugefügt werden können (58). Der Metabisulfitzusatz resultiert in einer stabileren Lösung mit längerer Haltbarkeitsdauer. Der pH-Wert solcher Lösungen muß allerdings kleiner als 4 sein, da Adrenalin sonst mit den Sulfiten eine Verbindung eingeht und Sulfonate formt. Auf den Bisulfitzusatz sollte bei Lösungen für die Spinalanästhesie verzichtet werden, da ein neurotoxisches Potential von Lokalanästhetika nach intrathekaler Gabe nicht ausgeschlossen ist. Berichte über toxische Reaktionen nach Gebrauch von Chloroprocain (60) konnten auf den Konservierungsmittelzusatz Bisulfit zurückgeführt werden (61). Aber auch der heute verwendete Konservierungsmittelzusatz EDTA wurde in Zusammenhang mit Rückenschmerzen nach Chloroprocain-Anwendung zur Periduralalanästhesie gebracht (62). Diese temporäre Nebenwirkung läßt sich durch Verwendung geringer Mengen (weniger als 25 ml) minimieren und durch Verabreichung von epidural appliziertem Fentanyl (100 mg) verhindern (63, 64).

Allergische Reaktionen

Echte Lokalanästhetika-Allergien sind, obgleich extrem selten, vor allem für die Gruppe der Ester–Lokalanästhetika dokumentiert worden (65). Ester werden zur potentiell allergenen Substanz Paraaminobenzoesäure (PABA) abgebaut. Konservierungsstoffe (Parabene), die sowohl bei Ester- als auch Amid-Lokalanästhetika verwendet werden, können eine Kreuz-Allergie hervorrufen (66).

Eine sorgfältige Krankenanamnese schließt eine allergische Reaktion meist aus und zeigt, daß nur ungefähr 15% der Patientinnen über die Symptome Urtikaria, Bronchospasmus, Larynx- oder Gesichtsödem und/oder kardiovaskuläre Instabilität berichten (67). Die Differentialdiagnose ist mannigfaltig. Hauptsächlich werden Symptome mit einer Hyperventilationsreaktion, vagovasaler Synkope, dem direkten Effekt von systemischem Adrenalin oder aber mit der durch die Injektion selbst ausgelösten Schwellung verwechselt. Bei fraglicher Diagnose kann ein allergologisches Konsil angefordert werden.

Die Behandlung allfälliger allergischer Lokalanästhetika-Reaktionen erfolgt in bewährter Weise mit Antihistaminika und Kortikoiden. Zur Kreislaufunterstützung kann Ephedrin verwendet werden, wobei berücksichtigt werden sollte, daß während der normalen Schwangerschaft mit einem erhöhten Dosisbedarf an Ephedrin zu rechnen ist (68). Bei drastischem Blutdruckabfall ist auch in der Schwangerschaft Adrenalin das Mittel der Wahl.

Literatur

1. Dejong RH (1977) Local Anesthetics, 2nd edn. Springfield, p 3
2. Aberg G (1972) Toxicological and local anaesthetic effects of optically active isomers of two local anaesthetic compounds. Acta Pharmacol Toxicol 31: 273–286
3. Dejong RH (1977) Local Anesthetics, 2nd edn. Springfield. Charles C Thomas 41
4. Coubeils JL, Pullman B (1982) Quantum-mechanical study of the conformational properties of drugs with local anesthetic action. Moll Pharmacol 8: 278–284
5. Hille B (1966) Common mode of action of three agents that decrease the transient change in sodium permeability in nerves. Nature 210(42): 1220–1222
6. Butterworth JF, Strichartz GR (1990) Molecular mechanisms of local anesthesia: A review. Anesthesiology 72: 722–732
7. Ritchie JM (1975) Mechanism of action of local anesthetic agents and biotoxins. Br J Anaesth (Suppl) 47: 191
8. Ritchie JM, Ritchie B, Greengard P (1965) The efect of the nerve sheath on the action of local anesthetics. J Pharmacol Exp Ther 150: 160
9. Bromage PR (1961) Continuous lunbar epidural analgesia for obstetrics. Can Med Asoc J 85: 1136–1140
10. Datta S et al (1983) Differential sensitivities of mammalian nerve fibers during pregnancy. Anesth Analg 62 (12): 1070–1072
11. Butterworth JF et al (1990) Pregnancy increases median nerve susceptibility to lidocaine. Anesthesiology 72 (6): 962–965
12. Flanagan HL, Datta S, Lambert DH, Gissen AJ, Covino BG (1987) Effect of pregnancy on bupivacaine-induced conduction blockade in the isolated rabbit vagus nerve. Anesth Analg 66: 123–126
13. Bader AM et al (1990) Acute effect of progesterone on conduction blockade in the isolated rabbit nerve. Anesth Analg 71(5): 545–548
14. Tsen LC, Arthur GR, Datta S, Hornstein M, Bader AM (1999) Estrogen induced changes in protein binding of bupivacine during in-vitro fertilization (in press)

15. Scott DB et al (1972) Factors affecting plasma levels of lignocain and prilocaine. Br J Anaesth 44 (10): 1040–1049
16. Shnider SM, Way EL (1968) Plasma levels of lidocaine (Xylocaine) in mother and newborn following obstetric conduction anesthesia. Anesthesiology 29(5): 951–958
17. Rosenfeld CR, Barton MD, Meschia G (1976) Effects of epinephrine on distribution of blood flow in the pregnant ewe. Am J Obstet Gynecol; 124: 156–163
18. Hood DD, Dewan DM, James FM (1986) Maternal and fetal effects of epinephrine in gravid ewes. Anesthesiology 1986 64: 610–613
19. Chestnut DH et al (1986) Effect of intravenous epinephrine upon uterine artery blood flow velocity in the pregnant guinea pig. Anesthesiology 65: 633–636
20. Giles WB, Lah FX, Trudinger BY (1987) The effect of epidural anaesthesia for caesarean section on maternal uterine and fetal umbilical artery blood flow velocity waveforms. Br J Obstet Gynaecol 94: 55–59
21. Albright GA et al (1981) Epinephrine does not alter human intervillous blood flow during epidural anesthesia. Anesthesiology 54: 131–135
22. Marx GF et al (1990) Effects of epidural block with lignocaine and lignocaine-adrenaline on umbilical artery velocity waveform ratios. Br J Obstet Gynaecol 97: 517–520
23. Grant GJ, Ramanathan S, Turndorf H (1990) The maternal hemodynamic effects of bupivacain-epinephrine mixture used for obstetrical anesthesia. Acta Anaesth Scand 34: 543–547
24. Matadial L, Cibils LA (1976) The effect of epidural anaesthesia on uterine activity and blood pressure. Am J Obstet Gynecol 125: 846–854
25. Ackermann WE et al (1989) The effect of pH and pCO_2 on epidural analgesia with 2% 2-Chloroprocaine. Anesth Analg 68(5): 593–598
26. Peterfreund RA, Datta S, Ostheimer GW (1989) PH adjustment of local anesthetic solutions with sodium bicarbonate: Laboratory evaluation of alkalinization and pecipitation. Reg Anesth 14: 240–243
27. Benhamou D, Labaille T, Bonhomme L, Perrachon N (1989) Alkalinization of epidural 0,5% bupivacaine for cesarean section. Reg Anesth 14: 240–243
28. Parnass SM, Curran MJ, Becker GL (1987) Incidence of hypotension associated with epidural anesthesia using alkalinized and nonalkalinizad lidocaine for cesarean section. Anesth Analg 66 (11): 1148–1150
29. Lalli AF, Amaranath L (1982) A critique on mortality associated with local anesthetics. Anesth Rev 9: 29
30. Bohm E, Floodmark S, Petersen I (1959) Affect of lidocaine (Xylocaine) on seizure and interseizure electroencephalograms in epilaptics. Arch Neurol Psychiatry 85: 550–556
31. Liu PL et al (1983) Comparative CNS toxicity of lidocaine, etidocaine, bupivacaine, and tetracaine in awake dogs following rapid intravenous administration. Anesth Analg 62: 375–379
32. Scott DB (1975) Evaluation of the toxicity of local anesthetics agents in man. Br J Anaesth 47: 56–60
33. Englesson S (1974) The influence of acid-base change on central nervous system toxicity of local anaesthetic agents. I Acta Anaesth Scand 18: 79–87
34. Datta S et al (1983) Differential sensitivities of mammalian nerve fibers during pregnancy. Anesth Analg 62 (12): 1070–1072
35. Santos AC et al (1989) Does Pregnancy alter the systemic toxicity of local anesthetics? Anesthesiology 70: 991–995
36. Wojtczak JA, Griffin RM, Pratilas C, Kaplan JA (1985) Mechanisms of arrhythmias during intoxication in rabbits. Anesth Analg 64: A302
37. Nath S, Haggmark S, Johanson G, Reiz S (1986) Differential depressant and electrophysiologic cardiotoxicity of local anesthetics: an experimental study with special reference to lidocain and bupivacain. Anesth Analg 65: 1263–1270
38. Clarkson CW, Hondeghem LM (1985) Mechanism for bupivacain depression of cardiac conduction. Anesthesiology 62 (4): 396–405
39. Thomas RD, Behbehani MM, Coyle DE, Denson DD (1986) Cardiovascular toxicity of local anesthetics: an alternative hypothesis. Anesth Analg 65: 444–450

40. Moller RA, Covino BG (1988) Cardiac electrophysiologic effects of lidocaine and bupivacaine. Anesth Analg 67 (2): 107–114
41. Feldman HS, Arthur RG, Covino BG (1989) Comparative systemic toxicity of convulsant and supraconvulsant doses of intravenous ropivacaine, bupivacaine and lidocaine in the conscious dog. Anesth Analg 69: 794–801
42. Reiz S, Haggmark S, Johansson G, Nath S (1989) Cardiotoxicity of ropivacaine: a new amide local anaesthetic agent. Acta Anaesth Scand 33: 93–98
43. Kasten GW, Martin ST (1986) Resuscitation from bupivacaine induced cardiovascular toxicity during partial inferior vena cava occlusion. Anesth Analg 65: 341–344
44. Somlyo AP, Somlyo AV (1970) Vascular smooth muscle. II. Pharmacology of normal and hypertensive vessels. Pharmacol Rev 22 (2): 249–353
45. Englesson S, Grevsten J (1974) The influence of acid-base changes on central nervous system toxicity of local anesthetic agents. Acta Anaesth Scand 18 (2): 88–103
46. Kasten GW, Martin St (1986) Resuscitation from bupivacaine induced cardiovascular toxicity during partial inferior vena cava occlusion. Anesth Analg 65 (4): 341–344
47. Skou JC (1954) Local Anaesthetics. II. The toxic potencies of some local anaesthetics and of butyl alcohol, determined on peripheral nerve. Acta Pharmacol Toxicol 10: 292
48. Kane RE (1981) Neurologic deficits following epidural or spinal anesthesia. Anesth Analg 60: 150–161
49. Schneider M et al (1993) Transient neuro-logic toxicity after hyperbaric subarachnoid anesthesia with 5% lidocaine. Anesth Analg 76 (5): 1154–1157
50. Freedman JM, Li DK, Drasner K, Jaskela MC, Larsen B, Wi S (1998) Transient neurologic symptoms after spinal anesthesia: an epidemiologic study of 1,863 patients. Anesthesiology 8: 633–641
51. Hampl KF, Schneider MC, Pargger H, Gut J, Drewe J, Drasner K (1996) A similar incidence of transient neurologic symptoms after spinal anesthesia with 2% and 5% Liodocaine. Anesth Analg 83 (5): 1051–1054
52. Ganem EM, Vianna PT, Marques M, Castiglia YM, Vane LA (1996) Neurotoxicity of subarachnoid hyperbaric bupivacaine in dogs. Reg Anesth 21: 234–238
53. Conception M et al (1984) Vasoconstrictors in spinal anesthesia with tetracaine – a comparison of epinephrine and phenylephedrine. Anesth Analg 63: 134–138
54. Brown WU et al (1975) Newborn levels of lidocaine and mepivacaine in the first postnatal day following maternal epidural anesthesia. Anesthesiology 42: 698–702
55. Tucker GT, Mather LE (1988) Propertiesof absorptione and disposition of local anesthetic agents. In: Cousins MJ, Bridenbaugh PO (eds) Neuronal Blockade in Clinical Anesthesia and management of Pain, 2nd edn. Philadelphia, Lippincott, p 74
56. Abboud TK et al (1984) Maternal, fetal, and neonatel effects of lidocain with and without epinephrine for epidural anesthesia in obstetrics. Anest Analg 63: 973–979
57. Usubiaga JE (975) Mechanisms of neural lesions. Intern Anesth Clin 13: 15–27
58. Cartwright PD, Fyhr P (1988) The manufacture and storage of local anesthetics. Regional Anesthesia 13: 1–12
59. Wang BC, Hillman DE, Spielholz NI, Turndorf H (1984) Subarachnoid neurotoxicity of actone sodium bisulfite, anttioxidant in tetracain HC in rabbits. Anest Analg 63: 289–290
60. Reisner LS, Hochman BN, Plumer MH (1980) Persistent necrologic deficit and adhesive arachnoiditis following intrathecal 2-chloroprocaine injection. Anesth Analg 59 (6): 452–454
61. Gissen AX, Datta S, Lambert D (1984) The chloroprocaine controversy. II. Is chloroprocaine neurotoxic? Reg Anesth 9: 135
62. Stevens RA, Urmey WF, Urquhart BL, Kao TC (1993) Back pain after epidural anesthesia with chloroprocaine. Anesthesiology 78: 492–497
63. Stevens RA et al (1991) Back pain after epidural anesthesia with chloroprocaine in volunteers: preliminary report. Reg Anesth 16: 199–203
64. Dirkes WE Jr (1990) Treatment of Nesacaine-MPF induced back pain with calcium chloride. Anesth Analg 70: 461–462
65. Giovannitti HA, Bennett CR (1979) Assessment of allergy to local anesthetics. JAMA 98: 701–706

66. Dejong RH (1977) Local Anesthetics, 2nd edn. Springfield, p 273
67. Incaudo G, Shatz M, Patterson R (1978) Administration of local anesthetics to patients with a history of prior adverse reaction. J Allergy Clin Immunol 61: 339–345
68. Magness RR, Rosenfeld CR (1988) Mechanisms for attenuated pressor responses to alpha-agonists in ovine pregnancy. Am J Obstet Gynecol 159: 252–261

5. Beeinflussung der spinalen Schmerzleitung durch Nicht-Opioide

Auf einen Blick

Die spinale Schmerzleitung kann neben Opiaten auch durch α_2-Rezeptor-Agonisten, Cholinesterase Inhibitoren und verschiedenen anderen Pharmaka beeinflußt werden. Viele dieser Substanzen sind in ihrer klinischen Wirksamkeit umstritten.

Einleitung

Die Verwendung von Lokalanästhetika bei neuraxialen Leitungsblockaden ist durch die verbundenen sympathischen Blockaden und den motorischen Block, welcher unter anderem in der geburtshilflichen Anästhesie unerwünscht sein kann, limitiert. Es wurde daher der Ruf nach spinalen Antinozizeptiva laut, welche frei von diesen Effekten sind.

Eine der wohl interessantesten Entwicklungen auf diesem Gebiet ist die Entdeckung der spinalen Opiatrezeptoren (1973) (1) und ihrer endogen produzierten Agonisten (1975) (2). In weiterer Folge wurden mehrere an der synaptischen Weiterleitung beteiligte Rezeptorensysteme entdeckt (siehe Abbildung 37).

Seit der Entdeckung spinaler Opiatrezeptoren haben unzählige Studien die klinische Wirksamkeit und Unbedenklichkeit verschiedener subarachnoidal und peridural applizierter Opioide belegt (3, 4). Neueren Untersuchungen zufolge setzen neuraxial applizierte Opioide Noradrenalin und Acetylcholin im Rückenmark frei (5). Es scheinen also neben der direkten Wirkung am Opiatrezeptor auch indirekte antinozizeptive Mechanismen zu bestehen. Gleichzeitig mit der Untersuchung der spinalen Schmerzverarbeitung wurde die Involvierung zahlreicher Nicht-Opioid-Agonisten bei der nozizeptiven Signalweiterleitung und -verarbeitung bekannt (6, 7, 8, 9, 10). Eine wichtige Gruppe der spinalen Nicht-Opioid-Antinozizeptiva sind α_2-Rezeptor-Agonisten.

α_2-Rezeptor Agonisten

Adrenalin, Noradrenalin und Clonidin produzieren Analgesie nach subarachnoidaler Verabreichung (11, 12). Adrenalin wird allerdings hauptsächlich wegen seiner vasokonstringierenden Eigenschaft vielen Lokalanästhetika zugesetzt. Die Wirkverlängerung des Adrenalinzusatzes ist für die Spinalanästhesie nur bei Tetracain gut do-

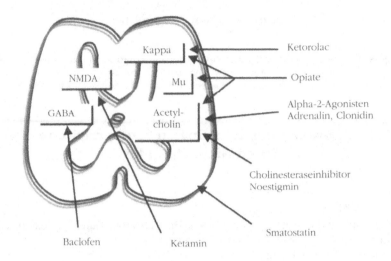

Abb. 37. Schematische Darstellung verschiedener subarachnoidal applizierter Substanzen und ihrer postulierten Neurotransmitter-Interaktion

kumentiert (13). Der Adrenalinzusatz von epiduralem Lidocain verringert die Blutspiegelspitzen nach Bolusapplikation durch Verlangsamung der epiduralen Resorption und trägt zu einer Intensivierung und Wirkverlängerung des Blockes bei (14). Da Adrenalin leicht oxidiert und thermolabil ist, müssen adrenalinhältigen Lokalanästhetika Antioxidantien wie Metabisulfit zugefügt werden. Auf die Möglichkeit der Neurotoxizität von Metabisulfit wird im Kapitel Lokalanästhetika eingegangen.

Der Effekt von Clonidin als Adjuvans zur neuraxialen Blockade ist mehrfach dargestellt worden (15, 16). Segmentale Analgesie wurde nach epiduraler Gabe klinisch gebräuchlicher Dosen Adrenalin (100 μg) und Clonidin in allerdings relativ hoher Dosierung (8 μg/kg) beschrieben (17). Bei der Untersuchung verschiedener Schmerzmodalitäten ergab sich nach Adrenalingabe eine signifikante Schmerzreduktion nur für das scharfe Schmerzempfinden („pin prick"). Alpha-2-Agonisten dürften ihre spinale Wirksamkeit über die Freisetzung der Neurotransmitter Acetylcholin und Noradrenalin im Rückenmark entfalten (18). Die klinische Rolle von Adrenalin wird durch die Erkenntnisse über seine antinozizeptive Eigenschaft bekräftigt. Clonidin kann klinisch unter Berücksichtigung der potentiellen Nebenwirkungen (Bradykardie, Hypotonie, Sedierung) ebenfalls sinnvoll eingesetzt werden.

(Cholinesterase Inhibitor) Neostigmine

Wenn man davon ausgeht, daß die α_2-Rezeptor-Agonisten Adrenalin und Clonidin und offenbar auch die Opioide (5) ihre Wirkung über eine Freisetzung von Acetylcholin im Rückenmark entfalten, so drängt sich die Frage auf, ob nicht durch Hemmung des Acetylcholin-Abbaus die Wirkung von α_2-Rezeptor-Agonisten und Opioiden verstärkt würde. Abraham et al. (20) zeigen, daß durch die spinale Gabe von Neostigmin eine synergistische Verstärkung der antinozizeptiven Wirkung von Morphin oder Clonidin erzeugt wird.

Ketamin

Nach wiederholter Schmerzstimulation feuern die Neurone des Rückenmarkhinterhorns mit höherer Frequenz als im Ruhezustand. Diese spinale Sensibilisierung wird duch die Aktivierung des erregungsfördernden N-Methyl-D-Asparaginsäure-Rezeptors (NMDA-Rezeptor) aufrechterhalten. Die für die Aktivierung des NMDA-Rezeptors verantwortlichen exzitatorischen Neurotransmitter sind Glutamat und Aspartat. Ein klinisch gebräuchlicher NMDA-Rezeptor-Antagonist ist Ketamin. Seine epidurale Anwendung wurde mehrfach beschrieben (21, 22, 23). Ketamin dürfte aber eher eine Rolle bei der Behandlung von hyperalgetischen Schmerzzuständen als bei der akuten Schmerztherapie spielen.

Nichtsteroidale Antiphlogistika (NSAIDs)

Es gibt Hinweise darauf, daß Prostaglandine bei der spinalen Schmerzverarbeitung beteiligt sind (24). So läßt sich die Wirksamkeit verschiedener spinal applizierter NSAIDs erklären (25, 26).

Baclofen und Somatostatin

Gammaaminobuttersäure (GABA) ist ein inhibitorischer Neurotransmitter, welcher auf spinaler Ebene seine Wirkung über den $GABA_A$- und den $GABA_B$-Rezeptor entfaltet. Subarachnoidale Injektionen von Baclofen können bei Patienten mit extremen Muskelspasmen aufgrund einer Rückenmarksverletzung über den $GABA_B$-Rezeptor eine schmerzlindernde Wirkung entfalten (27). Somatostatin erwies sich im Tierversuch als spinales Analgetikum. Wegen seiner Neurotoxizität wird es sich aber kaum in der Humanmedizin etablieren.

Zusammenfassung

Die klinischen Einsatzmöglichkeiten mehrere spinaler Nicht-Opioid-Analgetika werden derzeit in tierexperimentellen, aber auch humanmedizinischen Studien geprüft. Vorteile einiger dieser Substanzen im Vergleich zu Opioiden zeichnen sich in Bezug auf die Toleranzentwicklung ab. Der Einsatz zur Behandlung chronischer Schmerzzustände ist gut . Ihre Wirksamkeit in verschiedenen Tiermodellen und das meist günstige Nebenwirkungsprofil lassen diese Verbindungen auch für die akuten Schmerztherapie interessant erscheinen.

Literatur

1. Pet CB, Synder SH (1973) Opiate receptor demonstration in nervous tissue. Science 179: 1947–1949
2. Hughes J et al (1975) Identification of two related pentapeptides from the brain with potent opiate agonist activity. Nature 258: 577–579
3. Durant PAC, Yaksh TL (1986) Epidural injections of bupivacaine, morphine, fentanyl, lofentanil and DADL in chronically implanted rats. A pharmacologic and pathologic study. Anesthesiology 64: 43–53

4. Cousins MJ, Mather LE (1984) Intrathecal and epidural administration of opioids. Anesthesiology 61: 276–310
5. Bouaziz H, Tong C, Yoon Y, Hood DD, Eisenach JC (1996) Intravenous opioids stimulate norepinephrine and acetylcholine release in spinal cord dorsal horn. Systematic studies in sheep and an observation in a human. Anesthesiology 84(1): 143–154
6. Ruda MA (1986) The pattern and place of nociceptive modulation in the dorsal horn: a discussion of the anatomically characterized neural circuitry of enkephalins, serotonin and substance P. In: Yaksh TL (ed) Spinal Afferent Processing. New York, Plenum Press, pp 141–161
7. Wilcox GL (1991) Excitatory neurotransmitters and pain. In: Bond MR, Charlton JE, Woolf CJ (eds) Proceeding of the 6th World Congress on Pain. New York, Elsevier, pp 97–117
8. Yaksh TL, Gaumann DM, Stevens CW (1988) Receptors in the dorsal horn and intrathecal drug administration. Ann NY Acad Sci 531: 90–107
9. Reddy SV, Maderdrut JL, Yaksh TL (1980) Spinal cord pharmacology of adrenergic against mediated antinociception. J Pharmacol Exp Ther 213: 525–533
10. Wilson PR, Lamer TJ (1992) Pain mechanism: anatomy and physiology. In: Raj PP (ed) Practical Management of Pain, 2nd edn. St. Louis, C.V. Mosby, pp 65–80
11. Yaksch TL (1985) Pharmakology of spinal adrenergic systems which modulate spinal nociceptive processing. Pharmacol Biochem Behav 22: 845–858
12. Cohen S, Lowenwirt I, Pantuck CB, Amar D, Pantuck EJ (1998) Bupivacaine 0.01% and/or epinephrine 0.5 microg/ml improve epidural fentanyl analgesia after cesarean section. Anesthesiology 89: 1354–1361
13. Feldman HS, Covino BG (1985) Effect of vasoconstrictor agents on the duration of action of intrathecal tetracaine, bupivacaine and lidocaine in the dog. Reg Anesth 10: 133–138
14. McLintic AJ, Danskin FH, Reid JA, Thorburn J (1991) Effect of adrenaline on extradural anaesthesia, plasma lignocaine concentrations and the feto-placental unit during elective cesarean section. Br J Anaesth 67: 683–689
15. Tamsen A, Gordh T (1984) Epidural clonidine produces analgesia. Lancet 2: 231–232
16. Eisenach JC, DuPen S, Dubois M, Miguel R, Auin D (1995) Epidural clonidine analgesia for intractable cancer pain. Pain 61: 391–399
17. Curatolo M, Petersen-Felix S, Arendt-Nielsen L, Zbinden A (1997) Epidural Epinephrine and Clonidin Anesthesiology 87: 785–794
18. Klimscha W, Tong C, Eisenach JC (1997) Intrathecal alpha 2-adrenergic agonists stimulate acetylcholine and norepinephrine release from the spinal cord dorsal horn in sheep. An in vivo microdialysis study. Anesthesiology 87 (1): 110–116
19. Klimscha W, Chiari A, Krafft P, Plattner O, Taslimi R, Mayer N, Weinstabl C, Schneider B, Zimpfer M (1995) Hemodynamic and analgesic effects of clonidine added repetitively to continuous epidural and spinal blocks. Anesth Analg 80 (2): 322–327
20. Abram SE, Winnie RP (1995) Intrathecal acetyl cholinesterase inhibitors produce analgesia that is synergistic with morphine and clonidine in rats. Anest Analg 82: 428–435
21. Islas J, Astorga J, Laredo M (1985) Epidural ketamine for control of postoperative pain. Anesth Analg 64: 1161–1162
22. Ravat F, Dome R, Baechle UP (1987) Epidural ketamine or morphine for postoperative analgesia. Anesthesiology 66: 819–822
23. Naguib M, Adu-Gyamfi Y, Absood GH, et al (1986) Epidural ketamine for postoperative analgesia. Can Anaesth Soc J 33: 16–21
24. Ferreira SH (1983) Prostaglandins: peripheral and central analgesia. In: Bonica JJ, Lindblom U, Iggo A, Jones LE, Benedetti C (eds) Advances in Pain Research and Therapy, Vol. 5. New York, Raven Press, pp 627–634
25. Yaksh TL (1982) Central and peripheral mechanisms for the analgesic action of acetylsalicylic acid. In: Barrett HIM, Hirsh I, Mustard JF (eds) Acetylsalicylic Acid: New Uses for an Old Drug. New York, Raven Press, pp 137–151
26. Malmberg AB, Yaksh TL (1992) Antinociceptive actions of spinal nonsteroidal anti-inflammatory agents on the formalin test in the rat. J Pharmacol Exp Ther 263 (1): 136–146
27. Penn RD et al (1989) Intrathecal baclofen for severe spasticity. N Engl J Med 320: 1517–1521

6. Neuraxiale Opiate

Auf einen Blick

Verschiedene Opioide werden zur Modulation der spinalen Schmerzverarbeitung verwendet. Gebräuchlich sind Morphin, Fentanyl, Sufentanil. Die Anwendung von Diamorphin, Pethidin und Alfentanil wird ebenfalls beschrieben.

Einleitung

Spinale und epidurale geburtshilfliche Anästhesie wurde in der Vergangenheit grundsätzlich nur mit Lokalanästhetika durchgeführt. Vor allem bei intermittierenden Bolusgaben anstelle von kontinuierlicher epiduraler Infusionsanästhesie (CEIA) kommt es zu Phasen einer relativen Überdosierung mit daraus resultierenden massiven Blutdruckschwankungen und erheblicher motorischer Blockade (1). Der Kombination von Lokalanästhetika und Opiaten liegt ein synergistischer Wirkmechanismus zugrunde (2). Die daraus resultierende niedrigere Konzentration des applizierten Lokalanästhetikum ist speziell für die vaginale Geburt von Bedeutung. Gegenwärtig werden intrathekale und epidurale Opiate (Morphin und die fettlöslicheren Substanzen wie Fentanyl und Sufentanil) eingesetzt, wodurch sich vor allem eine ausgezeichnete Analgesie mit minimaler oder nicht vorhandener motorischer Blockade erreichen läßt. Dadurch kann die werdende Mutter die Wehen schmerzlos wahrnehmen, ist jedoch in der Lage, sich frei im Kreißsaal zu bewegen, und ist nicht bereits in der Eröffnungsphase in der Mobilität und Unabhängigkeit eingeschränkt. Durch den Zusatz von intrathekalen und/oder epiduralen Opiaten bei der Durchführung von kontinuierlicher epiduraler Infusionsanästhesie (CEIA), spinaler oder kombinierter spinal-epiduraler Anästhesie (CSE) kann eine raschere Anschlagzeit und eine längere Wirkung erzielt werden. Lokalanästhetika können auch deutlich niedriger dosiert werden bei Beibehaltung einer ausgezeichneten somatischen und viszeralen Analgesie. Die fehlende motorische Blockade ermöglicht auch die sogenannte „walking"-Periduralanästhesie.

Wirkweise

Um intrathekale und/oder epidurale Opiate optimal anwenden zu können, muß kurz auf die relevante Anatomie und Pharmakologie eingegangen werden. Die Eröffnungsphase ist vorwiegend durch **viszerale Schmerzen** (hervorgerufen durch Kontraktionen des Uterus und Dilatation der Cervix uteri und des unteren uterinen Segments) gekennzeichnet. Die Schmerzimpulse werden mittels viszeraler afferenter Fasern geleitet. Diese begleiten die sympathischen Nerven, treten auf Höhe T_{10} bis L_1 in das Rückenmark ein und sind leicht zu blockieren. Die Austreibunsphase wird von **somatischen Schmerzen** (hervorgerufen durch Dehnung des Beckenbodens, Vagina und Perineum) dominiert. Die Schmerzimpulse werden mittels somatischer Nerven geleitet, welche in das Rückenmark auf Höhe S_2 bis S_4 eintreten und schwerer zu blockieren sind.

Hohe Konzentrationen von Opiatrezeptoren wurden bereits vor mehr als zwei Jahrzehnten im hinteren Horn des Rückenmarks identifiziert (3). Intrathekale und epidurale Opiate beeinflussen die Schmerzleitung an prä- und postsynaptischen Opiatrezeptoren im Rückenmark, vor allem im Bereich der Substantia gelatinosa (siehe Abbildung 38). Der Wirkungsmechanismus ist wahrscheinlich eine präsynaptische Reduzierung der Transmitterfreisetzung und eine postsynaptische Hyperpolarisation (4).

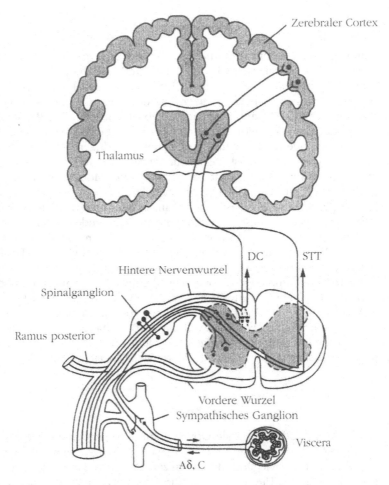

Abb. 38. Zentralnervöse Schmerzleitung: Afferente Schmerzfasern werden in verschiedenen Laminae des Rückenmarks umgeschaltet (hauptsächlich Laminae I, II und X); nach Umschaltung verlaufen die meisten aufsteigenden Schmerzbahnen im kontralateralen Tractus spinothalamicus (SST) oder aber ungekreuzt im Hintergang (DC = dorsal column), welcher in Fasciculus gracilis und Fasciculus cuneatus unterteilt werden kann

Pharmakokinetik intrathekaler und epiduraler Opiate

Damit intrathekal, aber besonders epidural verabreichte Opiate an ihren Wirkungsort im dorsalen Rückenmarkshorn gelangen, müssen sie zuerst verschiedene Membranen durchqueren. Bei epiduraler Gabe müssen Opiate, um an ihren Wirkort zu gelangen, die Dura passieren und durch den Liquor und die oberflächlichen Schichten des Rückenmarks diffundieren. Der transmembranöse Transport der Opiate ist, ähnlich dem von Lokalanästhetika, durch deren physikochemischen Eigenschaften bestimmt (Lipidlöslichkeit, Molekulargewicht, pKa, Proteinbindung). Vor allem die Lipidlöslichkeit ist ein bestimmender Faktor in der Wahl des zu verwendenden Opiates. Fentanyl (600x mehr fettlöslich als Morphin) hat zum Beispiel eine schnellere Anschlagszeit als Morphin und Sufentanil (1700x mehr fettlöslich als Morphin) eine schnellere Anschlagszeit als Fentanyl. Eine höhere Fettlöslichkeit geht jedoch in der Regel mit einer kürzeren Wirkungsdauer einher.

Die vorgenannten physikochemischen Eigenschaften bestimmen nicht nur die Absorption, sondern auch die Bewegung der Opiate innerhalb des Liquors. Hydrophile Substanzen (Morphin) verweilen länger im CSF und können dadurch eine größere Distanz innerhalb des Cavum subarachnoidale zurücklegen, bevor sie ins Rückenmark diffundieren. Relativ große Mengen hydrophiler Opiate können sich dadurch mehr oder weniger frei im Subarachnoidalraum bewegen und das Atemzentrum an der ventralen Oberfläche der Medulla erreichen. (siehe Abbildung 39)

Die zentral ausgelöste, sekundäre Atemdepression nach intrathekaler oder epiduraler Gabe von Morphin war vor allem in der Vergangenheit keine Seltenheit, da extrem hohe Dosen von Morphin (5–10 mg intrathekal und zusätzlich Opiate intramuskulär) verwendet wurden (5). Diese Komplikation ist aber bei lipophilen Opiaten (Fentanyl, Sufentanil) in entsprechender Dosierung sehr selten, da sie rascher eliminiert werden und auch nur sehr begrenzt im Liquor nach rostral diffundieren.

Einzelne Opiate im Vergleich

Verschiedene Opiate wurden zur epiduralen oder spinalen Anwendung in der geburtshilflichen Anästhesie erprobt. Ausreichende Wehenanalgesie kann mit neuraxialen Opiaten als Monotherapie nur in der Eröffnungsphase erzielt werden. In der Austreibungsphase muß ein neuraxial verabreichtes Opioid mit einem Lokalanästhetikum kombiniert werden, damit ein ausreichender analgetischer Effekt erzielt wird.

Konservierungsmittelfreies *Morphin* kann sowohl intrathekal als auch epidural gegeben werden. Morphin passiert durch seine geringe Fettlöslichkeit die Dura nur sehr langsam und ist daher für die epidurale Anwendung schlecht geeignet (6). Seine lange Wirkdauer nach intrathekaler Gabe (>18 Stunden) kann man sich aber bei der postoperativen Analgesie nach Kaiserschnittgeburt zunutze machen. Intrathekal werden 0,1 bis 0,5 mg konservierungsstofffreies Morphin verwendet (7, 8). Bei höherer Dosierung (1 mg) wurde eine sekundäre Atemdepression beschrieben (9). Die Häufigkeit des Juckreizes nach intrathekaler Morphingabe kann durch gleichzeitig verabreichtes Nalbuphin (5 mg IV) oder orales Naltrexon (3 bis 6 mg PO) gesenkt werden, wobei die Dauer der postoperativen Analgesie bei Naltrexongabe auf etwa zehn bis 12 Stunden verkürzt wird. Morphin wurde auch zur

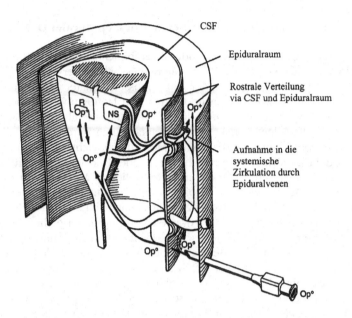

Abb. 39. Verteilung von Opiaten nach epiduraler Applikation: Opiate diffundieren in den Epiduralraum, durch die Dura, durch den Liquor und den Hinterstrang, um schließlich zu ihrem Wirkort, den Opiatrezeptoren der Substantia gelatinosa, zu gelangen (NS = non-spezifische Lipidmembran-Bindungsstellen)

Wehenanalgesie in der Eröffnungsphase verabreicht. Als Nachteil gilt hier der langsame Wirkeintritt (ca. 30 Minuten). Seine lange Wirkdauer ist nur selten ein entscheidender Vorteil, da, wie erwähnt, die alleinige intrathekale Opioidtherapie nur zu Beginn der Wehen eine adäquate Analgesie bietet.

Die sehr lipophilen Opiate *Fentanyl* und *Sufentanil* sind in der geburtshilflichen Anästhesie gebräuchlicher. Ihr Einsatz zur Wehenanalgesie ist für die epidurale Bolusgabe, die epidurale Infusion und auch für die intrathekale Gabe gut dokumentiert. Nach intrathekaler Gabe von Fentanyl (10 bis 25 µg) oder Sufentanil (5 bis 10 µg) (11) kann in der Eröffnungsphase ca. zwei Stunden Schmerzfreiheit erreicht werden. Diese Art der intrathekalen Opiatgabe macht man sich bei der kombinierten Spinal-Epiduralanästhesie zunutze. Gleichzeitig mit der intrathekalen Opiatgabe wird ein Epiduralkatheter plaziert, welcher nach Abklingen der Opioidanalgesie bestückt wird. Intrathekales Fentanyl und Sufentanil kann in gleicher Dosierung auch mit einem Lokalanästhetikum (z. B. 2,5 bis 5,0 mg isobares Bupivacain) kombiniert werden und bietet dann auch in der Austreibungsphase ausreichende Analgesie (12). Die Kombination von Fentanyl oder Sufentanil mit Bupivacain macht man sich auch bei der epiduralen Gabe zunutze. Sufentanil kann als Zusatz zu einem epiduralen Bolus (10 bis 20 µg in 10 ml NaCl) (13, 14) oder als Zusatz zur kontinuierlichen epiduralen Infusion verabreicht werden. Analog zu Sufentanil kann auch Fentanyl in einer Dosis von 50 bis 100 µg in 10 ml NaCl als Zusatz zum epiduralen Lokalanästhetikumbolus oder in einer Konzentration von 2 bis 5 µg/ml als Zusatz zur epiduralen Infusion verwendet werden. Durch diesen synergistischen Effekt des Opioids mit dem Lokalanästhetikum (15) kann die Lokal-

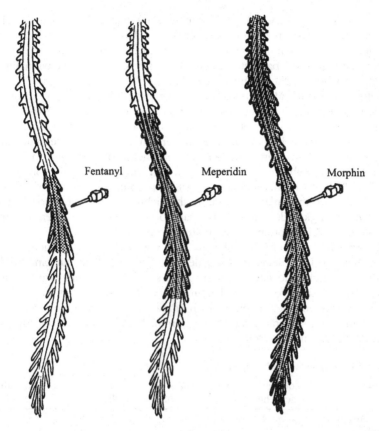

Fentanyl   Meperidin   Morphin

Abb. 40. Vergleich der Ausbreitung verschiedener Opiate nach neuraxialer Applikation in Abhängigkeit zu ihrer Lipophilie

anästhetikum-Konzentration gesenkt werden, ohne die Analgesiequalität zu beeinträchtigen (16).

Relativ gut ist auch die Anwendung von *Alfentanil* in der Kombination mit Bupivacain als epidurale Infusion beschrieben (20 bis 50 µg/mL zu 0,125% Bupivacain). Auch über gute Erfahrungen mit einer Alfentanil/Bupivacain–Kombination für die kontinuierliche Periduralanästhesie wurde mehrfach berichtet (17, 18). Die Verträglichkeit für das Neugeborene scheint der des Fentanyls zu gleichen, auch wenn ein Untersucher geringe neuromuskuläre Funktionsabweichungen in den ersten 30 Minuten postpartal ermittelt hat (19). Auch die Anwendung von *Diamorphinen (Heroin)* ist für die peridurale Anwendung in Kombination mit 0,125% Bupivacain beschrieben. Die optimale epidurale Dosis liegt hier bei 30 µg/mL als Zusatz zu einer 0,125%igen Bupivacainlösung (20). Bei intrathekaler Gabe von 2,5 mg kann man mit etwa eineinhalb Stunden Analgesie in der Eröffnungsphase rechnen.

Butorphanol ist ein fettlöslicher schwacher µ-Opiatrezeptor-Agonist und ein starker κ-Opiatrezeptor-Agonist. Butorphanol kann peridural in einer Dosierung von 1 bis 4 mg entweder zur Monotherapie nach Kaiserschnittentbindung (Wirkdauer ca. 4 bis 9 Stunden) oder aber in Kombination mit einem Lokalanästhetikumbolus zur Wehenanalgesie verwendet werden (21). Es sollte jedoch beachtet werden, daß gelegentlich sinusoidale CTG-Muster im Zusammenhang mit der Butorphanolgabe beobachtet wurden. Der Fetus wird durch die einmalige peridurale Gabe jedoch nicht beeinträchtigt (22).

Interessant ist die Möglichkeit der Verwendung von konservierungsmittelfreiem *Pethidin* in einer hyperbaren Lösung zur Monospinalanästhesie (Dosierung: 1 mg/kg intrathekal) (23). Die motorische Blockade der Pethidin-Spinalanästhesie wird durch eine Nervenleitungsblockade im Bereich der Spinalnervenwurzeln hervorgerufen. Ein Effekt, den man bei der intrathekalen Gabe von Sufentanil oder Fentanyl nicht beobachten kann (24). Pethidin wird auch peridural in Kombination mit 0,125% Bupivacain verwendet (1 bis 2,5 mg/ml). In dieser Dosierung ist nicht mit einer neuromuskulären Funktionsabweichung beim Neugeborenen zu rechnen. Die Häufigkeit des Kältezitterns nach periduraler Bolusdosierung kann durch den Pethidin-Zusatz offenbar verringert werden (25).

Untersuchungen zur intrathekalen Gabe von *Remifentanil* liegen nur aus Tierversuchen vor (26). Seine intrathekale Gabe bewirkt nicht nur eine rasch eintretende sensorische Blockade, sondern auch supraspinale Nebenwirkungen (Sedierung). Die Wirkung von intrathekalem Remifentanil ist von sehr kurzer Dauer. Die Glycinkomponente der gegenwärtigen Präparation bewirkt eine reversible motorische Funktionseinschränkung. Daher kommt Remifentanil derzeit für die neuraxiale Analgesie nicht in Betracht.

Tabelle 17. Physiochemische Eigenschaften und Dosierung

Opioid	Molekular-gewicht	Octanol-Wasser-Partitionskoeffizient	Epidurale Dosierung	Intrathekale Dosierung
Butorphanol		140	2–4 mg	N/A
Morphin	285	1,4	3–5 mg	0,25–0,5 mg
Diamorphin		280	5 mg	N/A
Pethidin	247	39	25–50 mg	10–100 mg
Alfentail	417	129	250–750 mg	N/A
Fentanyl	336	816	50–100 mg	10–25 mg
Sufentanil	386	1727	25–50 mg	5–10 mg
Remifentanil	413	17,9	N/A	N/A

Dosierungsrichtlinien neuraxial verabreichter Opioidanalgetika; N/A = geringe klinische Erfahrung

Neuraxiale Opioide werden klinisch sowohl zur Wehenanalgesie als auch zur Anästhesie bei geburtshilfliche-gynäkologischen Eingriffen verwendet. Dosierungsbeispiele sind in Tabelle 1 zusammengefaßt. Eine genauere Abhandlung der Anwendungsmöglichkeiten sind in den entsprechenden klinischen Kapiteln zu finden. Die möglichen fetalen und maternalen Nebenwirkungen der Opioidanalgetika werden im Kapitel „Komplikationen der Geburtshilflichen Anästhesie" beschrieben.

Zusammenfassung

Die Kombination von (gebräuchlichen) Lokalanästhetika mit Opiaten ist zweifelsohne ein bedeutender Schritt in Richtung geburtshilfliche Analgesie anstelle von

Anästhesie. Neue Lokalanästhetika werden laufend entwickelt und befinden sich in der präklinischen Phase (L-Bupivacain) oder sind bereits zugelassen (Ropivacain).Untersuchungen der neueren Lokalanästhetika (Ropivacain und L-Bupivacain) in Kombination mit Opiaten wurden aber bisher noch nicht durchgeführt.

Literatur

1. Gutsche BB (1996) Spinal and epidural analgesia for obstetrics. American Society of Anesthesiologists Annual Meeting Refresher Course Lectures, Park Ridge, IL
2. Justins DM et al (1982) A controlled trial of extradural fentanyl in labour. Br J Anaesth 54: 409–414
3. Wang J, Nauss L, Thomas J (1979) Pain relief by intrathecally applied morphine in man. Anesthesiology 50: 149–151
4. Bovill JG (1997) Mechanisms of actions of opioids and non-steroidal anti-inflammatory drugs. Eur J Anaesth (Suppl) 15: 9–15
5. Brookshire G et al (1983) Effects of naloxone on the mother and neonate after intrathecal morphine for labor analgesia. Anesthesiology 59: A417
6. Crawford J (1981) Experiences with epidural morphine in obstetrics. Anaesthesia 36: 207–209
7. Swart M, Sewell J, Thomas D (1997) Intratheal morphine for cesarean section: an assessment of pain relief, satisfaction and side effects. Anaesthesia 52: 373–377
8. Edwards RD, Hansel NK, Pruessner HAT, Barton B (1988) Intrathekal morphine as analgesia for labor pain. J Am Board Fam Pract 1: 245–250
9. Abuleish E (1988) Apnoea associated with the intrathecal administration of morphine in obstetrics. A case report. Br J Anaesthesia 60: 592–594
10. Abboud TK, Lee K, Zhu J, Reyes A, Afrasiabi A, Mantilla M, Steffens Z, Chai M (1990) Prohylactic oral naltrexone with intrathecal morphine for cesarean section: effects on adverse reactions and analgesia. Anesth Analg 71: 367–370
11. Herman NL, Calicott R, Van Decar TK, Conlin G, Tilton J (1997) Determination of the dose-response relationship for intrathecal sufentanil in labouring patients. Anesth Analg 84: 1256–1261
12. Campbell DC, Camann WR, Datta S (1995) The addition of bupivacaine to intrathecal sufentanil for labor analgesia. Anesth Analg 81: 305–309
13. Vertommen JD, Lemmens E, Van Aken H (1994) Comparison of the addition of three different doses of sufentanil to 0,125% bupivacain given epidurally during labour. Anaesthesia 49: 678–681
14. Phillips G (1988) Continuous infusion epidural analgesia in labour: the effect of adding sufentanil to 0.125% bupivacain. Anesth Analg 67: 462–465
15. Maves TJ, Gebhart GF (1992) Antinociceptve synergy between intrathecal morphine and lidocaine during visceral and somatic niciception in the rat. Anesthesiology 76: 91–99
16. Phillips G (1988) Continuous infusion epidural analgesia in labour: the effect of adding sufentanil to 0,125% bupivacain. Anesth Analg 67: 462–465
17. Hill DA, McCarthy G, Bali IM (1995) Epidural infusion of alfentanil or diamorphine with bupivacaine in labouróa dose finding study. Anaesthesia 50: 415–419
18. Cooper RA, Devlin E, Body TH, Bali IM (1993) Epidural analgesia for labour using a continuous infusion of bupivacaine and alfentanil. Eur J Anesthesiol 10(3): 183–187
19. Heytens L, Cammu H, Camu F (1987) Extradural analgesia during labour using alfentanil. Br J Anaesth 59: 331–337
20. Hill DA, McCarthy G, Bali IM (1995) Epidural infusion of alfentanil or diamorphine with bupivacaine in labouróa dose finding study. Anaesthesia 50: 415–419
21. Abboud TK, Zhu J, Afrasiabi A, Reyes A, Sherman G, Khan R, Vera Cruz R, Steffens Z (1991) Epidural butorphanol augments lidocaine sensory anesthesia during labor. Reg Anesth 16: 265–267

22. Hatjis C, Meis P (1986) Sinusoidal fetal hert rate pattern associated with butorphanol administration. Obstet Gynecol 67: 377–380
23. Kafle SK (1993) Intrathecal meperidine for elective caesarean section: a comparison with lidocaine. Can J Anaesth 40: 718–721
24. Jaffe RA, Rowe MA (1996) A comparison of the local anesthetic effects of meperidine, fentanyl, and sufentanil on dorsal root axons. Anesth Analg 83: 776–781
25. Brownridge P, Plummer J, Mitchell J, Marshall P (1992) An evaluation of epidural bupivacaine with and without meperidine in labor. Reg Anesth 17: 15–21
26. Buerkle H, Yaksh TL (1996) Continuous intrathecal administration of shortlasting muopioids remifentanil and alfentanil in the rat. Anesthesiology 84: 926–935

7. Anästhetika und Analgetika in Schwangerschaft und Stillzeit

Auf einen Blick

– Nur wenige Pharmaka haben eindeutig dokumentierte teratogene Eigenschaften. Zu diesen Substanzen zählen Antikonvulsiva, Isoretinoin, Lithium, Schilddrüsentherapeutika und Alkohol in größeren Mengen.
– Die meisten heute gebräuchlichen Anästhetika sind bei zeitlich kurzer Exposition (wenige Stunden) teratologisch und in bezug auf Stillen unbedenklich.

Einleitung

Die Betreuung von Schwangeren unter der Geburt gehört zu den Routineaufgaben des Anästhesisten. Gelegentlich müssen operative Eingriffe auch zu einem früheren Zeitpunkt während der Schwangerschaft vorgenommen werden. Einige grundsätzliche Feststellungen zur Perinataltoxikologie und zu den Gesetzmäßigkeiten der Arzneimitteltherapie während der Stillzeit sollen daher in diesem Kapitel zusammengefaßt werden.

Die Empfindlichkeit des Embryos gegenüber toxischen Einflüssen hängt von verschiedenen Faktoren ab. Der Zeitpunkt der Exposition im Verlauf der Schwangerschaft ist maßgeblich für den möglichen teratogenen Effekt einer Substanz (siehe Abbildung 41). Ferner gibt es auch in der Perinataltoxikologie eine Dosis-Wirkungs-Beziehung: niedrige Dosen schädigen weder Embryo noch Mutter. Nach Überschreiten einer Schwellendosis wird zunächst der teratogene Bereich erreicht, dann folgt der embryoletale.

Die tatsächlichen Konzentrationen eines Medikaments oder seiner wirksamen Metaboliten im embryonalen Organismus werden von folgenden Faktoren beeinflußt:

- Aufnahme, Verteilung und Verstoffwechselung bei der Mutter
- Passage durch die Plazenta und deren Arzneimittelstoffwechsel
- Verteilung im Embryo
- Arzneimittelstoffwechsel im Embryo
- Ausscheidung durch den Embryo
- Ausscheidung und Rückresorption aus dem Fuchtwasser
- Ausscheidung durch die Mutter

Für die Arzneimitteltherapie während der Stillzeit sind Erkentnisse zum Übergang einer Substanz in die Brustdrüse von entscheidender Bedeutung. Wie bei der Plazentagängkeit von Medikamenten sind auch bei der Anreicherung eines Pharmakon in der Brustmilch die physiochemischen Eigenschaften der Substanz (pK-Wert, Fettlöslichkeit und Molekulargewicht) ausschlaggebend. Wegen der relativen Azidität der Milch (pH 6,8–7,1) gegenüber dem Plasma (pH = 7,4) werden alkalische Substanzen bevorzugt aufgenommen. Substanzen mit einem Molekulargewicht >200 gehen nur in geringen Mengen in die Muttermilch über.

Volatile Anästhetika

Schwangerschaft

Teratogenität: Tierexperimentell konnten nach Exposition mit hohen Konzentrationen von volatilen Anästhetika Skelettabnormalitäten (1) oder Gaumenspalten (2) beobachtet werden. Die Exposition mit niedrigen Konzentrationen volatiler Anästhetika war ohne teratogenetischen Effekt (3). Das teratogene Potential von Lachgas ist in mehreren tierexperimentellen Studien nachgewiesen (4, 5). Die beobachteten Fehlbildungen sind in Zusammenhang mit der Oxidation von Vitamin B12 durch Lachgas gebracht worden. Die Etiologie der duch Lachgas induzierten Fehlbildungen ist aber letztendlich nicht vollständig geklärt. Teratogene Effekte beim Menschen sind nach kurzer Exposstion in klinisch gebräuchlichen Dosen, insbe-

		Embryonalperiode in Wochen						Fetalperiode in Wochen			Termin
1	2	3	4	5	6	7	8	9	16	20–36	38
Periode der sich teilenden Zygote, Implantation und zweischichtigen Keimscheibe						Zentralnervensystem					
						Herz					
							Arme				
								Augen			
							Beine				
								Zähne			
							Gaumen				
								Äußeres Genitale			
								Ohr			
Abort		Schwere morphologische Anomalien						Funktionelle Defekte			

Abb. 41. Teratologisch wichtige Entwicklungsphasen des menschlichen Embryos und Fetus

sondere wenn in Kombination mit halogenierten Inhalationsanästhetika angewandt (6), sehr unwahrscheinlich.

Berufliche Exposition: In älteren epidemiologischen Studien wurde eine leicht erhöhte Spontanabortrate für OP-Personal und zahnmedizinisches Personal beobachtet (7). Diesen Trend konnten Spence et al. in einer 10jährigen prospektiven Studie nicht bestätigen (8). Der Unterschied könnte durch die Verbesserung bei der Entsorgung medizinischer Gase und daraus resultierend niedrigerer Schadstoffbelastung des medizinischen Personals erklärt werden.

Stillzeit

Konzentrationen von halogenierten Inhalationsanästhetika wurden für Halothan gemessen (9). Es wurden aber nur Spuren von Halothan nachgewiesen. Halothan und, ihrer Eliminationskinetik entprechend, wahrscheinlich auch die neueren Inhalationsanästhetika Desflurane und Sevoflurane dürften daher für den Säugling kein Risiko darstellen.

Anästhetika zur Narkoseeinleitung

Schwangerschaft

Thiopental: Thiopental passiert aufgrund seiner hohen Lipidlöslichkeit die Plazenta rasch. Dennoch sind auch nach hohen Thiopentaldosen keine fetalen Effekte zu beobachten (10). Thiopental wird nach der Plazentapassage zunächst durch die fetale Leber filtriert und dann entsprechend der fetalen Zirkulation mehrmals weiter verdünnt bis die Substanz zum fetalen Gehirn gelangt. Die rasche Umverteilung der Substanz im mütterlichen Kreislauf und der Shunteffekt des Plazentakreislaufes tragen ebenfalls zu einer geringen fetalen Exposition bei. *Propofol, Ketamin und Etomidate* wurden alle erfolgreich zur Narkoseeinleitung in der Spätschwangerschaft verwendet (11, 12, 13). Bei der Verwendung aller Injektionsanästhetika ist bei der Schwangeren im Hinblick auf die Plazentadurchblutung darauf zu achten, daß hypotensive Phasen vermieden werden. Die hemodynamischen Charakteristika der einzelnen Substanzen müssen entsprechend berücksichtigt werden.

Stillzeit

Die gemessenen Konzentrationen von Thiopental (14) und Propofol (15) nach ihrer Verwendung zur Narkoseeinleitung sind vernachlässigbar gering und für den Säugling unproblematisch.

Opioidanalgetika

Siehe *Pharmakologie der Plazenta,* Kapitel A.II.3..

Nichtsteroidale Analgetika/Antiphlogistika (NSAIDs)

Schwangerschaft

NSAIDs werden auch während der Schwangerschaft häufig eingenommen. *Paracetamol* wirkt analgetisch und antipyretisch. In therapeutischer Dosis hemmt es die Prostaglandinsynthese nicht. Die Wirkung wird über einen zentralen Angriffspunkt im Hypothalamus vermittelt. Epidemiologische Untersuchungen am Menschen lassen keine embryotoxischen Wirkungen erkennen (16, 17). *Azetylsalicylsäure* hemmt in Abhängigkeit von der Dosis die Synthese sowohl von Thromboxan als auch von Prostaglandinen. Niedrig dosiert (50 bis 150 mg/Tag) wird Azetylsalizylsäure zur Präeklampsieprophylaxe sowie zur Prophylaxe von Gerinnungskomplikationen beim Phospholipid-Antikörpersyndrom verordnet. Analgetische Einzeldosen sind als unbedenklich anzusehen (18). In der Spätschwangerschaft muß jedoch der wehenhemmende Effekt und die Möglichkeit eines verfrühten Verschlusses des Ductus arteriosus Botalli bedacht werden. Die Pyrazolonverbindung *Metamizol* wird wegen seiner unerwünschten Wirkungen auf die Hämopoese nur ungern bei Schwangeren benutzt. Hinweise auf embryotoxische Eigenschaften beim Menschen liegen allerdings nicht vor. *Ibuprofen* und *Indomethacin* werden zur Tokolyse verwendet. Es besteht allerdings wie auch bei der Azetylsalizylsäure das Risiko des vorzeitigen Ductus-Botalli-Verschlusses (siehe auch Kapitel: Uterotonika/Tokolytika). Für diese Nebenwirkung sind vor allem Feten nach der 32. Schwangerschaftswoche gefährdet. Auch Störungen der fetalen oder neonatalen Nierenfunktion (19), das häufigere Auftreten der nekrotisierenden Enterokolitis und eine erhöhte Tendenz zu intrakraniellen Blutungen bei Frühgeborenen (20) wurde beschrieben. *Sulindac* ist ebenfalls als Tokolytikum wirksam und soll aufgrund seiner geringen Plazentagängigkeit keine dopplersonographisch feststellbaren Veränderungen auf den fetalen Kreislauf haben (21, 22). Eine Vielfalt an neueren NSAIDs ist heute gebräuchlich. Ihre Verwendung während der Schwangerschaft ist weder Anlaß zum Schwangerschaftsabbruch noch zu zusätzlichen diagnostischen Maßnahmen.

Stillzeit

Unter den nichtsteroidalen Antiphlogistika sind in der Stillzeit wegen ihrer äußerst geringen Milchgängigkeit die Säureantiphlogistika Ibuprofen und Flurbiprofen Mittel der Wahl. Bei gelegentlicher Einnahme zulässig erscheinen Azapropazon, Diclofenac und Flufenaminsäure. Nicht zu empfehlen sind Acetamin, Etofenamat, Indometacin, Ketoprofen, Lonazolac, Mefenaminsäure, Meloxicam, Nabumeton, Naproxen, Nifluminsäure, Piroxicam, Proglumetacin, Tenoxicam und Tiaprofen.

Muskelrelaxantien

Schwangerschaft

Wegen ihres hohen Ionisationsgrades passieren Muskelrelaxantien in nur sehr geringem Maß die Plazentaschranke, und die einmalige Gabe zeigt sich kaum meßbar im fetalen Blutspiegel. Das feto-maternale Konzentrationsverhältnis liegt um 0,2 für Pancuronium, um 0,12 für Vecuronium und bei 0,07 für Atracurium. Eine klinisch signifikante neonatale Muskelblockade kann nur nach Gabe hoher Succinylcholindosen bei Neugeborenen mit angeborenem Pseudocholinesterasemangel festgestellen werden (23).

Stillzeit

Muskelrelaxantien gehen wegen ihrer quarternären Ammoniumstruktur nur schlecht in die Brustmilch über und werden darüber hinaus auch minimal im Verdauungstrakt resorbiert. Eine Gefährdung des Säuglings ist sehr unwahrscheinlich.

Anticholinergika und Cholinergika

Schwangerschaft

Atropin kann indikationsgerecht während der gesamten Schwangerschaft verwendet werden. Es passiert die Plazenta innerhalb von ein bis zwei Minuten und weist nach fünf Minuten ein feto-maternales Konzentrationsverhältnis von 0,93 auf. Funktionelle Auswirkungen wie eine fetale Tachykardie müssen jedoch bedacht werden. Wie Atropin ist auch *Scopolamin* ein tertiäres Amid und kann daher die Plazenta leicht passieren. Im Gegensatz dazu passiert *Glycopyrroniumbromid* die Plazenta kaum, so daß hämodynamische Auswirkungen auf den Feten sind fast nicht feststellbar sind (24). Die Cholinergika *Neostigmin*, *Pyridostigmin* und *Physostigmin* dürfen bei entsprechender Indikationsstellung, z. B. Myasthenia gravis, auch während der Schwangerschaft verwendet werden. Ein teratogenes Potential dieser Substanzen ist nicht bekannt.

Stillzeit

Atropin gelangt in geringen Mengen in die Brustmilch, während die quarternare Ammoniumverbindung *Glycopyrroniumbromid* theoretisch nicht in die Brustmilch gelangt. *Neostigmin*, *Pyridostigmin*, *Edrophonium* und *Physostigmin* können auch während der Stillzeit verabreicht werden. Es wurde bei einem von sieben Säuglingen, deren Mütter Neostigmin als Langzeittherapie erhielten, über abdominelle Krämpfe berichtet (25).

Antiemetika

Schwangerschaft

Morgendliche Übelkeit und Erbrechen sind relativ häufig auftretende Probleme während der Schwangerschaft. *Meclozin* ist ein Antihistaminikum mit anticholinerger Aktivität. Es ist langjährig erprobt, und humanmedizinische Studien haben keine Hinweise auf ein erhöhtes Mißbildungsrisiko ergeben (26). *Metoclopramid* besitzt einen zentralen antiemetischen Effekt durch Blockade der Dopaminrezeptoren in der area postrema und fördert die Magenentleerung. Embryotoxische Effekte wurden bisher nicht beobachtet. Eine leicht erhöhte mütterliche und fetale Prolaktinsekretion (ohne praktische Konsequenz) wurde festgestellt. *Diphenhydramin* und *Dimenhydrinat* sind als Therapie in der Schwangerschaft akzeptabel. Es sollte jedoch die potentiell wehenfördernde Wirkung im dritten Trimenon bedacht werden. Die Phenothiazin-Antiemetika *Promethazin* und *Chlorpromazin* weisen kein embryotoxisches Potential auf. *Scopolamin* ist plazentagängig und kann daher theoretisch die Diagnose hypoxiebedingter Bradykardien erschweren. Es scheint kein teratogenes Potential zu besitzen. Über die Verwendung von *Odansetron* liegen nur geringe Erfahrungen vor. Es wurde jedoch in der Schwangerschaft erfolgreich angewendet (27).

Stillzeit

Die gebräuchlichen H1-Blocker *Dimetinden* und *Astemizol* sowie *Diphenhydramin* oder *Clemastin* können in der Schwangerschaft angewendet werden. Leichte kindliche Unruhe oder Sedierung sind nach langdauernder Therapie allerdings nicht auszuschließen. Paspertin als Einzeldosierung ist unproblematisch, nach Langzeitmedikation sind aber zentralnervöse Wirkungen möglich.

Benzodiazepine

Schwangerschaft

Das teratogene Potential von Benzodiazepinen wird unterschiedlich beurteilt. Frühere Veröffentlichungen über Lippen-Kiefer-Gaumen-Spalten unter Diazepam-Therapie (28) konnten später nicht bestätigt werden (29). Als gesichert wird jedoch das Risiko funktioneller Störungen beim Neugeborenen angesehen, wenn unter Geburt Benzodiazepine hochdosiert verabreicht oder über längere Zeiträume , das letzte Schwangerschaftsdrittel inbegriffen, regelmäßig 15 bis 20 mg und mehr eingenommen wurden (30, 31). Das kurz wirksame Benzodiazepin Midazolam kann jedoch zur Sedierung während Kaiserschnittgeburt in Regionalanästhesie auch vor Abnabelung in vorsichtiger Dosierung gegeben werden, ohne daß ein sedierenden Effekt beim Feten beobachtet wird (32).

Stillzeit

Die einmalige Gabe von *Diazepam, Lormetazepam (Noctamid®)* oder *Midazolam* zur Prämedikation ist unproblematisch.

Antikoagulanzien und Fibrinolytika

Schwangerschaft

Heparin und „low-dose"-*Azetylsalizylsäure* sind während der Schwangerschaft Mittel der Wahl zur Thromboseprohylaxe. Heparin wirkt beim Menschen nicht embryo- oder fetotoxisch (33). Bei der Heparin-Langzeittherapie ist jedoch auf die Möglichkeit der heparininduzierten Thrombopenie sowie auf die Möglichkeit der Osteoporoseentwicklung zu achten. *Protamin* darf im Falle einer Heparinüberdosierung auch in der Schwangerschaft eingesetzt werden. Kumarinderivate wirken beim Menschen embryotoxisch (34, 35). Problematisch ist auch die erhöhte fetale Blutungsneigung. Kumarinderivate sind daher im ersten und dritten Trimester der Schwangerschaft kontraindiziert. *Vitamin K* wird Neugeborenen routinemäßig peroral verabreicht. Die Gabe von Vitamin K im dritten Trimenon ist unproblematisch. Die Therapie mit den Fibrinolytika *Streptokinase* und *Urokinase* darf bei vitalen Indikationen in der Schwangerschaft durchgeführt werden.

Stillzeit

Heparin ist weder in der Muttermilch nachweisbar, noch wird es in relevanter Menge aus dem Magen-Darm-trakt resorbiert. Kumarinderivate sind nach einer Therapie der Mutter beim Säugling nur in klinisch nicht relevanten Dosen nachzuweisen. Die Vitamin-K-Prophylaxe des Neugeboren sollte jedoch wie üblich erfolgen.

Volumenersatzmittel

Spezifische embryo- oder fetotoxische Wirkungen sind weder für die synthetischen Volumenersatzpräparate *Dextrane, Gelatine* und *Hydroxyethylstärke* oder *Humanalbumin* beschrieben.

Literatur

1. Wharton RS et al (1979) Fetal morphology in mice exposed to halothane. Anesthesiology 51: 532–537
2. Mazze RJ, Wilson AI, Rice SA, Baden JM (1985) Fetal development in mice exposed to isoflurane. Teratology 32: 339–345
3. Maaze RS et al (1986) Reproductive and teratologic effects of nitrous oxide, halothane, isoflurane, and enflurane in Sprague-Dawley rats. Anesthesiology 64: 339–344
4. Baden JM, Funjinaga M (1991) Effects of nitrous oxide on day 9 rat embryos grown in culture. Br J Anaesth 66: 500–503
5. Fujinaga M, Baden JM, Mazze RI (1989) Susceptible period of nitrous oxide teratogenicity in Sprague-Dawley rats. Teratology 40: 439–444
6. Mazze RI, Fujinaga M, Baden JM (1988) Halothan prevents nitrous oxide teratogenicity in Sprague-Dawley rats; folinic acid does not. Teratolology 38: 121–127
7. Cohen EN, Belville JW, Brown BW (1971) Anesthesia, pregnancy, and miscarriage: a study of operating room nurses and anesthesists. Anesthesiology 35: 343–347
8. Spence AA (1987) Environmental pollution by inhalational anaesthetics. Br J Anaesth 59: 96–103
9. Cote CJ, Kenepp NB, Reed SB, Strobel GE (1976) Trace concentrations of halothane in human breast milk. Br J Anaesth 48: 541–543
10. Finster M et al (1966) Plasma thiopental concentrations in the newborn following delivery under thiopental-nitrous oxide anesthesia. Am J Obstet Gynecol 95: 621–629
11. Mc Donald JS, Mateo CV, Reed EC (1972) Modified nitrous oxide or ketamine hydrochloride for cesarean section. Anesth Analg 51: 975–985

12. Gin T, Gregory MA, Oh TE (1991) The hemodynamic effect of propofol and thiopentone for induction of cesarean section. Anaesth Intensive Care 18:175–179
13. Gregory MA, Davidson DG (1991) Plasma etomidate levels in mother and fetus. Anaesthesia 46: 716–718
14. Andersen LW, Quist T, Hertz J, Morgensen F (1987) Concentration of thiopentone in mature breast milk and colostrum following an induction dose. Acta Anaesth Scand 31: 30–32
15. Dailland Pcockshott ID, Lirzin JD, Jaquinot P, Jorrot JC, Devery J, Harmey JL, Conseiller C (1989) Intravenous propofol during Cesarean Section: placental transfer, concentrations in breast milk, and neonatal effects. A preliminary study. Anesthesiology 71: 827–834
16. Briggs HA, Freeman RK, Yaffe SJ (1994) Drugs in Pregnancy and Lactation. 4. Aufl. Baltimore, Williams & Wilkins
17. McElhatton PR, Sullivan FM, Volans GN (1996) Paracetamol overdose in pregnancy: analysis of the outcomes of 300 cases referred to the Teratology Information Service of the National Poison Information Service. Reprod Toxicol 11: 85–94
18. Slone D, Siskind V, Heinonen OP (1976) Aspirin and congenital malformations. Lancet 1: 1373–1375
19. Van der Heijden et al (1994) Persistent anuria, neonatal death, and renal microcystic lesions after prenatal exposure to indomethacin. Am J Obstet Gynecol 171: 617–623
20. Norton ME Merrill J, Cooper AB, Kuller JA, Clyman RI (1993) Neonatal complications after the administration of indomethacin for preterm labor. N Eng J Med 329: 1602–1607
21. Carlan SJ, OíBrien WF, Jones MH, OíLeary TD, Roth L (1995) Outpatient oral sulindac to prevent recurrence of preterm labor. Obstet Gynecol 85: 769–774
22. Kramer WB et al (1995) Placental transfer of sulindac and ist active sulfide metabolite in humans. Am J Obstet Gynecol 172: 886–890
23. Baraka A, Haroun S, Dassili M, Abu-Haider G (1975) Response of the newborn to succinylcholine injection in homozygotic atypical mothers. Anesthesiology 43: 115–116
24. Abboud TK et al (1981) Use of Glycopyrrolate in the parturient: effect on the maternal and fetal heart and uterine activity. Obstet Gynecol 57: 224–227
25. Fraser D, Turner JWA (1963) Myasthenia gravis and pregnancy. Proc Royal Soc Med 56: 379–381
26. Briggs GG, Freman RK, Yaffe SJ (1994) Drugs in Pregnancy and Lactation. 4. Aufl. Baltimore, Williams & Wilkins
27. World MJ (1993) Odansetron and hyperemesis gravidarum. Lancet 341:185
28. Saxen I, Saxen L (1975) Association between maternal intake of diazepam and oral clefts. Lancet 2: 298
29. Rosenberg L, Mitchell AA (1984) Lack of relation of oral clefts to diazepam use in pregnancy. N Eng J Med 310: 1122
30. Scanlon JW (1975) Effect of benzodiazepines in neonate. N Eng J Med 292(12): 649–650
31. Gillberg C (1977) "Floppy infant syndrome" and maternal diazepam [letter]. Lancet 8031: 244
32. Fung BK, Gislefoss AJ, Ho ES (1992) The sedative effect of intravenous injection of low dose midazolam during spinal anesthesia in cesarean section. Ma Tsui Hsueh Tsa Chi 30: 159–162
33. Ginsberg JS, Hirsh J (1989) Antikoagulants in pregnancy. Ann Rev Med 40: 79–86
34. Becker MH, Genieser NB, Feingold M (1975) Chondrodysplasia punctata: is maternal warfarin a factor? Am J Dis Child 129: 356–359
35. Schardein JL (1993) Chemically Induced Birth Defects. 2. Aufl. New York, Marcel Dekker

8. Kardiovaskulär wirksame Medikamente

Auf einen Blick

- Zur antihypertensiven Therapie in der Schwangerschaft werden Ephedrin, Etilefrin, seltener auch Phenylephrin oder Akrinor verwendet. Die Antihypertensiva mit starker α-sympathomimetischer Wirkkomponente können die uteroplazentare Perfusion aufgrund ihrer gefäßkonstringierenden Eigenschaft reduzieren. Wegen der fehlenden uteroplazentaren Autoregulation ist das vorrangige Ziel jedoch die Etablierung eines adäquaten arteriellen Mitteldruckes.
- Als Antihypertensiva sind Hydralazin und der Betablocker Labetalol gebräuchlich.

Vasopressoren

Die Aufrechterhaltung des uteroplazentaren Perfusionsdruckes ist vorrangiges Ziel einer Kreislauftherapie in der Schwangerschaft. Die Plazentadurchblutung unterliegt keiner Autoregulation und ist abhängig vom mütterlichen Blutdruck und vom Tonus des Myometriums. Ziel der Vasopressorentherapie ist die Optimierung der uteroplazentaren Perfusion. Die uterinen Arterien sind in der Schwangerschaft normalerweise bereits maximal weit. Auf eine α-Stimulation reagieren sie mit einer Vasokonstriktion, und zwar empfindlicher als das übrige Gefäßbett (1). Auch das Myometrium kontrahiert. Das führt zu einer Drosselung des venösen Abflusses, und die Plazentaperfusion wird eingeschränkt. α-Mimetika können daher die uteroplazentare Perfusion reduzieren.

In der Schwangerschaft wird der Begriff „Hypotension" definiert als systolischer Blutdruck von weniger als 100 mmHg oder als ein Abfall des systolischen Druckes um mehr als 25% (2). Die Entstehung einer Hypotension ist begünstigt durch das bei Schwangeren physiologisch erhöhte Herzzeitvolumen mit erniedrigtem peripherem Widerstand und erhöhter venöser Kapazität. Häufige Ursachen einer Hypotension bei geburtshilflichen Patientinnen sind das Cavakompressionssyndrom, die absolute Hypovolämie und die relative Hypovolämie durch Sympathikolyse bei rückenmarksnahen Regionalverfahren.

Eine Vasopressorentherapie sollte begonnen werden, wenn sich trotz suffizienter Volumengabe und Linksseitenlagerung ein Absinken des Blutdruckes abzeichnet. Weitere Indikationen zum Einsatz von Vasopressoren in der Geburtshilfe sind der Zusatz zu Lokalanästhetika und die Reanimation. Gesunde Schwangere reagieren weniger empfindlich auf Katecholamine als Nichtschwangere (3, 4). Gestosepatientinnen hingegen können schon auf niedrigdosierte Katecholamine mit dramatischem Blutdruckanstieg reagieren. Der Vasopressor der Wahl in der Geburtshilfe ist Ephedrin (5, 6).

Ephedrin

Ephedrin ist ein indirekt wirkendes Symphatomimetikum. Wegen seiner geringen Lipophilie hat es nur geringe zentrale und stärkere periphere Wirkungen. Unter Ephedrin nimmt die Freisetzung von Noradrenalin aus peripheren Nervenendigungen zu. Die Wiederaufnahme aus dem synaptischen Spalt wird gehemmt. Ephedrin wirkt direkt stimulierend gleichermaßen auf α-, β_1- und β_2-Rezeptoren. Der Anstieg des mütterlichen Blutdruckes und Herzzeitvolumens kommt über eine Herzfrequenzsteigerung, positive Inotropie und Vasokonstriktion zustande. Die venösen Kapazitätsgefäße scheinen am meisten betroffen zu sein (7). Das Ausmaß, in dem Ephedrin den mütterlichen Blutdruck anheben kann, ist deshalb auch abhängig vom Volumenstatus. In entsprechenden Untersuchungen wurden bei der Entbindung im fetalen Blut 70% der mütterlichen Plasmaephedrin-Konzentration

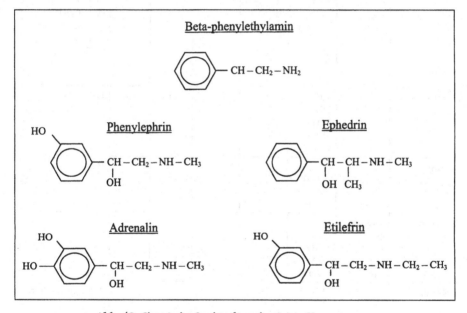

Abb. 42. Chemische Strukturformeln einiger Vasopressoren

gemessen. Es wurden ein Anstieg der Herzfrequenz (8) und eine zentrale Stimulation des Kindes beschrieben, da Ephedrin die Blut-Hirn-Schranke in geringem Ausmaß passiert. Diese Effekte waren jedoch nicht mit längerfristigen Auswirkungen auf das Neugeborene verbunden (9). Bei Tachyarrhythmie, koronarer Herzerkrankung, Mitralstenose oder hypertropher Kardiomyopathie der Mutter kann die positiv chronotrope und inotrope Wirkung von Ephedrin unerwünscht sein. In diesen Fällen und bei Tachyphylaxie (Entleerung der Katecholaminspeicher) muß der Einsatz niedrig dosierter alpha-Mimetika beziehungsweise direkt wirkender Sympathomimetika erwogen werden.

Tabelle 18. Vasopressoren in der Schwangerschaft

Medikament	Rezeptoren dir./indir.	Hämodynamik	Uteriner Tonus	Uteroplazentare Perfusion	Plazentapassage	Teratogenität	Dosierung
Ephedrin	α β_1 β_2 dir+indir	HF+ MAD+ HZV+ SVR (+) ZVD+	kein Effekt	kein direkter Effekt (+ durch MAD+)	+	−	Bol.: 5–10 mg
Akrinor	α β_1 β_2 dir+indir	HF+ od.− MAD+ HZV+ SVR (+)	kein Effekt	kein direkter Effekt	+	−	Bol.: 0,5–1 ml
Adrenalin	β_1 β_2 α dir	HF+ MAD+ HZV+ SVR- (niedrig dos.) SVR+ (hoch dos.)	− (niedrig dos.) + (hoch dos.)	−	+	−	LA-Zusatz 1/200.000 Reanimation: Bol.: 0,5-1mg Anaphylaktischer Schock: 0,05-0,2 mg
Phenylephrin	dir	HF- HZV- MAD+ SVR+ ZVD+	+	−	(+)	(−)	Bol.: 20–40 µg 0,4–0,8 mg/min
Etilefrin	α (β_1) dir	HF+/- MAD+ SVR+ ZVD+	+	−			Bol.: 1–2 mg
Dopamin	Dopamin α β_1 (β_2) dir	HF+ HZV+- MAD+ SVR+ ZVD+	+	−		−	2–20 µg/kg/min
Dobutamin	β_1 dir	HF+ HZV+ MAP(+)		−			1–15 µg/kg/min
Noradrenalin	α (β_1) dir	HF+/- HZV- MAD+ SVR+	+	−			0,05–0,1 µg/kg/min
Phosphodieste-rasehemmer Amrinon, Milrinon, Enoximon		HZV+ SVR-		(+)			

dir./indir = direkt/indirekt; HF = Herzfrequenz; MAD = mittlerer arterieller Druck; HZV = Herzzeitvolumen; SVR = systemischer Gefäßwiderstand; ZVD=zentralvenöser Druck; + = Zunahme − = Abnahme; (+) = geringe Wirkung, Bol = Bolus. Alle Dosierungen beziehen sich, wenn nicht ausdrücklich anders bezeichnet, auf die intravenöse Verabreichung

Akrinor (Norephedrinetheophyllin/Noradrenalinetheophyllin)

Da im deutschen Sprachraum Ephedrin nur über die internationale Apotheke zu beziehen ist, kann alternativ Akrinor verwendet werden (10). Akrinor ist ein Mischpräparat bestehend aus Cafedrinhydrochlorid (Theophyllin und Norephedrin) und Theodrenalin (Theophyllin und Adrenalin) im Verhältnis 20/1. Die vasokonstriktorische Wirkung ist hauptsächlich auf die Metabolite Ephedrin und Noradrenalin zurückzuführen.

Phenylephrin

Phenylephrin unterscheidet sich strukturell nur durch eine Hydroxylgruppe von Adrenalin. Wie Ephedrin erhöht Phenylephrin die myokardiale Vorlast. Als α-mimetisch wirksame Substanz ist es nicht Mittel der ersten Wahl in der Geburtshilfe. Dopplersonografisch wurde eine Reduktion des uterinen Blutflusses nachgewiesen (11). Bezüglich der Apgar-Werte und des Nabelschnur-pH ergaben sich jedoch keine signifikanten Unterschiede zu Ephedrin (12). Es scheint also vertretbar, bei Schwangeren Phenylephrin in niedriger Dosierung anzuwenden, wenn Ephedrin kontraindiziert oder unwirksam ist. In Wechselwirkung mit Oxytocin oder mit Ergotaminpräparaten kann es unter Phenylephrin zu einer schweren mütterlichen Hypertension kommen.

Katecholamine wie Adrenalin, Noradrenalin, Dopamin, Dobutamin und Dopexamin sowie Phosphodiesterasehemmer sind nur bei einem extrem kritischen Zustand der Mutter indiziert. Es gibt nur sehr wenig klinische Erfahrungen mit dem Einsatz dieser Substanzen bei Schwangeren. Zudem ist nicht sicher, inwieweit tierexperimentell gewonnene Daten auf den Menschen übertragbar sind.

Etilefrin

Etilefrin erhöht wie Phenylephrin den mütterlichen Gefäßwiderstand und kann so trotz einer Blutdrucksteigerung zur Abnahme der Uterusdurchblutung führen (13).

Adrenalin

In niedrigster Dosierung überwiegt die β-Wirkung mit einer Zunahme der Herzfrequenz und einer Abnahme des peripheren Gefäßwiderstandes. Der uterine Wandtonus nimmt ab. In mittlerer Dosierung kommt es zur Vasokonstriktion der Haut- und viszeralen Gefäße, während die Gefäße der Skelettmuskulatur dilatieren. In hoher Dosierung überwiegt der α-Effekt mit genereller Zunahme des peripheren Widerstandes, Zunahme des uterinen Wandtonus und Abnahme der uteroplazentaren Perfusion. In Reanimationssituationen hat Adrenalin seinen unbestrittenen Platz auch in der Geburtshilfe. Es wird in der üblichen Weise dosiert. Durch eine mütterliche Hypoxie und Azidose wird allerdings die uteroplazentare Gefäßkontraktion bei alpha-Stimulation verstärkt. Dies kann zur fetalen Asphyxie führen.

Durch die anatomisch-physiologischen Veränderungen in der Schwangerschaft hat die Reanimation häufig erst nach Durchführung einer Notsectio und/oder offenen Herzdruckmassage Aussicht auf Erfolg (14). Am häufigsten wird Adrenalin in der Geburtshilfe als Zusatz zu Lokalanästhetika angewendet. In der Konzentration von 1/200000 (5 µg/ml) senkt es den Blutspiegel und damit die Toxizität von Lokalanästhetika. Es hat keinen Einfluß auf den mütterlichen Kreislauf oder den uterinen Tonus (15). Bei akzidenteller intravasaler Injektion kann es jedoch zur uterinen Gefäßkonstriktion kommen.

Dopamin

Dopamin wirkt im niedrigen Dosisbereich vorwiegend auf Dopaminrezeptoren, im mittleren Dosisbereich beta- und in hoher Dosierung alpha-mimetisch. Die Ergebnisse von Tierversuchen zur geburtshilflichen Anwendung von Dopamin waren widersprüchlich (16, 17, 18). Am Menschen ist es sicher nicht das Mittel der ersten Wahl, im mittleren Dosisbereich wurde es jedoch schon erfolgreich angewendet, um Ephedrin-refraktäre Hypotensionen zu beheben (19).

Antihypertensiva

Antihypertensiva werden in der Schwangerschaft beim vorbestehenden chronischen Hypertonus und beim neu aufgetretenen Hypertonus im Rahmen einer Gestose gegeben. Patientinnen mit diesen Beschwerden haben häufig eine Plazentainsuffizienz mit Bedarfshypertension. Deshalb sollten bei der antihypertensiven Therapie abrupte und starke Blutdruckabfälle (über 30%) sowie Maßnahmen, die das Herzzeitvolumen senken, vermieden werden. Andererseits muß vor der Intubation eine Kontrolle des Hypertonus erreicht sein, um massive Druckanstiege zu vermeiden. Hier empfiehlt sich besonders das kurzwirksame Antihypertensivum Na-Nitroprussid. Alternativ kann Trimetaphan verwendet werden.

Eine Reihe gebräuchlicher Antihypertensiva haben eine tokolytische Nebenwirkung. Dies kann je nach Situation entweder erwünscht sein oder die Gefahr einer atonischen Nachblutung mit sich bringen. Antihypertensiva mit tokolytischer Wirkung sind Nitrate, Calciumantagonisten und Diazoxid.

Hydralazin

Hydralazin ist eines der in der Schwangerschaft am meisten verwendeten Antihypertensiva. Es kann zu jedem Zeitpunkt der Gravidität gegeben werden. Meist wird es aber zur akuten Blutdruckkontrolle bei schwerem Hypertonus im Rahmen der Präeklampsie verwendet (20). Es wirkt direkt relaxierend auf die glatte Gefäßmuskulatur vor allem im arteriellen Schenkel. Die Wirkung auf die uteroplazentare Perfusion ist abhängig vom mütterlichen Volumenstatus. Wenn drastische Blutdruckabfälle vermieden werden, hat es keinen nachteiligen Effekt. Wirkbeginn ist nach fünf Minuten, das Wirkungsmaximum wird aber erst nach 15 bis 20 Minuten erreicht (Cave: Überdosierung!). Die Wirkdauer beträgt drei bis vier Stunden. Nebenwirkungen sind Reflextachykardie, die allerdings durch β-Blockade attenuiert werden kann, Reninfreisetzung und Flüssigkeitsretention. Selten wurde über eine neonatale Hypotension und Thrombozytopenie (21) berichtet.

Beta-Blocker

Es gibt sehr viel Erfahrung mit der Gabe von -Blockern in der Schwangerschaft. Bei einem breiten Indikationsspektrum sind die Verträglichkeit gut und die Nebenwirkungsrate gering. In den letzten Jahren hat der kombinierte α- und β-Blocker Labetalol (Verhältnis: 1/3 bei oraler Gabe, Verhältnis: 1/7 nach IV-Gabe) als Antihypertensivum zunehmend an Bedeutung gewonnen. Es senkt den systemischen Widerstand ohne Herzzeitvolumen und Herzfrequenz wesentlich zu beeinflussen. Im Vergleich zu Hydralazin setzt die Blutdrucksenkung durch Labetalol rascher ein, ist jedoch geringer ausgeprägt (22) (Wirkbeginn nach fünf Minuten, Wirkdauer sechs bis zwölf Stunden). Es kommt nicht zur Abnahme des uteroplazentaren Blutflusses. Ein Nachteil ist die große interindividuelle Streubreite in Dosisbedarf und Wirkdauer (HWZ durchschnittlich 147 min).

Der ultrakurz wirksame β_1-selektive Blocker Esmolol ist wegen seiner guten Steuerbarkeit (HWZ elf Minuten) ein für den Anästhesisten interessantes Medikament, kann jedoch wegen des assoziierten Risikos zur fetalen Bradykardie (23, 24) in der geburtshilflichen Anästhesie nur mit Vorbehalt empfohlen werden.

Natrium-Nitroprussid

Natrium-Nitroprussid wirkt über eine NO-Freisetzung gefäßdilatierend im arteriellen wie auch im venösen Schenkel. Vor- und Nachlast werden gesenkt. Deshalb sind die hämodynamischen Auswirkungen bei schwerem Hypertonus mit akuter Herzinsuffizienz und Lungenödem günstig. Durch die venöse Dilatation kommt es zu einer funktionellen Hypovolämie. Bei vorbestehender hypovolämischer Kreislaufsituation (Präeklampsie) kann es dadurch zu massiven Blutdruckabfällen kommen (25). Natrium-Nitroprussid ist durch seinen schnellen Wirkungseintritt (zwei Minuten) und seine kurze Wirkdauer (fünf Minuten) gut steuerbar und geeignet, Blutdruckspitzen bei Intubation zu verhindern. Vor längerdauernder Anwendung an Schwangeren wird wegen eines ungünstigen Einflusses auf die mikrozirkulatorische Perfusion, der Tachyphylaxie und der Gefahr einer fetalen Cyanidintoxikation gewarnt.

Cyanid ist plazentagängig und die fetalen Konzentrationen können höher sein als die mütterlichen (26), Unter Natrium-Nitroprussid-Therapie wurden vorübergehende fetale Bradykardien beobachtet. Bei erhöhtem Hirndruck (Eklampsie!) ist es kontraindiziert (27).

Tabelle 19. Antihypertensiva in der Schwangerschaft

Medikament	Hämo-dynamik	Uteriner Tonus	Utero-plazentare Perfusion	Plazenta-passage	Terato-genität	Klinische Erfahrung in der Schwangerschaft	Dosierung
α-Methyldopa	SVR− HF−			+	−	++	0,5–1 g
Hydralazin	SVR− HF+ SV+ HZV+		kein direkter Effekt	+	−	++	Bol.: 2,5–5 mg
Labetalol	SVR− CO±	−	−	±	−	+	20(−80) mg i.v.
Na-Nitroprussid	SVR− PCWP− HF+		− bei Hypo-volämie	+	−	+	Initial: 0,5 µg/kg/min
Nitrate (Nitro-glycerin)	SVR− Vorlast−	− −	− bei Hypo-volämie		? im I. Trime-non	+	Bol. 0,1 mg 0,5–3 µg/kg/min
Calcium Antagonisten (Nifedipin)	SVR−	− −	kein Effekt		−	+	10 mg s.l.
Magnesium (Magne-siumsulfat)	MAP− SVR− HZV+ HF−	−	+	+	−	++	4g als Kurzinfusion, dann 2 g/h
Diazoxid	SVR− HF+ HZV+	−	kein direkter Effekt	+	−	+	Bol.: 30 mg
α-Rezeptoren Blocker (Phentolamin) (Prazosin) (Urapidil)	SVR− HF− oder +	(−)	(+)			gering + bei Phäo-chromo-zytom	Urapidil: Bol. 10–15 mg 2–10 µg/kg/min
Clonidin	SAP− HZV− HF− SVR−				−	+	Bol. 75–300 µg langsam
Trimethaphan	SVR− HF+				−	+	

HF = Herzfrequenz; MAD = mittlerer arterieller Druck; SAD = Systolischer arterieller Druck; HZV = Herzzeitvolumen; SV = Schlagvolumen; SVR = systemischer Gefäßwiderstand; ZVD = zentralvenöser Druck; PCWP = pulmonal kapillarer Verschlußdruck; + = Zunahme; − = Abnahme; ( ) = geringe Wirkung; Bol. = Bolus; alle Dosierungen beziehen sich, wenn nicht ausdrücklich anders bezeichnet, auf die intravenöse Verabreichung

Nitrate

Nitrate sind indiziert bei schwerem Hypertonus mit Herzinsuffizienz, bei koronarer Herzerkrankung und beim Myokardinfarkt. Als NO-Donatoren wirken sie direkt relaxierend auf die glatte Gefäßmuskulatur, vor allem im venösen Schenkel. Der blutdrucksenkende Effekt ist abhängig vom Volumenstatus und kann durch gleichzeitige Volumenzufuhr reduziert werden. Nitroglycerin wirkt rasch und ist gut steuerbar (Plasmahalbwertszeit ein bis drei Minuten). Eine weitere Indikation für Nitrate ergibt sich aus dem uterusrelaxierenden Effekt: siehe Kapitel Uterotonika & Tokolytika.

Calciumantagonisten

Nifedipin hemmt den Einstrom von Calcium in die Muskelzelle durch die langsamen Calciumkanäle. Es führt zum Blutdruckabfall vor allem über eine Vasodilatation im arteriellen Schenkel. Die Wirkung auf das kardiale Reizleitungssystem ist minimal. Weil im Tierversuch beim Affen fetale Hypoxämien unter Nifedipintherapie aufgetreten sind, hatte man lange Zeit Bedenken gegen eine Anwendung in der Schwangerschaft. Es gibt jedoch mehrere Studien, deren Ergebnisse für die Sicherheit einer Nifedipingabe bei schwangeren Frauen sprechen (28, 29). Nifedipin hat einen ausgeprägten tokolytischen Effekt. Bei gleichzeitiger Magnesiumeinnahme potenziert sich die antihypertensive Wirkung.

Magnesium

Magnesium wird in der Schwangerschaft allgemein und speziell bei Präeklampsie und Eklampsie sehr häufig eingesetzt. Es hat eine milde vasodilatierende und damit blutdrucksenkende Wirkung. Es erwies sich auch als effektiv zur Prophylaxe von Blutdruckspitzen bei der Intubation (30). Durch Lösung zerebraler Vasospasmen wirkt es antikonvulsiv und ist bei eklamptischen Patientinnen als Antikonvulsivum sogar dem Phenytoin überlegen (31). Eine weitere Indikation ergibt sich aus seiner tokolytischen Wirkung. Die uterine Ansprechbarkeit auf Oxytocin nimmt ab. Magnesium verstärkt die Wirkung anderer Antihypertensiva und nichtdepolarisierender Muskelrelaxantien. Es reduziert die Ausschüttung und Wirkung von Katecholaminen und die Plasmareninaktivität (32). Bei Überdosierung kommt es bei der Mutter zur Sedierung, zu Herzrhythmusstörungen bei Leitungsblockade und zur Blockade der neuromuskulären Übertragung bis hin zur Atemlähmung. Es wurden subendokardiale Myokardischämien beschrieben. Beim Neugeborenen kann es bei Überdosierung zu einer Einschränkung der Herzfrequenzvariabilität, zur Muskel- und Trinkschwäche und zum Ileus kommen.

Alpha-Rezeptorenblocker

α-Methyldopa ist ein vorwiegend zentral wirkendes Antihypertensivum. Aufgrund günstiger teratologischer Erfahrungsberichte mit der Substanz gilt es als Antihypertensivum der Wahl in der Schwangerschaft. Es ist ein α_2-Rezeptorenagonist, interferiert mit der Dopaminsynthese und fungiert als falscher Neurotransmitter statt Noradrenalin. Wegen des langsamen Wirkungseintritts und der langen Wirkdauer ist es nicht für die Akutsituation geeigenet. Nach dem Absetzen des Medikaments kann es zur „Rebound"-Hypertension kommen. -Methyldopa senkt die MAC der Narkosegase. Es gibt nur wenig Erfahrungen mit der Anwendung der α-Rezeptorenblocker *Phentolamin, Phenoxybenzamin* und *Prazosin* in der Schwangerschaft. Sie wurden allerdings mit Erfolg beim Phäochromozytom der Mutter gegeben. Die Anwendung von *Phentolamin* und *Urapidil* während der ersten sechs Schwangerschaftsmonate wird nicht empfohlen. Urapidil (periphere und zentrale α_1- und α_2-Blockade) zeichnet sich durch seine gute Steuerbarkeit und die fehlende Reflextachykardie aus, es gibt aber kaum Erfahrungen mit der Anwendung in der Schwangerschaft. Es hat sich (postpartal verabreicht) bei schwangerschaftsinduziertem Hypertonus als effizient und nebenwirkungsarm erwiesen (33).

Trimethaphan

Trimethaphan wirkt als Ganglienblocker gefäßdilatierend. Es passiert die uteroplazentare Einheit in nur sehr geringem Ausmaß und wird durch maternale und fetale Pseudocholinesterase abgebaut. Im Gegensatz zu den Nitraten und Nitroprussid bewirkt es auch keine zerebrale Vasodilatation (Präeklampsie). Nachteilig sind der langsame Wirkungseintritt, die mögliche reflektorische Tachykardie und eine Histaminfreisetzung. Trimethaphan verlängert die Wirkdauer depolarisierender und nichtdepolarisierender Muskelrelaxantien.

Clonidin

Es gibt nicht sehr viel Erfahrung mit Clonidin als Antihypertensivum in der Schwangerschaft. Es gilt aber nicht als kontraindiziert. Als zentral wirkendes α_2-Mimetikum reduziert es die Sympathikusaktivität mit vorwiegender Wirkung auf den systolischen Blutdruck. Die Reduktion des peripheren Widerstandes ist nur gering. Es hat einen milden natriuretischen Effekt. Plasmarenin- und Aldosteronaktivität werden reduziert. Als mögliche Nachteile gelten die sedierende Wirkung, die Bradykardie und „Rebound"- Hypertonie. Die rückenmarksnahe Gabe im Rahmen der geburtshilflichen Periduralanalgesie hat sich bewährt. Dabei kam es nicht zu einer signifikanten mütterlichen Hypotension (34).

ACE-Hemmer

Es gibt Berichte über die Einnahme von ACE-Hemmern während der Schwangerschaft (35). Da sie sich jedoch als teratogen erwiesen haben und zu Oligohydramnion, neonataler Niereninsuffizienz und Frühgeburtlichkeit geführt haben, sind sie während der gesamten Schwangerschaft kontraindiziert (36).

Diuretika

Es gibt Erfahrungen in der Schwangerschaft mit Chlortalidon, Etacrynsäure, Triamteren und Furosemid. Wenn ein mütterlicher Hypertonus vor der Schwangerschaft mit Diuretika eingestellt war, können sie weiter eingenommen werden (37). Sie sind nicht teratogen (38). Wegen möglicher Elektrolytstörung, Verminderungen der uteroplazentaren Perfusion, neonataler Thrombozytopenie und Hyperbilirubinämie sollte jedoch eine strenge Indikationsstellung erfolgen. Durch mütterliche Hypovolämie kann es zur fetalen Wachstumsretardierung kommen. Deshalb wird der erstmalige Einsatz von Diuretika bei mütterlicher Hypertension nur dann empfohlen, wenn ein akutes Herzversagen mit Lungenödem auftritt.

Literatur

1. Rosenfeld CR, West J (1976) Circulatory response to systemic infusion of norepinephrine in the pregnant ewe. Am J Obstet Gynecol 124 (2): 156–163
2. Chestnut D (1994) Obstetric anesthesia. St. Louis, Mosby
3. Hollmén AI, Jouppila R, Albright GA, Jouppila P, Vierola H, Koivula A (1984) Intervillous blood flow during cesarean section with prophylactic ephedrine and epidural anaesthesia. Acta Anaesth Scand 28: 396–400
4. McLaughlin MK, Keve TM, Cooke R (1989) Vascular catecholamine sensitivity during pregnancy in the ewe. Am J Obstet Gynecol 160: 47–53
5. James FM, Greiss FC, Kemp HA (1970) An evaluation of vasopressor therapy for maternal hypotension during spinal anesthesia. Anesthesiology 33: 25–34
6. Ralston DH, Shnider SM, deLorimier AA (1974) Effects of equipotent ephedrine, metaraminol, mephentermine, and methoxamine on uterine blood flow in the pregnant ewe. Anesthesiology 40: 354–370
7. Ramanathan S, Grant GJ (1988) Vasopressor therapy for hypotension due to epidural anesthesia for cesarean section. Acta Anaesth Scand 32: 559–565
8. Wright RG, Shnider SM, Levinson G, Rolbin SH, Parer JT (1981) The effect of maternal administration of ephedrine on fetal heart rate and variability. Obstet Gynecol 57: 734–738
9. Kangas-Saarela T, Hollmén AI, Tolonen U, Eskelinen P, Alahuhta S, Jouppila R, Kivela A, Huttunen P (1990) Does ephedrine influence newborn neurobehavioural responses and spectral EEG when used to prevent maternal hypotension during cesarean section? Acta Anaesth Scand 34: 8–16
10. Schneider MC, Alon E (1996) Die geburtshilfliche Epiduralanalgesie. Anaesthesist 45: 393–409
11. Alahuhta S, Rasanen J, Jouppila P (1992) Ephedrine and phenylephrine for avoiding maternal hypotension due to spinal anesthesia for cesarean section: effects on uteroplacental and fetal haemodynamics. Int J Obstet Anesth 1: 129
12. Ramanathan S, Grant GJ (1988) Vasopressor therapy for hypotension due to epidural anesthesia for cesarean section. Acta Anaesth Scand 32: 559–565
13. Hohmann M, Künzel W (1989) Etilefrine and amezinium reduce uterine blood flow of pregnant guinea pigs. Eur J Obstet Gynecol Reprod Biol 30 (2): 173–181
14. Lee RV, Rodgers BD, White LM, Harvey RC (1986) Cardiopulmonary resuscitation of pregnant women. Am J of Med 81: 311–318
15. Skjöldebrand A, Eklund J, Lunell NO, Nylund L, Sarby B, Thornström S (1990) The effect on uteroplacental blood flow of epidural anaesthesia containing adrenaline for cesarean section. Acta Anaesth Scand 34: 85–89
16. Blanchard K, Dandavino A, Nuwayhid B, Brinkman CR, Assali NS (1978) Systemic and uterine hemodynamic responses to dopamine in pregnant and nonpregnant sheep. Am J Obstet Gynecol 130: 669–673
17. Cabalum T, Zugaib M, Lieb S, Nuwayhid B, Brinkman CR, Assali NS (1979) Effect of dopamine on hypotension induced by spinal anesthesia. Am J Obstet Gynecol 133: 630–634
18. Fenakel K, Fenakel G, Appelman Z, Lurie S, Katz Z, Shoham Z (1991) Nifedipine in the treatment of severe preeclampsia. Obstet Gynecol 77: 331–337

19. Bonica JJ, McDonald JS (1995) Principles and practice of obstetric analgesia and anesthesia. 2nd edn. Baltimore, Williams & Wilkins

20. Robson SC, Redfern N, Walkinshaw DA (1992) A protocol for the intrapartum managment of severe preeclampsia. Int J Obstet Anesth 1: 222–229

21. Cunningham FG, Lindheimer MD (1992) Hypertension in pregnancy. The New Engl J Med 326: 927–932

22. Mabie WC, Gonzalez AR, Sibai BM, Amon E (1987) A comparative trial of labetalol and hydralazine in the acute management of severe hypertension complicating pregnancy. Obstet Gynecol 70: 328–333

23. Eisenach JC, Castro ML (1989) Maternally administered esmolol produces fetal β-adrenergic blockade and hypoxemia in sheep. Anesthesiology 71: 718–722

24. Östman PL, Chestnut DH, Robillard JE et al (1988) Transplacental passage and hemodynamic effects of esmolol in the gravid ewe. Anesthesiology 69: 738–741

25. Rosenfeld CR, West J (1976) Circulatory response to systemic infusion of norepinephrine in the pregnant ewe. Am J Obstet Gynecol 124: 156

26. Naulty J, Cefalo RC, Lewis PE (1981) Fetal toxicity of nitroprusside in the pregnant ewe. Am J Obstet Gynecol 139: 708–711

27. Datta S (1995) Obstetric anesthesia. St. Louis, Mosby

28. Fenakel K, Fenakel G, Appelman Z, Lurie S, Katz Z, Shoham Z (1991) Nifedipine in the treatment of severe preeclampsia. Obstet Gynecol 77: 331–337

29. Lindow SW, Davies N, Davey DA, Smith JA (1988) The effect of sublingual nifedipine on uteroplacental blood flow in hypertensive pregnancy. Brit J Obstet Gynecol 95: 1276–1281

30. Allen RW, James MFM, Uys PC (1991) Attenuation of the pressure response to tracheal intubation in hypertensive proteinuric pregnant patients by lignocaine, alfentanil and magnesium sulphate. Br J Anesth 66: 216–223

31. Naidu S, Payne AJ, Moodley J, Hoffmann M, Gouws E (1996) Randomised study assessing the effect of phenytoin and magnesium sulphate on maternal cerebral circulation in eclampsia using transcranial doppler ultrasound. Brit J Obstet Gynecol 103: 111–116

32. Sipes SL, Weiner CP, Gellhaus TM, Goodspeed JD (1989) The plasma renin-angiotensin system in preeclampsia: effects of magnesium sulfate. Obstet Gynecol 73: 934–937

33. Wacker J, Lewicka S, Haack D, Bastert G (1993) Hypertension in pregnancy. J Steroid Biochem Mol Biol 45 (1–3): 65–68

34. Buggy DJ, MacDowell C (1996) Extradural analgesia with clonidine and fentanyl compared with 0.25% bupivacaine in the first stage of labour. Brit J Anesth 76: 319–321

35. Hanssens M, Keirse MJNC, Vankelecom F, van Assche FA (1991) Fetal and neonatal effects of treatment with angiotensin-converting enzyme inhibitors. Obstet Gynecol 78: 128–135

36. Cunningham FG, Lindheimer MD (1992) Hypertension in pregnancy. New Engl J Med 326: 927–932

37. Cunningham FG, Lindheimer MD (1992) Hypertension in pregnancy. New Engl J Med 326: 927–932

38. Briggs GG, Freeman RK, Yaffe SJ (1994) Drugs in pregnancy and lactation. 4th edn. Baltimore, Williams & Wilkins

B. Organisation

Auf einen Blick

– Die Qualität der geburtshilflich-anästhesiologischen Patientenbetreuung ist wesentlich von organisatorischen Faktoren abhängig: Wichtig sind die Einbeziehung des Anästhesisten in die Geburtsvorbereitung, die adäquate räumliche und personelle Organisation und die anästhesiologische Nachbetreuung.

– Die aktive Involvierung das Anästhesisten bei der Geburtsplanung einer Risikopatientin ist empfehlenswert.

1. Qualitätssicherung

Der Personalbedarf zur Unterhaltung einer geburtshilflichen Anästhesie- und Intensivabteilung wird einerseits von den qualitativen Anforderungen der Patientenbetreuung, andererseits durch das Patientengut und die Geburtenrate bestimmt. Es bestehen derzeit im deutschsprachigen Europa keine einheitlichen Qualitätsstandards für die geburtshilfliche Anästhesiologie. In Anlehnung an die Richtlinien der *„American Society of Anesthesiologists"* können für die Regionalanästhesie in der Geburtshilfe folgende Qualitätsstandards genannt werden:

a) Regionalverfahren sollten nur in Räumlichkeiten durchgeführt werden, in denen eine adäquate Versorgung von Komplikationen bis hin zur kardiopulmonalen Reanimation sichergestellt ist. Das notwendige Instrumentarium und die entsprechenden Medikamente müssen unmittelbar verfügbar sein.

b) Regionalverfahren sollten nur von Ärzten mit entsprechender beruflicher Qualifikation eingeleitet und durch einen entsprechend ausgebildeten Arzt oder durch Personal, welches von einem solchen Arzt entsprechend eingewiesen wurde, aufrechterhalten werden.

c) Geburtshilfliche Regionalanästhesieverfahren sollten erst nach Untersuchung der Patientin durch eine qualifizierte Person durchgeführt werden. Wenn die Untersuchung nicht durch den Gynäkologen geschieht, muß dieser informiert, das fetale und maternale Befinden sowie der Wehenstatus müssen beurteilt werden. Ein Geburtshelfer, der die Qualifikation zur Behandlung geburtshilflicher Notfallsituationen besitzt, sollte in unmittelbarer Nähe sein.

d) Vor Beginn eines Regionalverfahrens sollte ein Venenzugang angelegt und während der Fortführung des Regionalverfahrens aufrechterhalten werden.

e) Bei einem Regionalverfahren zur Wehenanalgesie und für die unkomplizierte vaginale Geburt sollten die Vitalparameter und die Herzfrequenz durch entsprechend ausgebildetes Personal überwacht und aufgezeichnet werden. Bei chirurgischer neuraxialer Anästhesie für die komplizierte vaginale Entbindung müssen die allgemeinen Richtlinien zur intraoperativen Narkoseüberwachung Anwendung finden (1).

f) Allgemeine Richtlinien zur intraoperativen Narkoseüberwachung sind bei der Durchführung der Anästhesie zur Kaiserschnittgeburt zu befolgen.

g) Zusätzlich zum Anästhesisten sollte qualifiziertes Personal zur Neugeborenenversorgung in unmittelbarer Nähe sein.

h) Ein Arzt mit entsprechender beruflicher Qualifikation sollte während der Aufrechterhaltung eines Regionalverfahrens und nach Beendingung des Regionalverfahrens bis zu adäquater Rückbildung des Blockes in unmittelbarer Reichweite sein.

i) Nach der Durchführung eines ausgedehnten Regionalverfahrens zur Anästhesie für geburtshilflich-operative Eingriffe ist die Patientin entsprechend der für den Aufwachraum geltenden Richtlinien zu überwachen (2).

j) Im Rahmen der unmittelbaren postoperativen Patientennachversorgung sollte ein Arzt mit entsprechender Qualifikation zur Behandlung postoperativer Komplikationen und zur Durchführung der kardiopulmonalen Reanimation verfügbar sein.

2. Personelle und räumliche Organisation

Um den oben beschriebenen Anforderungen gerecht zu werden und eine patientenorientierte Behandlung durchführen zu können, muß eine geburtshilfliche Anästhesieabteilung entsprechend personell ausgestattet sein. Folgende Aufgabenbereiche sind dabei zu beachten:

- Patientenaufklärung im Rahmen der Geburtsvorbereitung durch den Anästhesisten
- Wartung und entsprechende Fuktionskontrolle aller zur anästhesiologischen Versorgung benötigten Einrichtungen
- Anforderung, Lagerung und Bereitstellung entsprechender medizinischer Produkte
- Konsiliarische Betreuung von geburtshilflich-anästhesiologischen Risikopatientinnen
- Kontinuierliche anästhesiologische Betreuung der Gebärenden
- Entsprechende personelle Ausstattung der geburtshilflichen Intensivstation
- Anästhesiologische Nachbetreuung inklusive adäquate Versorgung von Komplikationen

Je nach den finanziellen Möglichkeiten des Institutes werden die oben genannten Bereiche mit unterschiedlicher Gewichtigkeit bedacht. Es muß an dieser Stelle jedoch ausdrücklich hervorgehoben werden, daß der Ausbildungsstand des zur Schwangerenversorgung abgestellten Anästhesisten den hohen Anforderungen Rechnung zu tragen hat und die Gewährleistung von Qualitätssicherung und adäquatem Komplikationsmanagment eine absolute Notwendigkeit darstellt.

3. Das anästhesiologische Konsil bei Risikoschwangerschaften

Jede Schwangerschaft muß unter dem Aspekt möglicher fetaler oder maternaler Komplikationen gesehen werden. Die Zusammenarbeit von Geburtshelfern und Anästhesisten ist vor allem bei Patienten gefordert, welche aufgrund bestimmter Vorerkrankungen oder geburtshilflicher Risikofaktoren besonders gefährdet sind. Um einen reibungslosen und für die Patientin möglichst streßfreien Krankenhausaufenthalt zu gewährleisten, sind organisatorischen Maßnahmen oft schon vor Einsetzen der Wehen notwendig. So sollten beispielsweise Patientinnen mit schwerwiegenden kardialen Vorerkrankungen schon um die 32. SSW von einem Anästhesisten untersucht werden, damit notwendige Zusatzuntersuchungen zeitgerecht durchgeführt werden und Vorkehrungen für ein entsprechendes intrapartales Monitoring getroffen werden können.

Das anästhesiologische Konsil bei Risikoschwangerschaften sollte als Möglichkeit des schriftlichen Informationsaustausches gesehen werden. Diese organisatorische Form hat darüber hinaus einen interessanten Lerneffekt. Der Anästhesist ist gezwungen, sich mit den geburtshilflichen Behandlungsmaßnahmen intensiv auseinanderzusetzten und sein therapeutischen Konzept entsprechend anzupassen. Der Geburtshelfer erfährt, welche Bedenken der Anästhesist bei der Durchführung eines geburtshilflichen Analgesie- oder Anästhesieverfahrens hat. Auf diese Weise wird zum Beispiel gewährleistet, daß eine Schwangere mit fraglicher Gerinnungsstörung nicht erst bei der Vorstellung zur Geburt feststellen muß, daß bestimmte Analgesieverfahren (z. B. PDA) wegen des Fehlens entsprechender Zusatzbefunde nicht durchgeführt werden können.

Ein anästhesiologisches Konsil in der Geburtshilfe ist auf keinen Fall ein Mittel der gegenseitigen Belehrung. Es soll – im Gegenteil – die fachübergreifenden Zusammenarbeit fördern und die Organisation erforderlicher Maßnahmen zur optimalen Patientenbetreuung erleichtern. Den größten Vorteil dieser Maßnahme hat die Patientin. Das Konsil sollte in einem allgemein zugänglichen Ordner bis zum Eintreffen der Gebärenden im Kreißsaal aufbewahrt werden. Die Konsile sollten nach Geburtstermin und/oder Namen geordnet werden. So kann auch der personelle Aufwand für bestimmte Zeitabschnitte im Kreißsaal abgeschätzt werden.

Im folgenden werden die Indikationen für ein anästhesiologisches Konsil angeführt und die wichtigsten Informationen beschrieben, welche im Konsil enthalten sein sollten.

Indikationen für das anästhesiologische Konsil in der Geburtshilfe

Vorerkrankungen der Mutter

- Schwerwiegende kardiopulmonale Vorerkrankungen
- Hämatologische Vorerkrankungen (Regionalverfahren!)
- Neurologische Vorerkrankungen (Regionalverfahren!)
- Orthopädische Vorerkrankungen (speziell Wirbelsäulenchirurgie!)
- Vorerkrankung, welche intensivmedizinische Maßnahmen erfordern können
- Vorerkrankungen, welche invasives Monitoring erfordern können

Gynäkologische Indikationen

- Schwere hypertensive Erkrankungen der Mutter
- Schwangerschaft mit erhöhtem Risiko für geburtshilflich-operative Eingriffe (Beckenendlage, vorausgegangener klassischer Kaiserschnitt etc.)
- Frühgeburtlichkeit, vorzeitige Wehen
- Auffällige Sozialanamnese (Drogenkonsum etc.)
- Schädel-Becken-Mißverhältnis

Um die organisatorische Zuordnung zu erleichtern, sollten folgende Informationen bei der Ausstellung des Konsils gegeben werden: Alter der Patientin, Parität, errechneter Geburtstermin (wichtig!), Diagnose, Grund des Konsils (je nach Handhabung kann auch der Informationsaustausch als Indikation angesehen werden), Name des Ausstellers (leserlich), Datum der Anfrage, Funknummer des Ausstellers.

Wichtige Punkte bei der Ausstellung des Konsils

- Wichtige Informationen aus der Anamneses und körperlichen Krankenuntersuchung
- Noch erforderliche Maßnahmen
- Möglichkeiten der Wehenanalgesie (wenn PDA nicht möglich, detaillierter Alternativvorschlag, z. B. intravenöse PCA)
- Mögliche Anästhesieverfahren (bei operativen Eingriffen: Zange, Sektio etc.)
- Name des Ausstellers (leserlich), Datum der Anfrage, Funknummer des Ausstellers

4. Die Rolle des Anästhesisten bei der Geburt

Die anästhesiologische Geburtsvorbereitung

Die Behandlung von Schmerzen verschiedener Genese gehört zu den charakteristischen Aufgaben des Anästhesisten. Es liegt daher in seinem Interesse, die bestmögliche Form der Analgesie für die Patientin zu ermöglichen. Diese Aufgabe wird manchmal durch unnötige Ängste und mangelnde Kenntnis der geburtshilflich-anästhesiologischen Maßnahmen auf Seiten der Patienten erschwert. Leider sind auch Hebammen oder Geburtshelfer nicht immer ausreichend mit den Methoden der geburtshilflichen Anästhesiologie vertraut. Die Intervention eines Anästhesisten ist nicht selten eine medizinische Notwendigkeit (z. B. Kaiserschnittgeburt oder operativ-assistierte Geburt) und sollte auch in dieser Hinsicht vorab besprochen werden. Seine Aufgabe bei der Geburtsvorbereitung besteht primär in der Gewähr-leistung ausreichender und korrekter Information zu den verfügbaren anästhesio-logischen Maßnahmen in der Geburtshilfe.

Die anästhesiologische Betreuung

Die Notwendigkeit zur kontinuierlichen Betreuung der Schwangeren nach Einleitung eines Verfahrens zur Wehenanalgesie ergibt sich aus den Standards zur Patientenbetreuung. Es sollte qualifiziertes Personal in unmittelbarer Nähe der Patientin sein. Vitalparameter müssen regelmäßig überprüft und aufgezeichnet werden. Das Verständnis des Begriffes „unmittelbare Nähe" ist bewußt nicht genauer festgelegt. Auf welche Weise die unmittelbare Betreuung der Gebärenden stattfindet, ist an die oft auch technisch unterschiedlichen Gegebenheiten der Institution gebunden (siehe auch: Kapitel C.I.2. Die geburtshilfliche Periduralanästhesie).

Die anästhesiologische Nachbetreuung

Wie schon erwähnt, ist die anästhesiologische Nachbetreuung der Patientin eine wichtige Maßnahme. Sie ist mit einem großen Lerneffekt für den Anästhesisten verbunden und ermöglicht ebenfalls die frühzeitige Intervention und Prävention von Spätfolgen im Fall eines unerwünschten oder unerwarteten geburtshilflichen oder anästhesiologischen Ereignisses. Ein Duraperforationskopfschmerz kann beispielsweise nur durch adäquate Nachkontrollen identifiziert und letztendlich adäquat behandelt werden (siehe Kapitel „C.II. Komplikationen der geburtshilflichen Anästhesie"). Aus diesem Grunde ist es wichtig, beim Erstkontakt mit der Patientin Daten wie zum Beispiel die Telefonnummer aufzunehmen, denn oft ist die Patientin schon entlassen, bevor der Anästhesist die Visite durchführen konnte. Selten sind Patientinnen in dieser Situation nicht über einen kurzen Anruf zur Qualitätskontrolle erfreut. Dem Autor dieses Buches ist allerdings sehr wohl bewußt, das die gesamte Nachbetreuung eine zeitaufwendige und manchmal nervenaufreibende Aufgabe ist. Gelegentlich müssen Prioritäten mit dem Ziel der Herausfilterung von Komplikationen gesetzt werden.

Literatur

1. Standards for Basic Intra-operative Monitoring (Approved by ASA House of Delegates 10/21/86 and last amended 10/21/92)
2. Standards for Postanesthesia Care (Approved by ASA House of Delegates 10/12/88 and last amended 10/21/92)

C. Klinische Anwendung

1. Die Spinalanästhesie zur Wehenschmerzbehandlung

Auf einen Blick
Die Spinalanästhesie findet ihren Einsatz als „single-shot"-Spinalanästhesie, als kombinierte „Spinal-Epiduralanästhesie" und gelegentlich als kontinuierliche Spinalanästhesie. Indikationen und Dosierungsempfehlungen werden beschrieben.

Einleitung

In der modernen geburtshilflichen Anästhesie kommen theoretisch drei Verfahren zur Anwendung, welche teilweise oder vollständig auf einem Subarachnoidalblock basieren:

– Die „Single shot "-Spinalanästhesie
– die kombinierte Spinal-Epidural-Anästhesie (CSE)
– die kontinuierliche Spinalanästhesie

Alle drei stellen ausgezeichnete Anästhesie- oder Analgesieverfahren dar. Kenntnis der Materialeigenschaften und der möglichen unerwünschten Effekte dieser Blockadeverfahren ist aber für den erfolgreichen Einsatz unbedingt notwendig.

Vorteile und Indikationen

Die Spinalanästhesie hat im Vergleich zur Periduralanästhesie einen wesentlichen pharmakokoinetischen Vorteil. Epidural applizierte Medikamente müssen durch die „Dura-Cuff-Region", beim Austritt der segmentalen Rückenmarksnerven aus dem Spinalraum, diffundieren, um an ihren Angriffsort, die segmentalen Nerven und das Rückenmark, zu gelangen. Subarachnoidal verabreichte Substanzen werden jedoch direkt an ihren Wirkort, die unmyelinisierten spinalen Nerverfasern, plaziert und werden daher nicht von den Diffusionsbarrieren des Periduralraumes beinflußt. Die Spinalanästhesie produziert daher eine verläßlichere Blockade ohne

mögliche segmentale Aussparung. Die sakralen Nerven werden allgemein verläß-
licher blockiert und der Wirkeintritt ist rascher.

Aus diesen pharmakologischen Überlegungen ergeben sich für die Klinik folgende Indikationen, in denen die Spinalanästhesie zur Wehenschmerzbehandlung
angewandt werden kann:

„Single Shot"-Spinalanästhesie (1)

Indikation: Schwangere mit fortgeschrittenen Wehen (beginnende Austreibungsphase)

Rationale: In dieser Situation ist eine rasch einsetztende intensive Blockade erforderlich. Die regelrechte Koordination der Autreibungskräfte ist in diesem We-
henstadium besonders wichtig. Die Spinalanästhesie kann zur adäquaten Relaxation des Beckenbodens und damit zur inneren Rotation des Feten beitragen. Die
„Single shot"-Variante der Spinalanästhesie eignet sich vor allem bei Patientinnen,
bei denen eine Vollendung der Geburt in absehbarer Zeit vorauszusehen ist.
(Multipara ohne Schädel-Becken-Mißverhältnis).

Empfehlung: spinale Injektion von 1 ml 0,25% isobarem Bupivacain mit 7,5 bis
10 μg Sufentanil

Kombinierte Spinal-Epidural-Anästhesie (2, 3)

Indikation: Schwangere mit starken Wehenschmerzen in einem frühen Stadium der
Eröffnungsphase.

Rationale: Die subarachnoidale Injektion eines Opioids ermöglicht eine auf ca.
zwei Stunden begrenzte Analgesie ohne motorische Blockade. Wenn die Wirkung
des subarachnoidal applizierten Opioids nachläßt, kann die epidurale Infusion aktiviert werden.

Empfehlung: 5–10 μg Sufentanil oder 15–25 μg Fentanyl subarachnoidal, dann
Einführen des Epiduralkatheters

Kontinuierliche Spinalanästhesie (4)

Indikation: Schwangere mit erhöhtem Allgemeinanästhesierisiko (zum Beispiel:
voraussehbare Intubationsschwierigkeit, Obesitas per magna) und Risikofaktoren
für einen abnormalen Geburtsverlauf oder fetalen Distress.

Rationale: Das Duraperforationskopfschmerz-Risiko ist bei übergewichtigen
Schwangeren reduziert. Gleichzeitig ist die Anlage eines neuraxialen Blockadeverfahrens aus anatomischen Gründen oft schwierig und zeitaufwendig. Die Adipositas an sich kann mit anatomischen Veränderungen einhergehen, welche eine
eventuelle Intubation erschweren oder unmöglich machen.

Empfehlung: Es stehen verschiedene Produkte für die kontinuierliche Spinalanästhesie zur Verfügung (siehe Kapitel *A.I.7. Materialbeschreibung*). Es empfiehlt
sich, bei der oben angeführten Indikation kein zu geringes Lumen des
Spinalkatheters zu verwenden, da die Injektionsgeschwindigkeit und damit der
Anästhesiebeginn beträchtlich mit der Lumengröße abnimmt.

Intrathekale Infusion: 0,25%iges isobares (epidurales) Bupivacain mit 2 µg/ml
Fentanyl. Initialer Bolus dieser Mischung: ein bis zwei ml, Infusionsgeschwin-
digkeit: ein bis vier ml/hr (manchmal sind auch höhere Infusionsraten notwendig).

Durchführung der kombinierten Spinal-Epidural-Anästhesie (CSE)

Prinzipiell wird bei der CSE zunächst die Epiduralnadel im Epiduralraum plaziert.
Dann wird die Spinalnadel durch die Epiduralnadel geschoben und das subarachnoidale Medikament injiziert. Die Spinalnadel wird dann entfernt und der Epiduralkatheter eingeführt. Es ist oft von Vorteil, den Epiduralraum vor Einführen des
Epiduralkatheters durch Injektion von Kochsalz (3–5 ml) etwas aufzuweiten.

Bei der Durchführung einer CSE kann man mit dem Problem konfrontiert werden, daß die Aspiration von Liquor durch die Spinalnadel nicht möglich ist. Die
häufigste Ursache dafür ist das Abweichen von der Mittellinie bei der Plazierung
der Epiduralnadel. Der Subarachnoidalraum wird dann tangential getroffen. Die
Erfolgschance für die korrekte Plazierung der Epiduralnadel dürfte bei Anlage in
sitzender Position der Schwangeren etwas größer sein als bei der Anlage in
Seitenlage der Patientin. Eine weitere Erklärung für das Mißlingen der Spinalpunktion bei dieser Methode ist die Möglichkeit, daß die Spinalnadel nicht ausreichend weit über die Spitze der Epiduralnadel vorsteht. Es wurde den Herstellern
daher empfohlen, CSE -Sets so zu gestalten, daß die Spinalnadel mindestens 15 mm
über die Spitze der Epiduralnadel vorgeschoben werden kann.

Als theoretisches Problem bei der CSE wurde die Möglichkeit der Penetration
des Epiduralkatheters durch das Duraloch, welches die Spinalnadel hinterläßt, diskutiert. Diese Komplikation erscheint jedoch extrem unwahrscheinlich (5).

Durchführung der kontinuierlichen Spinalanästhesie

Die kontinuierliche Spinalanästhesie ist eine Technik, die schon von Tuohy 1944
propagiert wurde (6). Die Methode wurde wieder populär, als durch neue
Fertigungstechniken die Einführung der Mikrokatheter gelang (7). In den USA wurden Mikrokatheter, das heißt Katheter mit einem Lumen < 24 Ga, vom Markt ver-
bannt, als über das Cauda-equina-Syndrom im Zusammenhang mit spinalen
Mikrokathetern (32 Ga) berichtet wurde. Als ursächliche Mechanismen für die
Entwicklung des Cauda-equina-Syndromes wurden mangelhafte Mischung des injizierten hyperbaren Lidocains und hohe lokale Lidocainkonzentrationen (kaudales
Pooling von Lidocain) vermutet. Die derzeit häufig verwendeten Katheter rangie-
ren zwischen 22 und 28 Ga. Sie erlauben eine weitaus bessere Mischung des
Lokalanästhetikums mit dem Liquor und weisen auch bessere Flußeigenschaften
(schnellere Injektion) auf. Wegen des Verdachts der lokalen Neurotoxizität von hy-

perbarem 5%igem Lidocain wird heute fast ausschließlich isobares Bupivacain in Konzentrationen, welche 0,25% nicht übersteigen, verwendet.

Die Punktion des Subarachnoidalraumes geschieht in gleicher Weise wie bei der herkömmlichen „single shot"-Methode. Nach Verifizierung der korrekten Nadelposition durch Liquorrückfluß wird der Spinalkatheter 2 bis 3 cm in den Spinalraum vorgeschoben. Ein weiteres Vorschieben erhöht die Chance von Kathetermißplazierung nach kaudal oder in eine Wurzeltasche (8).

Dosierung: Verschiedene Dosierungsmöglichkeiten werden beschrieben. Eine einfache Methode ist die initiale Bolusdosierung mit 1 bis 2 ml 0,25% isobarem Bupivacain (epiduralem Bupivacain), gefolgt von einer Infusion von 1 bis 4 ml/hr 0,125%igem isobarem Bupivacain. Der Zusatz eines Opioids ist möglich (z. B. Fentanyl 10–25 µg als initialer Bolus, gefolgt von Fentanylzusatz zur Infusion [1–5 µg/ml]). Die Inzidenz von postspinalem Kopfschmerz wird durch die Verwendung eines spinalen Opioids möglicherweise verringert (9).

Literatur

1. Norris MC, Arkoosh VA (1994) Spinal opioid analgesia for labor. Int Anesthesiol Clin 32(2): 69–81
2. Rawal N, Zundert A, Holmström B, Crowhurts JA (1997) Combined Spinal-Epidural Technique. Reg Anesth 22: 406–423
3. Sia AT, Chong JL, Tay DH, Lo WK, Chen LH, Chiu JW (1998) Intrathecal sufentanil as the sole agent in combined spinal-epidural analgesia for the ambulatory parturient Can J Anaesth 45: 620–625
4. Möllmann M (1997) Continuous spinal anesthesia. Anaesthesist 46(7): 616–621
5. Stacey RGW, Watt S, Kadim MY, Morgan BM (1993) Single space combined spinal-extradural technique for elective cesarean section. Br J Anesth 71: 499–502
6. Tuohy EB (1944) Continuous spinal anesthesia: Its usefulness and technique involved. Anesthesiology 5: 142
7. Huckaby T, Skerman JH, Hurley RJ, Lambert DH (1991) Sensory analgesia for vaginal deliveries: a preliminary report of continuous spinal anesthesia with a 32-gauge catheter. Reg Anesth 16: 150–153
8. Möllmann M, Holst D, Enk D, Filler T, Lübbesmeyer H, Deitmer T, Lawin P (1992) Spinal endoscopy in the detection of problems caused by continuous spinal anesthesia. Anaesthesist 41: 544–547
9. Cohen S, Amar D, Pantuck EJ, Singer N, Divon M (1994) Decreased incidence of headache after accidental dural puncture in caesarean delivery patients receiving continuous postoperative intrathecal analgesia. Acta Anaesth Scand 38 (7): 716-718

2. Die geburtshilfliche Periduralanästhesie

Auf einen Blick

- Die geburtshilfliche Periduralanästhesie ist heute ein wesentlicher Bestandteil der geburtshilflichen Medizin.
- Einwilligung und Aufklärung der Schwangeren sollte zu einem geeigneten Zeitpunkt vor dem Geburtstermin stattfinden. Vorgehen, medizinische Indikationen und Komplikationen sind wesentliche Bestandteile des Gespräches.
- Man kann absolute und relative medizinische Indikationen zur Durchführung der Periduralanästhesie bei der Schwangeren unterscheiden. Entsprechende Indikationen werden getrennt behandelt.
- Der technische Ablauf bei der Durchführung der geburtshilflichen Periduralanästhesie, die Aufrechterhaltung der Analgesie und das Monitoring der Schwangeren unter Periduralanästhesie werden beschrieben.

Aufklärung und Einwilligung zur Periduralanästhesie

Zeitpunkt

Wenn möglich vier bis sechs Wochen vor dem errechneten Geburtstermin. Die Information der Patientin über die Technik, die Nebenwirkungen und häufigsten Komplikationen der geburtshilflichen Periduralanästhesie soll zu einem Zeitpunkt erfolgen, an dem bei unauffälliger Schwangerschaft üblicherweise die erste Kontaktaufnahme mit der geburtshilflichen Einheit stattfindet. Risikoschwangerschaften werden, der medizinischen Situation angepaßt, etwas früher der entsprechenden Institution auf demselben Wege zugewiesen. Ein Sondertermin für Risikofälle wäre eine weitere Ausgrenzung und damit eine zusätzliche psychische Belastung für diese Gruppe von Patientinnen. Die Aufklärung für einen Routineeingriff im Kreißzimmer während der Geburt (z. B. eine PDA zum Zwecke der Schmerzlinderung unter der Geburt auf Wunsch der Patientin) ist gemäß einem BGH-Urteil (am 16. Juni 1994 in der Süddeutschen Zeitung veröffentlicht) ungültig. Die Patientin könne sich bei der Aufklärung zu diesem Zeitpunkt „nicht mehr aus dem bereits in Gang gekommenen Geschehensablauf lösen" (Aktenzeichen VI ZT 178 / 93 Karlsruhe VI. Zivilsenat).

Ist es durch hier nicht näher definierte Umstände nicht möglich, die Frau zeitgerecht zu informieren bzw. die Einwilligung einzuholen, so muß dies auch unter diesen Umständen durchgeführt werden. Hierbei ist die schriftliche Dokumentation der Ereignisse oder Umstände, welche zu dem abweichenden Vorgehen veranlaßt haben, zwingend erforderlich.

Prinzipiell ist jeder ärztliche Eingriff in die körperliche Integrität eines Patienten rechtswidrig (1). Erst durch die Einwilligung des Patienten zur Heilbehandlung wird der Charakter der Rechtswidrigkeit genommen (2). Eine wirksame Einwilligung liegt aber nur dann vor, wenn eine entsprechende Aufklärung durch den behandelnden Arzt oder einen gleichwertigen Vertreter vorausgegangen ist. Unterläßt der behandelnde Arzt die Aufklärung, so macht er sich nicht nur im Sinne des § 110 StGB, sondern auch eines Behandlungsfehlers schuldig, da in der Rechtssprechung ein Aufklärungsfehler mit einem Behandlungsfehler gleichgesetzt wird (3).

Ort

Eine der Anästhesie zugeordnete Ambulanzeinheit. Anästhesieambulanzen oder anästhesiologische Schmerzambulanzen sind bereits weitgehend etabliert und damit der Anästhesie zugeordnet. An diesen Örtlichkeiten könnten ohne wesentlichen personellen und logistischen Mehraufwand regelmäßig Termine angeboten werden, an denen Anästhesisten des geburtshilflichen Teams für die Patientinnenaufklärung zur Verfügung stehen.

Inhalt des Aufklärungsgesprächs

Nach der Erläuterung der Methode soll die Patientin über folgende mögliche Nebenwirkungen und Komplikationen informiert werden:

- Hypotension
- Inadäquate Analgesie
- Harnverhalten
- Rückenschmerzen
- Parästhesien beim Legen des Katheters
- Klinisch signifikanter Motorblock
- Verlängerte Blockadedauer
- Duraperforation / Postpunktionskopfschmerz

Ein 45- bis 60minütiges Gespräch sollte in Gruppen von fünf bis 15 Patientinnen organisiert werden, wobei aus didaktischen Gründen folgende Strukturierung wünschenswert ist: Am Beginn wird Grundlegendes über die Methode an Hand von Demonstrationsmaterial (PDA-Set, Infusomaten usw.) besprochen. Bei der Behandlung etwaiger Komplikationen erscheint es wesentlich, die Aufklärungsanforderungen nicht zu überspannen (4). Der Arzt ist nicht verpflichtet, auf alle nur erdenklichen nachteiligen Folgen der Behandlung oder ihrer Unterlassung hinzuweisen, sofern mit solchen Folgen bei Würdigung des Anlaßfalles nach dem Stand der ärztlichen Erfahrung nicht gerechnet werden muß (5). Es ist sinnvoll, ein gut strukturiertes Konzept vorzubereiten, in dem die in der Literatur publizierte und an die lokalen Ergebnisse angepaßte Häufung und damit Gewichtung der Nebenwirkungen und Komplikationen dargestellt sind. Weiters interessiert die Patientin vor allem der Zeitpunkt des Auftretens von Komplikationen (dies besonders bei Nebenwirkungen mit hoher subjektiver Beeinträchtigung des Wohlbefindens, um den oft sehr unangenehmen Überraschungseffekt zu mindern), die Zeitdauer der Beeinträchtigung und die Art und Intensität des subjektiven Empfindens. Prinzipiell hat sich die Unterscheidung in akute, subakute und chronische Komplikationen bewährt.

Akute Komplikationen sind durch die Toxizität des Lokalanästhetikums oder eine ausgedehnte Sympathikusblockade bedingt. Sie treten, abhängig von der Anschlagzeit des LA, innerhalb der ersten 30 Minuten nach Bolusgabe auf und dauern, oft abhängig von den eingeleiteten Maßnahmen, einige Minuten bis zur Halbwertszeit des verwendeten LA.

Subakute Komplikationen weisen die unterschiedlichsten Ursachen auf, treten innerhalb von Stunden auf und können einige Tage andauern.

Chronische Komplikationen sind meist durch Schädigung nervaler Strukturen bedingt und können Wochen bis Monate bestehen bleiben. Die Inzidenz von neurologischen Komplikationen in Form von Parästhesien, die über einen Zeitraum von 4–6 Wochen hinausgehen, werden nach einer Untersuchung von Ong mit bis 19 auf 10.000 Periduralanästhesien angegeben (6).

Beim Aufklärungsgespräch erscheint eine Wertung der jeweiligen Komplikation/ Nebenwirkung von entscheidender Bedeutung. Als Beispiel sei hier die ausführliche Beschäftigung mit dem Problem der akzidentellen Duraperforation und dem daraus resultierenden therapeutischen Procedere erwähnt. Möglicherweise auftretende Rückenschmerzen sollten auch in Kombination mit therapeutischen Überlegungen besprochen werden, weil damit automatisch eine Abschätzung und zeitliche Absehbarkeit dieser für die Patientin eventuell belastenden Situation verbunden ist. Ein mögliches Harnverhalten ist ein Beispiel dafür, daß die Aufklärung auch als Prophylaxe anzusehen ist, d. h. das Wissen der Patientin über die Möglichkeit des Auftretens der Nebenwirkung und der daraus resultierenden selbständigen Forderung nach Durchführung eines Einmalkatheterismus. Daneben erscheint es sinnvoll, der Patientin die zentralen Symptome einer leichten Lokalanästhestika-Intoxikation zu erklären, da beim Eintreten dieser Situation die über die Symptome informierte Patientin einen wesentlich größeren Sicherheitsfaktor bei der Verabreichung der Testdosis darstellt.

Zuweisung

Die Überweisung in die Ambulanz erfolgt durch den niedergelassenen Gynäkologen oder durch die Schwangerenbetreuung der regionalen Klinik. Das vollständig ausgefüllte und unterschriebene Einwilligungsprotokoll kann aus Gründen administrativer Vereinfachung in Form einer Beilage zum Mutter-Kind-Paß mitgegeben werden, um der Patientin bis zur Geburt die Möglichkeit zur freien Wahl der Entbindungsstation zu lassen.

Anamnestische Information

Eine direkte Kontaktaufnahme des die Indikation zur PDA stellenden Geburtshelfers mit dem durchführenden Anästhesisten scheint die Methode der Wahl zu sein, um eine optimale Betreuung der Patientin zu gewährleisten. Zum Zeitpunkt der Konsultation sollte der Geburtshelfer dem zuständigen Anästhesisten folgende Informationen übermitteln:

- Die Indikation zur Anwendung des regionalanästhesiologischen Verfahrens
- Den Geburtsverlauf
- Den Schwangerschaftsverlauf
- Eventuelle Auffälligkeiten in der Anamnese der Schwangeren

Checkliste des Anästhesisten zu den zehn wichtigsten Angaben über die Patientin und zum Geburtsverlauf beim Erstkontakt mit der Schwangeren im Kreißsaal:

- Anästhesiologische / internistische Anamnese
- Schwangerschaftsverlauf
- Geburtsverlauf bis zum Zeitpunkt der Katheteranlage
- Kindeslage
- MM-Weite
- Höhenstand
- Fetale Auffälligkeiten
- Eventuelle fetale Gefährdung
- Mütterliche geburtshilfliche Risiken und Besonderheiten

Bei dieser ersten Kontaktaufnahme des Anästhesisten mit der Gebärenden wäre die Anwesenheit des letztverantwortlichen Geburtshelfers wünschenswert. Die Anwesenheit seiner Vertretung und der betreuenden Hebamme gilt jedoch als obligatorisch.

Am Ende der Kontaktaufnahme des Anästhesisten mit Patientin, Hebamme, Geburtshelfer und den Örtlichkeiten müssen vor der Anlage des Periduralkatheters folgende Kriterien erfüllt sein:

- Die Patientin ist über das Verfahren, die Nebenwirkungen und die Komplikationen informiert
- Die Patientin muß mit dem Verfahren, welches der Anästhesist für diese Indikation gewählt hat, einverstanden sein
- Das vorgeschriebene Monitoring (siehe unten) ist gewährleistet
- Die Ausrüstung zur Behandlung von Notfällen ist vorhanden und funktionstüchtig
- Die Checkliste für eventuelle Kontraindikationen wurde geprüft

Beantwortung auftretender Fragen der Patientin

Es erscheint zweckmäßig, die Durchführung dieses Informationsprogramms einem aktiven erfahrenen Mitglied des anästhesiologisch-geburtshilflichen Teams zu überantworten. Nur die sorgfältige Personalauswahl ermöglicht das notwendige Vertrauen bei diesem Erstkontakt der Patientin. Eine Einbindung von Anästhesisten in die Schwangerenvorbereitung mit dem Ziel, einem breiten Publikum eine fundierte Information über die für die Patientin wesentlichen Vorteile und Probleme der geburtshilflichen Anästhesie und Intensivmedizin zu bieten, stellt sicher die Abrundung eines durchdachten Aufklärungskonzeptes dar.

Es soll an dieser Stelle noch einmal darauf hingewiesen werden, daß das Aufklärungsgespräch nach derzeitiger Rechtssprechung nicht nur eine Vorbereitung für die Behandlung, sondern Bestandteil der Behandlung selbst und somit juristisch eine Pflichtleistung ist. Darüber hinaus ist durch eine gezielte Aufklärung der Patientin viel an Sicherheit für die Methode zu gewinnen.

Indikationen zur geburtshilflichen PDA

Die Indikation zum geburtshilflich-regionalanästhesiologischen Verfahren erfolgt durch den verantwortlichen geburtshilflichen Facharzt. Es bewährt sich, interdisziplinär, d. h. zwischen Geburtshelfern und Anästhesisten, einen Indikationskatalog zu vereinbaren. Dieser Katalog kann nur dann sinnvoll Verwendung finden, wenn er mit den regionalen Ressourcen übereinstimmt und allen Mitarbeitern des geburtshilflichen Teams geläufig ist.

Absolute Indikationen für eine PDA bei vaginaler Entbindung

- Pathologische Schmerzverarbeitung mit der Folge von unkoordinierten uterinen Kontraktionen
- Vaginales Vorgehen bei einer Frühgeburt
- Präeklampsie / Schwangerschaftsinduzierte Hypertonie
- Mütterliche Erkrankungen wie:
- KHK (7, 8, 9, 10, 11, 12)
- Aorteninsuffizienz (13, 14)
- Mitralstenose (15)
- Mitralinsuffizienz (16)
- Mitralklappenprolaps (17)
- Herztransplantation (18, 19)
- bestehende Rückenmarksverletzung (20, 21)
- intrazerebrale neurovaskuläre Erkrankung (22, 23)
- Asthma bronchiale (24, 25, 26)
- Diabetes mellitus

Relative Indikationen für eine PDA bei vaginaler Entbindung

- Vaginales Vorgehen bei Gemini (27, 28) und Beckenendlage (29)
- Vorausgegangene Sectio caesarea (30, 31, 32)
- Nicht überlebensfähige Mißbildung des Kindes
- Der ausdrückliche Wunsch der Patientin

Wehenschmerz

Ein wichtiges Kriterium zur Charakterisierung des Geburtschmerzes ist die zeitliche Differenzierung der Geburt in Eröffnungs- und Austreibungsperiode. Uterine Kon-

traktionen und die zervikale Dilatation in der Eröffnungsperiode verursachen einen
visceralen Schmerz. Dieser ist charakterisiert durch seine schlechte Lokalisierbarkeit, seinen dumpfen, brennenden Charakter und durch die Leitung über die
langsamen C-Fasern. Die Projektion im Rückenmark entspricht Th 10–12 (eventuell L1). Der somatische Dehnungsschmerz des Beckenbodens in der Austreibungsperiode zeichnet sich durch seine gute Lokalisierbarkeit, seine als messerscharf und
hell empfundene Qualität und seine Leitung in den schnellen A-Delta-Nervenfasern
aus. An peripheren Nerven sind hier der N. pudendus (S 2–4) und N. cutaneus fe-
moris posterior (S1) beteiligt. Eine fehlerhafte Verarbeitung dieser Schmerzen
während des Geburtsvorgangs in Richtung „Angst-Spannung-Schmerz Syndrom"
führt oft zum klinischen Korrelat einer Verlängerung der Eröffnungsperiode (33).
Eine Hyperventilation der Mutter unter der Geburt führt über drei bekannte Mechanismen zur Hypoxie und Azidose des Feten. Erstens vermindert die entstehende
mütterliche Alkalose durch die Verschiebung der O_2-Dissoziationskurve die Sauerstoffabgabe an den Feten. Zweitens erniedrigt die Hyperventilation den Cardiac
Output durch Erhöhung des intrathorakalen Druckes. Und letztlich führt die
Alkalose auch im uteroplazentaren Bereich zur Gefäßkonstriktion (34). Inwieweit
diese durch den Wehenschmerz ausgelösten Mechanismen für den Geburtsverlauf
relevant werden, dürfte durch psychologische, aber auch gesellschaftsstrukturelle
Faktoren mitbegründet sein. Eine Geburtsvorbereitung, wie sie in einigen eu-
ropäischen Ländern praktiziert wird, kann den Wehenschmerz wahrscheinlich positiv beeinflussen. Demgegenüber dürfte in einigen angloamerikanischen Ländern
die Konsumierung des Geburtserlebnisses mit entsprechendem „Periduralservice"
ein etabliertes gesellschaftspolitisches Faktum sein.

Vaginale Geburt eines unreifen Kindes

Es gibt noch keine prospektive, kontrollierte Studie, welche den Effekt der PDA
auf das Outcome von Frühgeborenen untersucht hat. Retrospektiv zeigte eine mul-
tizentrische Untersuchung (35), daß 446 von 1000 Frühgeburten ohne Durchführung einer Regionalanästhesie bei vaginaler Geburt perinatal verstarben, während die perinatale Todesrate bei Durchführung einer Regionalanästhesie deutlich
niedriger war (157 von 1000). Eine andere Studie (36) beobachtete Kinder (Einlinge
in Schädellage ohne kongenitale Anomalien) über eine Periode von 10 Jahren, die
als Neonaten zwischen der 25. und 36. Woche geboren wurden. Die Kinder wurden nach Geburtsalter und Art der Anästhesie in mehrere Gruppen eingeteilt. Bei
Nabelschnur-pH, Apgar-Score und Zeitdauer der notwendigen Atemunterstützung
wurden keine signifikanten Unterschiede zwischen der Gruppe mit Regionalanästhesie und der Kontrollgruppe ohne Regionalanästhesie gefunden. Es besteht
aber bei der Durchführung einer Peridural- oder Spinalanästhesie in der Gruppe
der 25- bis 28wöchigen ein zwar statistisch nicht signifikanter, in der Tendenz jedoch deutlicher Hinweis auf lebhaftere Neugeborene bei gleichzeitiger Abnahme
von Morbidität und Mortalität. Eine mögliche Ursache für ein eventuell verbesser-
tes Outcome könnte in den niedrigeren Katecholaminspiegeln (37) der Mutter liegen, welche durch eine suffiziente Analgesie in der Eröffnungsperiode (bei einer
Frühgeburt reine Opioidanalgesie in der Eröffnungsperiode) und durch eine zum
richtigen Zeitpunkt (wenn der kindliche Schädel über 50% der Rotation am Becken-

boden vollführt hat) durchgeführte Relaxierung des Beckenbodens (M. levator ani und bulbocavernosus) bedingt sind (38). Eine bei Frühgeburten bestehende höhere Inzidenz von Azidosen könnte durch eine Periduralanästhesie aufgrund einer verbesserten Plazentaperfusion ebenfalls verringert werden (39, 40, 41). Die therapeutische Option von seiten der Anästhesie bei vaginalem Vorgehen im Falle einer Frühgeburt besteht in einer abhängig von der Geburtsphase differenzierten Blockadequalität der Periduralanästhesie.

Präeklampsie / Schwangerschaftsinduzierte Hypertonie (SIH)

Die PDA vermindert den mütterlichen Blutdruck und erhöht indirekt die plazentare Perfusion (42) durch Verminderung des Katecholaminspiegels (43). Die Periduralanästhesie erhöht auch den renalen Blutfluß. Weiters sprechen folgende Faktoren für eine Regionalanästhesie bei der SIH: Senkung des Sauerstoffverbrauchs der Mutter bei verbesserter Sauerstoffversorgung des Feten und Senkung der Lactatbildung bei der Mutter (44).

Mütterliche Erkrankungen

Besteht eine der obengenannten Indikationen, so ist es empfehlenswert, die Geburt nur in einer auf Hochrisikofälle spezialisierten Einheit unter Miteinbeziehung aller an dem Fall beteiligten Disziplinen zu leiten. Die Periduralanästhesie ist in diesen Fällen nur ein Teil eines individuell zu gestaltenden Therapiekonzepts unter entsprechend invasiven Monitoringbedingungen.

Diabetes Mellitus

Eine Untersuchung von JF Pearson aus dem Jahr 1972 konnte bereits zeigen, daß bei Schwangeren mit Diabetes mellitus die suffiziente Schmerzbekämpfung durch eine Periduralanästhesie in der Austreibungsperiode die in dieser Phase oft auftretende Azidose wirksam vermindern kann (45). Diese metabolische Azidose resultiert aus der hohen Lactatkonzentration. Die Periduralanästhesie reduziert auch den Spiegel der endogenen Katecholamine der Mutter, was zur verbesserten plazentaren Perfusion bei dieser Gruppe von Patientinnen führt (46).

Dead-Fetus-Syndrom und nicht überlebensfähige Mißbildung des Kindes

Bei einer Totgeburt bzw. nicht überlebensfähigen Mißbildung des Kindes gilt es, der Frau jegliche zusätzlich negativ belastende Sensationen der Geburt ohne Rücksicht auf das Kind zu nehmen. Die Regionalanästhesie wäre in dieser Situation vielleicht eine Möglichkeit, den Leidensdruck in der menschlichen Tragödie etwas zu lindern. Studien zur Quantifizierung eines eventuellen Effekts werden derzeit durchgeführt. Beim Dead-Fetus-Syndrom ist außerdem besonders auf das eventuelle Auftreten von Gerinnungsstörungen zu achten. Pritchard zeigte in einer Untersuchung an Müttern, deren Kinder über einen Monat tot in der Gebärmutter verblieben sind, häufig Hypofibrinogenämien (47).

Kontraindikationen

-. Ablehnung des Verfahrens durch die Patientin
- Fehlende Kooperation der Patientin
- Haut- oder Weichteilinfektionen in der Punktionsregion oder bestehende Sepsis
- Blutgerinnungsstörungen
- Nicht korrigierte Hypovolämie der Mutter
- Nicht adäquat ausgebildeter Anästhesist (für Technik und Komplikationen)
- Fehlen der notwendigen apparativen und/oder personellen Ausstattung zur entsprechenden Überwachung und Beherrschung von Komplikationen

Der technische Ablauf bei der Durchführung der geburtshilflichen PDA

Vorbereitung

Ein Flüssigkeitsloading von 500 bis 1000 ml einer kristalloiden Lösung (Ringerlaktat) i.v. wird durchgeführt, soweit hierfür keine Kontraindikation vorliegt.Aus Gründen der Prophylaxe von Aspirationsfolgen bei schweren Komplikationen empfehlen wir die präoperative Gabe von 30 ml Na-Bicitrat.

Die Durchführung der Periduralanästhesie

- Der Zeitpunkt zur Anlage des Periduralkatheters fällt im Idealfall in die Latenzphase der Eröffnungsperiode (48)
- Zur Katheteranlage soll die Patientin am besten in Linksseitenlage bzw. für den weniger geübten Anästhesisten in sitzende Position gebracht werden (49, 50)
- Die dreimalige Desinfektion der Haut soll aus Gründen der Sichtkontrolle mit einer gefärbten Lösung erfolgen (z. B. Betaisodona)
- Um Komplikationen durch Einbringen von Desinfektionsmittel in den Epiduralraum zu vermeiden, erfolgt an den meisten Zentren das Trocknen der Punktionsstelle mit einem sterilen Tupfer
- Steriles Abdecken (die Verwendung eines Einmal-Lochklebetuches erleichtert wesentlich das Handling bei einer unruhigen Patientin)
- Aufsuchen der Punktionsstelle L2/L3 bzw. L3/L4
- Lokalanästhesie der Haut und der Subcutis
- Identifikation des Periduralraums mit der Loss-of-Resistance Methode (die Methode mit dem hängenden Tropfen ist hier aufgrund des fehlenden Unterdruckes im Periduralraum nicht indiziert)
- Die Positionierung des Katheters soll so erfolgen, daß die Spitze bei Single Port Kathetern 2 cm (51), bei Multiorifice Kathetern 3 bis max. 5 cm vorgeschoben (52), im Periduralraum zu liegen kommt
- Die Patientin sollte vor dem Plazieren des Katheters auf das eventuelle Auftreten von Parästhesien hingewiesen werden
- Fixierung des Katheters

Timing

Der in einer Publikation von Shnider (53) definierte Zeitpunkt der aktiven Phase der Eröffnungsperiode bezieht sich nur auf die in der Geburtshilfe schon eher obsolete einseitige Periduralanästhesie bzw. auf die Kaudalanästhesie und wird wie folgt definiert:

- Muttermund-Weite: Erstgebärende 6 bis 8 cm, Mehrgebärende 4 bis 6 cm,
- Wehenfrequenz: 3 bis 10 min,
- Wehenintensität: 50 bis 70 mmHg.

Wesentlich relevanter ist die Aussage von Crawford, der das Anlegen einer Katheter-Periduralanästhesie in die Latenzphase der Eröffnungsperiode vorverlegt. Die Latenzphase beginnt mit den ersten regelmäßigen Wehen und endet mit der Erweiterung des Muttermundes auf 3 cm. Der ideale Zeitpunkt für die Durchführung der Periduralanästhesie dürfte das Ende der Latenzphase sein, da sich erst dann die Intensität der uterinen Kontraktionen als Schmerzerlebnis ausdrückt.

Die Testdosis

Nachdem der Katheter fixiert ist, werden in Seitenlage 3 ml Bupivacain 0,25% bzw. 5 ml Ropivacain 0,2% als Testdosis appliziert. Wartezeit zur Beurteilung einer eventuellen intrathekalen Lage: 5–8 min! Ein negativer Aspirationsversuch schließt auf keinen Fall eine intrathekale Lage aus (54, 55). Eine sichere Unterscheidung zwischen einer intrathekalen und epiduralen Applikation des Lokalanästhetikums gelingt durch Verabreichung einer „spinalen Dosis" des Lokalanästhetikums. In der Literatur finden sich kontroversielle Meinungen über die Verwendung von Epinephrin als Indikator einer intravasalen Fehllage des Periduralkatheters (56). Wir verzichten aufgrund mangelnder Sensitivität und Spezifität auf den Zusatz von Epinephrin zur Testdosis und propagieren statt dessen die Injektion von jeweils kleinen Mengen Lokalanästhetikum und die Beachtung erster möglicher Intoxikationszeichen.

Die initiale Bolusgabe

Mit 3 bis 4 mal je 3 ml Bupivacain 0,25% bzw. einmalig 5 ml Ropivacain 2 mg/ml ist in der Regel das erforderliche Niveau von Th 10 erreicht. Die Austestung des Niveaus durch den Arzt erfolgt mit der „stumpf-spitz" Diskriminierung. Auch nach der Applikation einer Testdosis ist eine intrathekale (sensomotorische Blockade innerhalb von 5 bis 8 min) oder eine intravasale Lage des Katheters (metallischer Geschmack, periorale Parästhesien, Ohrensausen, Schwindel, eventuell verwaschene Sprache) nicht sicher auszuschließen. Daher gilt der Grundsatz: „Jede Dosis ist eine Testdosis" Verspürt die Patientin während der Injektion radikuläre Schmerzen, so muß unter allen Umständen die weitere Injektion des Lokalanästhetikums unterbrochen und der Katheter entfernt werden.

Die kontinuierliche Infusion

Der Start der kontinuierlichen epiduralen Infusion soll erst erfolgen, wenn das gewünschte Niveau von Th 10 erreicht, ausgetestet und dokumentiert ist. Nur dieses Vorgehen gibt die Sicherheit einer funktionsfähigen Periduralblockade. Eine eventuell notwendige Sectio caesarea mit der Erhöhung des Analgesieniveaus auf Th 4 und ausreichender motorischer Blockade kann dann problemlos durch zusätzliche Bolusgaben durchgeführt werden.

Tabelle 20. Einige Standarddosierungen

Infusionsrate	10–12 ml / h	12–16 ml / h	8–12 ml
Konzentration	0,125 % Bupivacain mit 2 mcg/ml Fentanyl	0,0625 % Bupivacain mit 2 mcg/ml Fentanyl	0,2% Ropivacain

Minimalstandards bei der kontinuierlichen periduralen Infusion

- Kennzeichnung des PDA-Katheters mit Etiketten
- Konnektion, Spritzenwechsel und Diskonnektion nur durch den Arzt oder speziell geschultes Personal

Monitoring (OAA Guidelines, ASA Kriterien)

Aus anästhesiologischer Sicht sollen Blutdruck-Messungen durch die Hebamme vor und während jeder Bolusgabe alle 1 bis 2 Minuten über die Dauer von 10 Minuten, dann alle 3 bis 5 Minuten bis 30 Minuten nach der letzten Bolusgabe erfolgen. Bei laufender kontinuierlicher Infusion genügt eine stündliche RR-Messung. Der persönliche Kontakt des Anästhesisten mit der Patientin muß bis zum Start der kontinuierlichen epiduralen Infusion gewährleistet sein.

Top-up-Dosis

Eine eventuell notwendige Top-up Dosis für Bupivacain beträgt 50 bis 75% der Initialdosis, bei Ropivacain 2 mg/ml sind es 6 bis 10 ml je nach Bedarf. Vor jeder Top-up-Dosis sollte das gesamte Infusionssystem auf seine Funktionsfähigkeit überprüft werden. Nach jedem Top-up Bolus sind Menge, Konzentration, Blockqualität sowie die CTG-Parameter zu dokumentieren.

Visite und Dokumentation

Alle 1,5 bis 2 Stunden überprüft und dokumentiert der Anästhesist im Rahmen einer Visite folgende Parameter:

- Analgesiequalität (Visuelle Analog-Skala)
- Blockadehöhe (Kälte)

- Eventuell auftretender Motorblock
- Perfusorfüllung
- Leitungsinspektion (PDK und i.v. Zugang)

Zu jeder vollen Stunde sollte die Hebamme folgende Daten dokumentieren:

- RR
- VAS (Visuelle Analog-Skala)
- Höhe der Blockade (Kälte)

Als eine wünschenswerte Lösung der Dokumentationspflicht durch Hebamme, Anästhesisten und Geburtshelfer erscheint vor allem aus juristischen Gründen die simultane Dokumentation auf einem gemeinsamen Protokoll.

Beendigung der anästhesiologischen Leistung

Nach der Geburt des Kindes bzw. nach der Versorgung einer eventuell angelegten Episiotomie erfolgt die Abschlußvisite durch den Anästhesisten. Diese beinhaltet folgende Punkte:

- Entfernung des Periduralkatheters
- Kontrolle und steriler Verband der Einstichstelle
- Abschlußdokumentation:
- Die Entfernung des Katheters ist unbedingt auf dem Protokoll oder besser auf einem Konsiliarschein mit dem Wort „VOLLSTÄNDIG" zu dokumentieren.
- Am gleichen Konsiliarschein sollte auch der Vorschlag einer postpartalen Schmerztherapie im Falle einer Episiotomie vermerkt werden (z. B.: Flurbiprofen 3 x 50 mg über 3 bis 5 Tage).

Literatur

1. Foregger, Serini (1988) Manzscher Kurzkommentar zum STGB, 4. Aufl., Manz Verlag, Wien, Erläuterungen zu 3, 110, 279, 280; Leukauf, Steininger: Kommentar zum STGB, 2. Aufl., Bruck Verlag, Eisenstadt 1979 (Erg. 1982 und 1985) 734; 5 Ob 521/82
2. Koziol (1982) Österreichisches Haftpflichtrecht II, 2. Aufl., Manz Verlag, Wien, S. 120, insb. dort FN 18
3. Harrer in Schwimann (1987) Praxiskommentar zum ABGB, Orac Verlag, Wien, Rz 26 zu § 1300, Rz 32 zu § 1300; JBL 1982, 491; Zvr 1987/ 74; 1 Ob 713/88; 7 Ob 727/89
4. Soergel, Zeuner (1973) aaO, Rz 167
5. OGH SZ (1973) 55/114; JBl 1982, 491, Rz 167
6. Ong BY, Cohen MM, Esmali A (1987) Paresthesias and motor dysfunction after labor and delivery. Anesth Analg 66 (1): 18–22
7. Chestnut DH, Roberts SL, Laube DW, Matins JB (1986) Pregnancy in a Patient with aneurysms of the right coronary artery and an artrioventricular fistula J Reprod Med 31: 528–530
8. Chestnut DH, Zlatnik FJ, Pitkin RM, Varner MW (1986) Pregnancy in a patient with a history of myocardial infarction and coronary artery bypass grafting. Am J Obstet Gynecol 155: 372–373
9. Bembridge M, Lyons G (1988) Myocardial infarction in the third trimester of pregnancy. Anaesthesia 43:202–204

10. Aglio LS, Johnson MD (1990) Anaesthetic management of myocardial infarction in a parturient. Br J Anaesth 65: 258–261
11. Hands ME, Johnson MD, Saltzman DH, Rutherford JD (1990) The cardiac, obstetric, and anesthetic management of pregnancy complicated by acute myocardial infarction. J Clin Anesth 2: 258–268
12. Laughlin MD, From RD, Choi W (1986) Recent myocardial infarction in a parturient: discussion of risk, delivery, alternatives and choice of anaesthesia. Anesthesiol Rev 13: 43–48
13. Mangano DT (1993) Anesthesia for the pregnant cardiac patient. In: Shnider SM, Levinson G (eds) Anesthesia for Obstetrics, 3rd edn. Baltimore, Williams & Wilkins, 485–523
14. Dinardo JA (1990) Anesthesia for valve replacement in patients with acquired valvular heart disease. In: Dinardo JA, Schwartz MJ (eds) Anesthesia for Cardiac Surgery. Norwalk, Conn, Appleton & Lange, pp 85–115
15. Clark SL et al (1985) Labor and delivery in the presence of mitral stenosis: central hemodynamic observations. Am J Obstet Gynecol 152: 984–988
16. Chestnut DH (1994) Obstetric Anesthesia, Principles and Practice. Mosby, p 762
17. Chestnut DH (1994) Obstetric Anesthesia, Principles and Practice. Mosby, p 762
18. Kanter SF, Samuels SI (1977) Anesthesia for major operations on patients who have transplanted hearts: a review of 29 cases. Anesthesiology 46: 65–68
19. Bailey PL, Stanley TH (1990) Anesthesia for patients with prior cardiac transplant. J Cardiothorac Anesth 4: 38–47
20. Lambert DH, Deane RS, Mazuzan JE (1982) Anesthesia and the control of blood pressure in patients with spinal cord injury. Anesth Analg 61: 344–348
21. Thorn-Alquist AM (1975) Prevention of hypertensive crises in patients with high spinal lesions during cystoscopy and lithotripsy. Acta Anaesthesiol Scan 57: 79–82
22. Laidler JA, Jackson IJ, Redfern N (1989) The management of caesarean section in a patient with an intracranial arteriovenous malformation. Anaesthesia 44: 490–491
23. Gupta A, Hesselvik F, Eriksson L, Wyon N (1993) Epidural anaesthesia for cesarean section in a patient with a cerebral artery aneurysm. Int J Obstet Anesth 2: 49–52
24. Creasy RK, Resnik R (1984) Maternal – Fetal Medicine. Philadelphia, Saunders
25. Orland MJ, Saltman RJ, Manual of Medical Therapeutics. Boston
26. Heppard MCS, Garite TJ, Acute Obstetrics. A Practical Guide. Mosby
27. Crawford JS (1975) An appraisal of lumbar epidural blockade in labour in patients with multiple pregnancy. Br J Obstet Gynaecol 82 (12): 929–935
28. James MF, Crawford JS, Davies P, Naiem H (1977) Lumbar epidural analgesia for labor and delivery of twins. Am J Obstet Gynecol 127: 176–180
29. Strasser K, Harnacke P (1976) Ist die Periduralanaesthesie bei der vaginalen Entbindung aus Beckenendlage bei Mehrlingen und nach vorausgegangener Sectio indiziert? Gynäkologe 9 (4): 207–210
30. Carlsson C, Nybell-Lindahl G, Ingemarsson J (1980) Extradural block in patients who have previosly undergone caesarean section. Br J Anaesth 52: 827–830
31. Pearce DJ, Rari P (1976) Rupture of uterine scar in a patient given epidural analgesia. Lancet 29 (1): 1177–1178
32. Uppington J (1983) Epidural analgesia and previous caesarean section. Anaesthesia 38 (4): 336–341
33. Dick-Ried G (1933) Natural childbirth. Heinemann, London
34. Moya F, Morishima H, Shnider SM, James LS (1965) Influence of maternal hyperventilation in the newborn infant. Am J Obstet Gynec 91: 76
35. Ontario Perinatal Mortality Study Commitee (1967) Second Report of the Perinatal Mortality Study in Ten University Teaching Hospitals. Three Reports. Department of Helth, Toronto, Sec 1, 1961, Suppl. to 2nd Report, Tables 108–124
36. Wright RG et al (1988) Regional anesthesia for preterm labor and neonate (abstract). Anesthesiology 69: A654
37. Hollmen AI et al (1982) Effect of extradural analgesia using bupivacaine and 2-chloroprocaine on intervillous blood flow during normal labor. Br J Anaesth 54: 837–844
38. Chestnut DH (1994) Obstetric Anesthesia, Principles and Practice. Mosby

39. Low JA et al (1990) Intrapartum asphyxia in the preterm fetus < 2000 g. Am J Obstet Gynecol 162: 378–382
40. Ahmann PA et al (1980) Intraventricular hemorrhage in the high-risk preterm infant: incidence and outcome. Ann Neurol 7: 118–124
41. Volpe JJ (1981) Neonatal intraventricular hemorrhage. N Engl J Med 304: 886–991
42. Jouppila P et al (1982) Lumbar epidural analgesia to improve intervillous blood flow during labor in severe preeclampsia. Obstet Gynecol 59(2): 158–161
43. Jouppila P, Jouppila R, Hollmen A, Koivula A (1979) Epidural analgesia and placental blood flow during labour in pregnancies complicated by hypertension. Br J Obstet Gynaecol 86 (12): 969–972
44. Janisch H, Krenn J, Lackner F (1984) Eklampsie. In: Steinbereitner K, Bergmann H (Hrsg) Intensivstation, Pflege und Therapie. Thieme Verlag, Stuttgart/New York
45. Pearson JF (1972) The effect of continuous lumbar epidural block on maternal and foetal acid-base balance during labor and at delivery. Proceedings of the Symposium on Epidural Analgesia in Obstetric. London, Lewis, p 26
46. Shnider SM et al (1983) Maternal catecholamines decrease during labor after lumbar epidural anesthesia. Am J Obstet Gynecol 147 (1): 13–15
47. Pritchard JA (1959) Fetal death in utero. Obstet Gynecol 14: 573
48. Crawford JS (1972) The second thousand epidural blocks in an obstetric hospital practice. Br J Anaesth 44 (12): 1277–1287
49. Chestnut DH. Obstetric Anesthesia, Principles and Practices. Mosby
50. Sanjay Datta (1995) The Obstetric Anesthesia Handbook, 2nd edn. Mosby
51. Sanjay Datta (1995) The Obstetric Anesthesia Handbook, 2nd edn. Mosby
52. Beilin Y, Bernstein HH, Zucker-Pinchoff B (1995) The optimal distance that a multiorifice epidural catheter should be threaded into the epidural space. Anesth Analg 81: 301–304
53. Shnider SM, Levinson G (1984) Anästhesie in der Geburtshilfe. Gustav Fischer Verlag
54. Sanjay Datta (1995) The Obstetric Anesthesia Handbook, 2nd edn. Mosby
55. Troop M (1992) Negative aspiration for cerebral spinal fluid does not assure proper placement of epidural catheter. J Am Assoc Nurse Anesth 60: 301–303
56. Sanjay Datta (1995) The Obstetric Anesthesia Handbook, 2nd edn. Mosby

3. Anästhesie bei Kaiserschnittgeburt

Auf einen Blick

– Die Kaiserschnittgeburt kann in Allgemein-, Epidural- oder Spinalanästhesie durchgeführt werden.

– Die Spinalanästhesie ermöglicht eine rasch einsetzende sensorische Blockade. Sie scheint im Vergleich zur Allgemeinanästhesie mit einem leicht niedrigeren Mortalitätsrisiko behaftet zu sein. Ihre Durchführung wird beschrieben.

– Die postoperative Analgesie kann mit Wundinfiltration, intrathekaler Morphininjektion, Periduralanalgesie oder durch parenterale (PCA) Therapie erzielt werden.

Einleitung

Für die Anästhesie bei Kaiserschnittgeburt sind verschiedene Verfahren beschrieben worden. Die Auswahl des Narkoseverfahrens geschieht durch den Anästhesisten. Patientencharakteristika, organisatorische Strukturen und Kenntnisse des Operateurs spielen bei der Festlegung des Anästhesieverfahrens eine entscheidende Rolle. Das Verhältnis der Kaiserschnittgeburten, welche in Regionalanästhesie durchgeführt werden, verschiebt sich in den letzten Jahren zunehmend zugunsten regionalanästhesiologischer Verfahren. An dieser Entwicklung haben die Verbesserung der Lokalanästhesie-Materialien (z. B. Spinalnadeldesign) sowie Überlegungen zur Sicherheit des Narkoseverfahrens beigetragen. Eine Vielzahl von Studien versucht die Vorteile der einen oder anderen Methoden darzustellen (1, 2, 3). In der Summe darf jedoch festgehalten werden, daß bei der Schwangeren ohne besondere Anästhesie-relevante Risikofaktoren sowohl Vollnarkose als auch Spinal- und Epiduralanästhesie adäquate Anästhesiemethoden sind.

Spinalanästhesie bei Kaiserschnittgeburt

Die Spinalanästhesie ist ein zuverlässiges Verfahren. Der rasche Wirkeintritt ermöglicht ihren Einsatz beim fetalen Distress. Im Vergleich zur Epiduralanästhesie zeichnet sich die Spinalanästhesie durch weniger Kältezittern und bessere sakrale Blockade (Schmerzen, verursacht durch den Blasenhaken) aus. Nachteile sind das Hypotonierisiko und die begrenzte Wirkdauer (4). Unter Spinalanästhesie kommt es zu einer Veränderung der Atemfunktion im Sinne eines restriktiven Defektes (5), während die Epiduralanästhesie lediglich zu einer Verminderung des maximalen expiratorischen Atemwegsdruckes („peak exspiratory flow") bei erhaltenen forcierten exspiratorischen Volumina führt (6).

Medikamentöse Aspirationsprophylaxe: Die Aspirationsprophylaxe kann prinzipiell mit H-2-Blockern, Opremazol, Metoclopramid, Natriumzitrat oder einer Kombination der genannten Medikamente erfolgen. H-2-Blocker und Opremazol heben den pH-Wert des Magensaftes und verringern den Mageninhalt verläßlich. Ihr Nachteil besteht darin, daß sie etwa zwei Stunden vor dem Eingriff gegeben werden müssen, um ihre Wirkung vollständig entfalten zu können. Natriumzitrat dagegen weist durch die einfache Neutralisation des Magensaftes eine sofortigen Wirkeintritt auf. Seine neutralisierende Wirkung hält jedoch nur etwa eine Stunde an (7). Außerdem wird durch Natriumzitrat das Magenvolumen leicht erhöht. Diesen Effekt kann man vermeiden, in dem etwa 10 Minuten vor dem Eingriff 10 mg Metoclopramid i.v. gegeben wird (8). Als sinnvolle Aspirationsprophylaxe kann daher die H-2-Blockergabe i.v. mindestens 30 Minuten vor dem Eingriff oder die Natriumzitratgabe kurz vor dem Eingriff, wenn zeitlich möglich auch in Kombination mit Metoclopramid i.v., angesehen werden.

Vorbereitungen zur Spinal- und Epiduralanästhesie

Hypotensionsprophylaxe: Die postspinale Hypotension wird durch die sympathische Blockade und den daraus resultierenden Tonusverlust der venösen Kapazi-

Tabelle 21. Lokalanästhetika bei Spinalanästhesie

Lokalanästhetikum	Dosierung in mg	Dosierung in ml	Anästhesiedauer in min
Bupivacain 0,75% (hyperbar)	10–15	1,2–2,0	60–120
Mepivacain 4% (hyperbar)	40–60	1,0–2,0	60–90
Lidocain 1,5 % (hyperbar)	60–80	3–5	45–75
Tetracain 1% (hyperbar)	7–11	0,7–1,1	60–120
Opiat	Dosierung in mcg		
Fentanyl	10–25 mg		
Sufentanil	2,5–5,0 mg		
Morphin	0,2–0,3 mg		
Pethidin	1 mg/kg (Monoanästhesie)		

tätsgefäße verursacht. Um eine Hypotension zu vermeiden, kann also einerseits versucht werden, die Sympathikusblockade durch Gabe von Sympathikomimetika zu antagonisieren oder die „relative Hypovolämie" durch intravenöse Volumentherapie auszugleichen. Die prophylaktische Gabe eines Vasopressors (z. B. Ephedrine oder Etilefrin) (9) scheint sowohl als Hypotensionsprophylaxe als auch zur Therapie einer postspinalen Hypotonie am wirksamsten zu sein (10, 11). Alternativ ist auch die Gabe von Phenylephedrin beschrieben worden (12). Der bessere Volumeneffekt von kolloidalen Infusionslösungen drückt sich in einer geringeren Hypotensionsrate aus (13). Es ist allerdings zu bedenken, daß größere Bolusgaben intravenöser Lösungen den kolloidosmotischen Druck stärker senken und dadurch bei gefährdeten Patientinnen (z. B. nach Tokolyse) das Risiko der Entwicklung eines Lungenödems erhöhen (14). Es dürfte also sowohl zur Therapie als auch zur Prohpylaxe einer postspinalen Hypotension die kombinierte Verabreichung von Vasopressor und intravenöser Flüssigkeit am sinnvollsten sein.

Die Gabe von *Sauerstoff* per Gesichtsmaske verbessert die fetale Sauerstoffreserve, obwohl der partiale Sauerstoffdruck gemäß der Plazenta-Physiologie selbst bei Oxygenierung mit 100% Sauerstoff 50 mm Hg kaum übersteigt (15). Peripartale Übelkeit während einer Kaiserschnittgeburt kann entweder die Folge einer Hypotension und als Folge davon einer relativen Hirnstammhypoxie oder durch inadäquate Anästhesie oder Zug am Peritoneum bedingt sein. Die prophylaktische Gabe von Ephedrin wirkt so gesehen nicht nur antihypotensiv, sondern auch antiemetisch. Die Sauerstoffgabe per Gesichtsmaske hat ebenso einen günstigen Effekt auf emetische Symptome (16).

Tabelle 22. Vorbereitungen zur Spinalanästhesie

- Natriumzitrat 0,3 M 30 ml ca. 10 min vor der Spinalanästhesie (im Notfall auch unmittelbar vor Anästhesiebeginn)
- Metoclopramid 10 mg I.V. 10 min vor der Spinalanästhesie (im Notfall aus Zeitmangel oft nicht mehr sinnvoll)
- Anlage mindestens eines venösen Zuganges
- Beginn einer intravenösen Volumenexpansion mit Kristalloid oder Kolloid
- Lagerung in Rechtsseitenlage oder sitzender Position

Der Zustand der werdenden Mutter, die oft unerwartet mit der Situation einer operativen Entbindung konfrontiert wird, ist meist durch starke Ängstlichkeit geprägt. Es hat sich unter diesem Aspekt bewährt, eine Bezugsperson (z. B. Ehemann) im Operationssaal zu erlauben. Wir geleiten die Bezugsperson nach steriler Abdeckung des OP-Gebietes üblicherweise zum Kopfende der Patientin und stellen eine Sitzmöglichkeit bereit. Durch diese Maßnahme wird es auch dem Mann ermöglicht bei der Geburt des Kindes gegenwärtig zu sein, ein psychologischer Effekt, der nicht unterschätzt werden sollte. Der beruhigende Zuspruch des Anästhesisten ist hilfreich. Die medikamentöse *Anxiolyse* mit Propofol (17) oder Midazolam (18) hat sich ebenfalls bewährt. Eine fetale Sedierung ist bei niedrig dosierter Anwendung nicht beschrieben worden.

Durchführung der Spinalanästhesie zur Notsektio

Je nach Indikation der Kaiserschnittentbindung richtet sich der zeitliche Ablauf bei der Spinalanästhesie. Während bei einer elektiven Kaiserschnittgeburt zunächst die Monitore angelegt werden und dann mit der Positionierung und Abdeckung der Patientin begonnen werden kann, muß bei der *notfallmäßigen Sektio in Spinalanästhesie* der Anästhesist mit der Präparation des Rückens beginnen, während die Monitore (EKG, RR-Cuff, evtl. Pulsoxymeter) simultan von einer zweiten Person angelegt werden.

Die Schritte der Hautdesinfektion unterscheiden sich ebenfalls, wobei im Notfall ein mehrfaches Abwischen des Rückens mit Desinfektionsmittel genügen muß. Auf das Abdecken mit Lochtuch kann bei entsprechend vorsichtigem Vorgehen verzichtet werden. In jedem Fall sollte die Hebamme versuchen, die fetalen Herztöne so lange wie möglich weiterzuverfolgen. Nicht selten bessert sich das CTG-Muster nach Indikationsstellung zur Sektio, so daß dann mehr Zeit zur Vorbereitung bleibt.

Es ist unwahrscheinlich, daß das bei der Hautinfiltration verwendete Lokalanästhestetikum Wirkung entfalten kann. Es wird jedoch diskutiert, daß eine gewisse „Analgesie" schon durch den Gewebedruck nach subkutaner Infiltration ausgelöst werden könnte. Man sollte gerade bei Verwendung dünner Nadeln nicht auf eine Einführungskanüle („introducer") verzichten. Wichtig ist auch, daß der Mandrin der Spinalnadel nach Plazierung im Subarachnoidalraum langsam („über zwei Sekunden") entfernt wird. Durch diesem Saugeffekt erscheint Liquor rascher am Kanülenansatz.

Viele Anästhesisten bevorzugen eine sitzende Position der Patientin zur Anlage eines neuraxialen Blockes. Die sitzende Lagerung bietet in Bezug auf die Beurteilung der anatomischen Verhältnisse einen gewissen Vorteil. Ihr Nachteil im Vergleich zur Seitenlagerung bei Beginn eines rückenmarksnahen Regionalverfahrens besteht im größeren personellen Aufwand – eine Person muß die Patientin ständig abstützen – und im größeren organisatorischen Aufwand. Der Lagerungswechsel von liegender in sitzende Lagerung ist für die Schwangere oft nicht leicht, diverse Kabel können diskonnektiert werden. Ferner ist die sitzende Lagerung in manchen Situationen (z. B. Zervixinsuffizienz, fortgeschrittene Eröffnung des Muttermundes) aus medizinischer Hinsicht als äußerst ungünstig anzusehen. Es scheint daher gerade in der geburtshilflichen Anästhesie vorteilhaft, sich mit der Seitenlagerung bei der Anlage von Spinal- oder Epiduralanästhesie vertraut zu machen.

Die Punktion des Subarachnoidalraumes erfolgt in üblicher Weise. Nach Identifikation des Subarachnoidalraumes durch Rückfluß von klarem Liquor sollte in der Notfallsituation auf Manöver mit fraglicher Bedeutung wie die Barbotage oder das Aspirieren von Liquor verzichtet werden. Nach subarachnoidaler Injektion sollte die Spinalnadel zusammen mit der Einführungskanüle rasch entfernt und die Patientin in die linke Halbseitenlage gebracht werden (Vermeidung eines aortocavalen Kompressionssyndroms).

Die Spinalanästhesie wird oft auch bei der elektiven Kaiserschnittgeburt gewählt. Die ausgeprägte und zuverlässige Sakralblockade führt zu einer hohen Akzeptanz dieses Anästhesieverfahrens bei Patientinnen (19).

Epiduralanästhesie

Die Durchführung einer Epiduralanästhesie zur Sektio hat den Vorteil, daß der Katheter zur postoperativen Schmerztherapie verwendet werden kann. Eine niedrigere Hypotonierate kann entgegen der Darstellung mancher Autoren nicht (20) für die Epiduralanästhesie verzeichnet werden (21). Rawal et al. beschreiben sogar eine höhere Hypotonieinzidenz für die Epiduralanästhesie (22). Zur Hypotensionsprophylaxe scheint ebenso wie bei der Spinalanästhesie die intravenöse Ephedrininfusion der intramuskulären oder der epiduralen Ephedringabe überlegen zu sein (23, 24). Nausea wird ebenso wie bei der Spinalanästhesie beobachtet und ist meist mit einem Blutdruckabfall vergesellschaftet. Daher ist die Blutdruckstabilität auch im Hinblick auf die Nauseaprophylaxe wichtig. Zur Behandlung der Nausea kann, gegebenenfalls auch vor Abnabelung, Metoclopramid (10 mg IV) oder Droperidol (1,25 mg IV) verwendet werden. Durch fraktionierte Titration des Lokalanästhetikums können Nausea und Hypotonie rechtzeitig erkannt und behandelt werden. Es ist darauf zu achten, daß zum Zeitpunkt der Manipulation am Uterus (ggf. Fundusdruck) ein ausreichendes Anästhesieniveau (Th3 oder Th4) besteht.

Ein unerwünschter Effekt bei der Epiduralanästhesie ist das Kältezittern, ein Effekt, der bei etwa 80% der Patientinnen zu beobachten ist (25). Diese auch als „shivering" bezeichnete Frierreaktion wird offenbar durch eine Umverteilung des Blutvolumens in die Körperperipherie und den daraus resultierenden Wärmeverlust ausgelöst. Diese Reaktion kann möglicherweise durch Anwärmen des zur epiduralen Injektion verwendeten Lokalanästhetikums verhindert werden (26). Zur Behandlung des Shiverings hat sich die Gabe von 25 bis 50 mg Pethidine nach Abnabelung bewährt (27). Eine gewisse prophylaktische Wirksamkeit soll die epidurale Fentanylgabe (25 μg) haben (28). Sehr effektiv scheint auch die Verwendung körperwarmer Infusionslösungen zur Prähydrierung zu sein.

Aufdosierung bei vorbestehender Epiduralanalgesie zur Wehenschmerzbehandlung

Die Epiduralanästhesie kann auch zur Anästhesie bei dringlicher Sektio-Indikation verwendet werden. Voraussetzung ist allerdings, daß der Epiduralkatheter bei dieser Indikationsstellung schon liegt, seine Funktionalität getestet wurde und ein Analgesieniveau vorbesteht. Zur Aufdosierung eines vorbestehenden Epiduralkatheters wird wegen seines relativ schnellen Wirkeintrittes oft Lidocain 2% verwendet. Bei fetalem Distress versuchen aber viele Anästhesisten, Lidocain wegen der

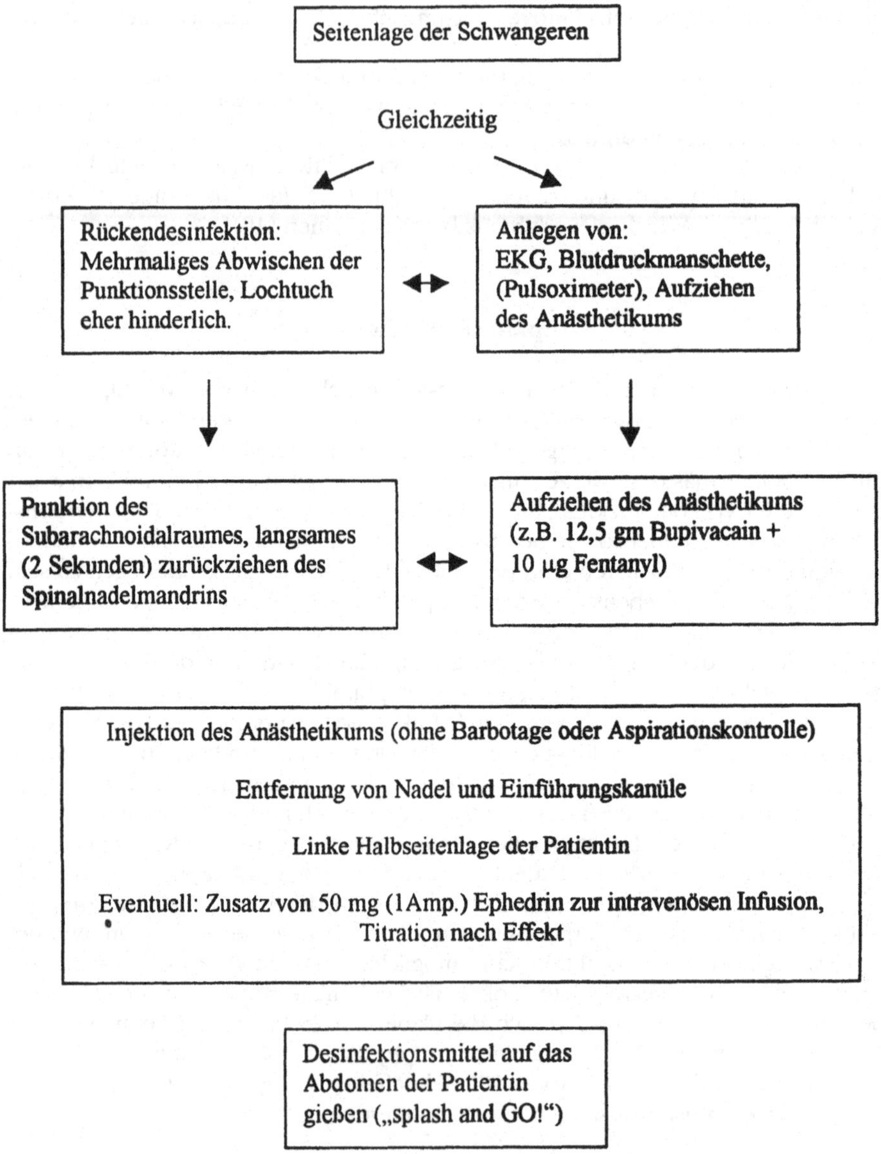

```
                    ┌─────────────────────────────┐
                    │ Seitenlage der Schwangeren  │
                    └─────────────────────────────┘

                           Gleichzeitig
```

┌─────────────────────────────┐   ┌─────────────────────────────┐
│ Rückendesinfektion: │   │ Anlegen von: │
│ Mehrmaliges Abwischen der   │ ◄──►   │ EKG, Blutdruckmanschette,   │
│ Punktionsstelle, Lochtuch   │   │ (Pulsoximeter), Aufziehen   │
│ eher hinderlich.   │   │ des Anästhetikums   │
└─────────────────────────────┘   └─────────────────────────────┘

┌─────────────────────────────┐   ┌─────────────────────────────┐
│ Punktion des   │   │ Aufziehen des Anästhetikums │
│ Subarachnoidalraumes, langsames │ ◄──► │ (z.B. 12,5 gm Bupivacain + │
│ (2 Sekunden) zurückziehen des │   │ 10 µg Fentanyl)   │
│ Spinalnadelmandrins   │   │   │
└─────────────────────────────┘   └─────────────────────────────┘

┌───┐
│ Injektion des Anästhetikums (ohne Barbotage oder Aspirationskontrolle) │
│   │
│ Entfernung von Nadel und Einführungskanüle   │
│   │
│ Linke Halbseitenlage der Patientin   │
│   │
│ Eventuell: Zusatz von 50 mg (1 Amp.) Ephedrin zur intravenösen Infusion, │
│ Titration nach Effekt   │
└───┘

┌─────────────────────────────┐
│ Desinfektionsmittel auf das │
│ Abdomen der Patientin   │
│ gießen („splash and GO!")   │
└─────────────────────────────┘

Abb. 43. Ablauf der Spinalanästhesie zur Notfallsektio

Möglichkeit der Anreicherung im Feten („ion trapping", siehe Kapitel: Lokalanästhetika) zu vermeiden. Ideal für diese Indikation ist das 3%ige 2-Chloroprocain. Diese Esterverbindung wird so schnell von Plasmaesterasen im Blut der Mutter abgebaut, daß praktisch keine transplazentare Passage zustandekommt. Leider ist diese Substanz in Deutschland und Österreich nur schwer zu besorgen, so daß bei dringlicher Indikation oft auf Lidicain zurückgegriffen werden muß. Eine mögliche Alternative stellt das 0,75%ige Ropivacain dar (29). Durch seine hohe Konzentration

Tabelle 23. pH-Anpassung der Lokalanästhetika

1 ml Natriumbikarbonat 8,4% zu:
10 ml 2% Lidocain
10 ml 2% Mepivacain
10 ml 3% 2-Chloroprocain
nur 0,1 ml 8,4%iges Na-Bic zu 10 ml 0,5% Bupivacain (fällt leicht aus)

kann man einen rascheren Wirkeintritt erzielen. Eine sehr ausgeprägten Hypotension und eine intensive motorische Blockade sollte jedoch bedacht werden.

Eine Alkalinisierung oder pH-Anpassung mit Natriumbikarbonat nähert den Lösungs-pH dem pKa des Medikaments an. Dies erhöht die ungeladene, nichtionisierte, fettlösliche Fraktion des Lokalanästhetikums und beschleunigt dadurch seinen Wirkeintritt.

Tabelle 24. Lokalanästhetika zu Kaiserschnittgeburt in Epiduralanästhesie

	Menge in ml	Nachdosierungs- intervall (min)	Maximaldosis (mg/kg)
Lidocain 2%	18–25	45–60	4 (7 + Adr.)
Mepivacain 2%	18–25	45–60	4 (7 + Adr.)
Bupivacain 0,5%	20–27	60–90	2,5 (3,2 + Adr.)
Etidocain 1,5%	16–25	90	8 + Adr.
2-Chloroprocain 3%	18–25	15–25	11
Ropivacain 0,5%	20–27	60–90	?
Ropicvacain 0,75%	15–25	90	?

Tabelle 25. Epidurale Opioide

Opioid	Epidurale Dosis	Opioid	Epidurale Dosis
Fentanyl	50–100 μg	Morphin*	3–5 mg
Sufentanil	10–30 μg	Pethidin*	50 mg

* Zu achten ist auf die Verwendung konservierungsstoffreier Präparationen

Uterotonika, Antibiotika bei Spinal/Epiduralanästhesie

Nach Abnabelung erfolgt die Gabe von intravenösem Oxytocin. Einem intravenösen Bolus von 3–5 IE folgt die Infusion mit 60 bis 120 IE pro Stunde. Die Antibiotika-Prophylaxe zur Kaiserschnittentbindung wird viel diskutiert. Ihre Effektivität zur Verhinderung der puerperalen Endometritis für spezielle Risikopatientinnen (prolongierte Wehen [>12 hr], z. N. Blasensprung, mehrfache Vaginaluntersuchungen) ist relativ gut belegt (31). Eine Gabe von Antibiotika in mehreren Dosen sowie die Kombination verschiedener Antibiotika hat gegenüber der „singledose" Prophylaxe (Cefazolin and Cephalotin) keine Vorteile. In zeitlicher Hinsicht ist die Verabreichung nach Abnabelung (versus Gabe vor Hautinzision) ausreichend.

Kombinierte Epidural/Spinal-Anästhesie und kontinuierliche Spinalanästhesie

Die kombinierte Epidural/Spinal-Anästhesie verbindet den Vorteil des raschen Wirkeintritts mit der Möglichkeit zur Nachdosierung und der postoperativen Schmerztherapie durch den gleichzeitig angelegten Epiduralkatheter. Bei entsprechender Organisation des Operationsablaufes bietet der einfache Subarachnoidalblock eine chirurgische Anästhesiedauer, welche auch unter erschwerten chirurgischen Bedingungen ausreicht. Die kontinuierliche Spinalanästhesie ist aufgrund der langsamen Aufdosierung (dünner Katheter) keine Methode für eine Notsektio. Die postoperative Nutzung eines Spinalkatheters kommt derzeit nur in Ausnahmefällen zur Anwendung.

Allgemeinanästhesie

Der wesentliche Vorteil einer Allgemeinanästhesie liegt in der raschen Narkoseeinleitung und der guten Steuerbarkeit der Narkosetiefe. Wesentliche Nachteile sind das Risiko der pulmonalen Aspiration oder Intubationsschwierigkeiten. Das Aspirationssyndrom wurde 1946 von Mendelson beschrieben (32). Bis heute wird die Aspiration als führende Ursache anästhesiebedingter Morbidität und Mortalität angesehen (33). (Siehe auch „Kapitel D. Komplikationen der geburtshilflichen Anästhesie".) Vor dem Beginn jeder Allgemeinanästhesie sollte an die Möglichkeit einer Regurgitation von Mageninhalt und an die Möglichkeit von Intubationsschwierigkeiten gedacht werden (siehe Kapitel: alternatives Atemwegsmanagement).

Adäquate Präoxygenierung ist essentiell. Alternativ zur traditionellen Präoxygenierung über 3 bis 5 Minuten kann durch vier maximale Atemzüge eine ausreichende Denitrogenierung erreicht werden (34).

Zur Narkoseeinleitung haben sich Thiopental und Propofol bewährt. Bei Risikopatientinnen kann die Einleitung auch mit Etomidate durchgeführt werden. Bei Verwendung von Propofol sollte der ausgeprägte hypotensive Effekt bedacht und gegebenenfalls frühzeitig behandelt werden. Wegen der Gefahr der pulmonalen Aspiration wird immer eine Ileus-Einleitung durchgeführt. Der Krikoiddruck muß beibehalten werden, bis die korrekte Lage des endotrachealen Tubus verifiziert ist. Zur Muskelrelaxierung ist Succinylcholin in einer Dosierung von 1,5 mg/kg am be-

Tabelle 26. Allgemeiner Ablauf einer Sektio in Allgemeinanästhesie

Vorbereitungen	H2-Rezeptor Antagonist IV (2 hr vor Sektio) oder Metoclopramid 10 mg IV (10–30 min vor Sektio) Na-Zitrat 30 ml PO Halbseitenlagerung nach links Denitrogenierung (4 max. Atemzüge)
Einleitung	Thiopental (4 mg/kg) und Succinylcholin (1,5 mg/kg) Krikoiddruck
Aufrechterhaltung (siehe Tabelle 27. *Medikamente*)	Isoflurane (ca. 0,5 Vol %, end-exspiratorisch) Lachgas / Sauerstoff

sten geeignet. Bei Schwangeren kommt es nach Succinylcholingabe relativ selten zu Muskelfaszikulationen oder Muskelschmerzen, jedoch zu einem Anstieg des intragastralen Druckes (35). Dem erhöhten Plasmavolumen der Schwangeren wird durch die leicht erhöhte Succinylcholindosis von 1,5 mg/kg Rechnung getragen (36). Alternativ könen Mivacurium oder Rocuronium verwendet werden.

Die Narkose sollte so gestaltet werden, daß eine adäquate Hypnose und Analgesie für die Mutter bei gleichzeitig minimaler fetaler Medikamentenexpoition gewährleistet wird. Wird nach Narkoseeinleitung kein halogeniertes Inhalationsanästhetikum verabreicht, so steigt das Risiko des intraoperativen Bewußtseins („recall") proportional zur Zeitdauer zwischen Narkosebeginn und Abnabelung (37). Die Aufrechterhaltung der Narkose lediglich mit einem 50%igem Sauerstoff-Lachgas-Gemisch kann daher nicht empfohlen werden. Durch die Verwendung eines halogenierten Inhalationsanästhetikums kann die Möglichkeit des intraoperativen „recalls" minimiert werden (38).

Nach der Entbindung (Abnabelung) wird Oxytocin (siehe oben) zur Unterstützung der Uteruskontraktion verabreicht. Die Narkose wird mit Inhalationsanästhetika weitergeführt. Die tokolytische Wirkung der halogenierten Inhalationsanästhetika ist zu berücksichtigen. Bei Anzeichen mangelnder Uteruskontraktion sollte auf eine intravenöse Anästhesieform übergegangen werden (z. B. Propofol/Fentanyl/Lachgas/Sauerstoff).

Vor der Extubation muß wegen der Aspirationsgefahr darauf geachtet werden, daß die protektiven Atemwegsreflexe voll ausgeprägt sind. Bei Relaxansüberhang muß antagonisiert werden.

Tabelle 27. Medikamente bei Sektio in Allgemeinanästhesie

Einleitungsanästhetika			
Thiopental	4 mg/kg	Etomidat	0,3 mg/kg
Ketamin	1 mg/kg	Popofol 2,5 mg/kg	

Muskelrelaxantien			
Einleitung:		*Aufrechterhaltung:*	
Succinylcholin	1,5 mg/kg	Nondepolarizer (z. B. Atracurium,	
Mivacurium	2,5 mg/kg	Rocuronium, Mivacurium Inf.)	
Rocuronium	1,4 mg/kg		

Volatile Anästhetika

Lachgas/Sauerstoff 50%,
Nach Entbindung: 70% Lachgas
Halogenierte Inhalationsanästhetika
(Halothan, Isofluran, Sevofluran)
– Vor Entbindung   0,5 MAC (exspiratorische Konz.)
– Nach Entbindung   0,5 MAC (bei mangelhafter Uteruskontraktion auf
                    IV Anästhesieumsteigen)

Adjuvantien

Nach Entbindung:	
Fentanyl	0,1 mg
oder Sufentanyl	10 bis 20 µg
Oxytocin	3–5 IE IV, dann 60-120 IE/hr
Antibiotikum	z. B. Cefazolin (Indikation siehe Text)

Postoperative Schmerztherapie

Die postoperative Analgesie ist ein wesentlicher Bestandteil des Gesundungsprozesses nach Kaiserschnittgeburt und ermöglicht die unbehinderte Beschäftigung der Mutter mit ihrem Kind (39). Besonders indiziert ist die adäquate postoperative Analgesie bei der schwangerschaftsassoziierten Hypertonie. Die schmerzbedingte Sympathikusaktivierung kann bei diesen Krankheitsbildern hypertensive Phasen unterhalten.

Die postoperative Analgesie sollte auf die Bedürfnisse der Patientin abgestimmt und gegebenenfalls modifiziert werden. Die subjektive Schmerzempfindung nach Kaiserschnittgeburt variiert stark. Die Ursache postoperativer Schmerzen kann auch vielfältig sein. Oft empfinden Patientinnen die postoperative Darmatonie als wesentlich unangenehmer als den eigentlichen Wundschmerz. Aus der Vielfalt der möglichen Analgesieformen sollen einige wichtige Möglichkeiten tabellarisch angeführt werden. Die verwendeten Medikmente und deren pharmakologische Eigenschaften werden eingehend in der Sektion Grundlagen besprochen.

Tabelle 28. Postoperative Analgesie nach Kaiserschnittgeburt

Wundinfiltration	Infiltration der Wundränder mit 0,25% Bupivacain intraoperativ Effekt: Postoperative Wundanalgesie 2–3 hr

Spinale Analgesie	Bei Spinalanästhesie:
	– Morphin 0,2–0,5 mg (konservierungsmittelfrei)
	  Effekt: postoperative Analgesie 16–24 hr
	– Pethidin 10 mg (konservierungsmittelfrei)
	  Effekt: postoperative Analgesie 5–6 hr
	– Fentanyl 10–20 µg oder Sufentanil 5 bis 10 µg
	  Effekt: postoperative Analgesie 3 hr

KPDA*	– Bupivacain 0,125 % bis 0,25%
	– Ropivacain 0,1% bis 0,2%
	  In Kombination mit epiduralem Fentanyl (2-5 µg/ml)
	  oder epiduralem Sufentanil (1 µg/ml)

PO Schmerztherapie	– Diclofenac

Intravenöse PCA		Bolus	Lockout
	Fentanyl	10 µg	10 min
	Piritramid	2,5 gm	15 min

* Kontinuierliche Peridurale Analgesie

Literatur

1. Lussos SA, Datta S (1992) Anesthesia for cesarean delivery Part I: general considerations and spinal anesthesia. Int J Obstet Anesth 1: 72
2. Lussos SA, Datta S (1993) Anesthesia for cesarean delivery Part II: epidural anesthesia, intrathecal and epidural opioids, venous air embolism. Int J Obstet Anesth 2: 109
3. Lussos SA, Datta S (1993) Anesthesia for cesarean delivery. Part III: General anesthesie. Int J Obstet Anesth 2: 109
4. Keohane M (1996) Patient comfort: spinal versus epidural anesthesia dor cesarean section [letter; comment] Anesth Analg 82: 219
5. Kelly MC, Fitzpatrick KT, Hill DA (1996) Respiratory effects of spinal anaesthesia for cesarean section. Anaesthesia 51 (12): 1120–1122

6. Yun E, Topulos GP, Body SC, Datta S, Bader AM (1996) Pulmonary function changes during epidural anesthesia for cesarean delivery. Anesth Analg 82(4): 750–753

7. Dewan DM, Floyd HM, Thistlewood JM, Bogard TD, Spielman FJ (1985) Sodium citrate pretreatment in elective cesarean section patients. Anesth Analg 64(1): 34–37

8. Manchikanti L, Grow JB, Colliver JA, Hadley CH, Hohlbein LJ (1985) Bicitra (sodium citrate) and metoclopramide in outpatient anesthesia for prophylaxis against aspiration pneumonitis. Anesthesiology 63(4): 378–384

9. Gajraj NM, Victory RA, Pace NA, Van Elstraete AC, Wallace DH (1993) Comparison of an ephedrine infusion with crystalloid administration for prevention of hypotension during spinal anesthesia Anesth Analg 76(5): 1023–1026

10. Taivainen T (1991) Comparison of ephedrine and etilefrine for the treatment of arterial hypotension during spinal anaesthesia in elderly patients. Acta Anaesth Scand 35 (2): 164–169

11. Karinen J, Räsänen J, Alahuhta S, Jouppila R, Jouppila P (1995) Haemodynamic state during spinal anaesthesia for caesarean section. Br J Anaesth 75 (5): 531–535

12. Thomas DG, Robson SC, Redfern N, Hughes D, Boys RJ (1996) Randomized trial of bolus phenylephrine or ephedrine for maintenance of arterial pressure during spinal anaesthesia for cesarean section. Br J Anaesth 76 (1): 61–65

13. Vercauteren MP, Hoffmann V, Coppejans HC, Van Steenberge AL, Adriaensen HA (1996) Hydroxyethylstarch compared with modified gelatin as volume preload before spinal anaesthesia for Caesarean section. Br J Anaesth76 (5): 731–733

14. Park GE, Hauch MA, Curlin F, Datta S, Bader AM (1996) The effects of varying volumes of crystalloid administration before cesarean delivery on maternal hemodynamics and colloid osmotic pressure. Anesth Analg 83 (2): 299–303

15. Marx GF, Mateo CV (1971) Effects of different oxygen concentrations during general anesthesia for elective cesarean section. Can Anaesth Soc J 18 (6): 587–593

16. Ratra CK, Badola RP, Bhargava KP (1972) A study of factors concerned in emesis during spinal anesthesia. Br J Anaesth 44: 208.

17. Wang YP, Cheng YJ, Fan SZ, Liu CC, Shih RL (1996) Conscious sedation by low dose propofol infusion during spinal anesthesia for cesarean section [see comments]. Acta Anaesthesiol Sin 34 (3): 117–121

18. Fung BK, Gislefoss AJ, Ho ES (1992) The sedative effect of intrvenous inlection of low dose midazolam during spinal anesthesia in cesarean section. Ma Tsui Hsueh Chi 30: 159–162

19. Riley ET, Cohen SE, Macario A, Desai JB, Ratner EF (1995) Spinal versus epidural anesthesia for cesarean section: a comparison of time efficiency, costs, charges, and complications. Anesth Analg 80: 709–712

20. Lussos A (1997) Anästhesie bei Sectio caesarea. In: Datta S (eds) Anästhesie in der Geburtshilfe.Ullstein Mosby

21. Huang JS, I YY, Tung CC, Chou P (1993) Comparison between the effects of epidural and spinal anesthesia for selective cesarean section. Chung Hua I Hsueh Tsa Chih (Taipei) 51: 40–47

22. Rawal N, Schollin J, Weström G (1988) Epidural versus combined spinal epidural block for cesarean section. Acta Anaesth Scand 32: 61–65

23. Brizgys RV et al (1987) Incidence and neonatal effects of maternal hypotension during epidural anesthesia for cesarean section. Anesthesiology 67: 782–786

24. Fong J, Gurewitsch ED, Press RA, Gomillion MC, Volpe L (1996) Prevention of maternal hypotension by epidural administration of ephedrine sulfate during lumbar epidural anesthesia for ceasarean section. Am J Obstet Gynecol 175: 985–990

25. Casey WF, Smith CE, Katz JM, OíLoughlin K, Weeks SK (1988) Intravenous meperidine for control of shivering during caesarean section under epidural anaesthesia. Can J Anaesth 135: 128–133

26. Sessler DI, Ponte J (1992) Shivering during epidural anesthesia. Anesthesiology 72 (5): 816–821

27. Casey WF, Smith CE, Katz JM, OíLoughlin K, Weeks SK (1988) Intravenous meperidine for

control of shivering during caesarean section under epidural anaesthesia. Can J Anaesth 35: 128–133

28. Liu WH, Luxton MC (1991) The effect of prophylactic fentanyl on shivering in elective cesarean section under epidural analgesia. Anaesthesia 46: 344–348

29. Morton CP et al (1997) Ropivacaine 0.75% for extradural anaesthesia in elective cesarean section: an open clinical and pharmacokinetic study in mother and neonate. Br J Anaesth 79 (1): 3–8

30. DiFazio CA et al (1986) Comparison of pH-adjusted solutions for epidural anaesthesia. Anest Analg 65: 760–764

31. Roex AJ, Puyenbroeck JI, MacLaren DM, van Geijn HP, Arts NF (1997) A randomized trial of prophylaxis in cesarean section: maternal morbidity, risk factor and bacteriological changes. Br J Anaesth 79 (1): 3–8

32. Mendelson CL (1946) The aspiration of stomach contents into the lungs during obstetric anesthesia. Am J Obstet Gynecol 52: 191

33. Hawkins JL, Koonin LM, Palmer SK, Gibbs CP (1997) Anesthesia-related deaths during obstetric delivery in the United States, 1979–1990. Anesthesiology 86: 277–284

34. Norris MC, Dewan DM (1985) Präoxygenation for cesarean section: a comparison of two techniques. Anesthesiology 62: 287–289

35. Lussos SA, Datta S (1993) Anesthesia for Cesarean delivery. Part III: General Anesthesie. Int J Obstet Anesth 2: 109

36. Leighton BL et al (1986) Succinylcholine pharmacodynamics in peripartum patients. Anesthesiology 64: 202–205

37. Crawford JS (1971) Awareness during operative obstetrics under general anesthesia. Br J Anesth 43: 179–182

38. Moir DD (1970) Anaesthesia for cesarean section: an evaluation of a method using low concentrations of halothane and 50 percent of oxygen. Br J Anesth 42: 136–142

39. Hirose M, Hara Y, Hosokawa T, Tanaka Y (1996) The effect of postoperative analgesia with continuous epidural bupivacaine after cesarean section on the amount of breast feeding and infant weight gain. Anesth Analg 82 (6): 1166–1169

4. Anästhesie für peripartale Notfallsituationen

Auf einen Blick

– Mit den Begriffen „fetaler Distress" oder „Asphyxie" werden Zustände beschrieben, welche mit fetaler Sauerstoffarmut einhergehen. Es muß zwischen partiellem und vollständigem Abbruch des fetalen Gasaustauschs unterschieden werden.

– Klinische Diagnosen, welche mit einem vollständigen Abbruch des Sauerstoffaustauschs einhergehen können, sind die Schulterdystokie, die Abruptio placentae, die Uterusruptur und der Nabelschnurvorfall mit kompletter Nabelschnurkompression.

Einleitung

Das optimale Managment einer fetalen Notfallsituation erfordert die enge Zusammenarbeit des gesamten Kreißsaalteams. Viele Notfallsituationen im weiteren Sinne erlauben eine relativ flexible Gestaltung der Behandlung. In den seltenen absoluten Notfällen müssen die erforderlichen Schritte jedoch nach einem abgestimmten Schema ablaufen, um die effiziente Versorgung der Schwangeren und des Feten gewährleisten zu können. Problematisch ist oft schon die Diagnose einer absoluten Notfallsituation, da es derzeit noch keinen unbedingt verläßlichen fetalen Überwachungsparameter mit exakter prognostischer Aussagekraft gibt. Ferner erschwert die relativ weitläufige Diagnosestellung, wie zum Beispiel „pathologisches CTG" oder „fetaler Distress", die Kommunikation zwischen Geburtshelfern, Hebammen und Anästhesisten. In diesem Kapitel soll deshalb nicht nur auf die anästhesiologische Betreuung in fetalen Notfallsituationen, sondern auch auf die Pathophysiologie und die begrifflichen Zuordnungen eingegangen werden. Durch das Verständnis der einzelnen geburtshilflichen Notfalldiagnosen wird dem Anästhesisten die Einschätzung der klinischen Situation und die Planung der erforderlichen Schritte vereinfacht.

Begriffsdefinitionen

Das zentrale Element verschiedener fetaler Notfallsituationen ist der Sauerstoffmangel, welcher je nach Ausprägung und Dauer zu einer Schädigung verschiedener Organe, vor allem aber des Zentralnervensystems führen kann. Der Begriff „fetaler Distress" wird vor allem in der amerikanischen Literatur gebraucht, um den kritischen Zustand zu beschreiben, welcher durch einen Sauerstoffmangel oder gar ein Sistieren der Sauerstoffzufuhr beim Feten ausgelöst wird. Parer und Livingston (1) haben den Begriff „fetaler Distress" von der Pathophysiologie her wie folgt definiert: „Fetaler Distress ist eine progressive fetale Asphyxie, welche, wenn nicht korrigiert, zu einer einer Dekompensation der physiologischen Adaptationsmechanismen (Umverteilung des Blutflusses zur Aufrechterhaltung der Oxygenation lebenswichtiger Organe) führt und eine irreversible ZNS-Schädigung oder den Tod zur Folge hat."

Diese relativ komplizierte Definition wird dadurch erschwert, daß ein weiteres schlecht umrissenes Fremdwort, nämlich die Asphyxie, integriert ist. Das Wort

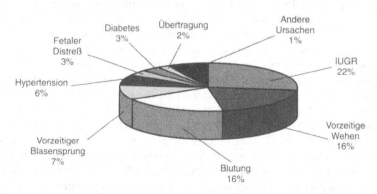

Abb. 44. Perinatale Sterblichkeit und geburtshilfliche Diagnose (Newton et al [1987] Am J Perinatol 4: 300–304)

Asphyxie leitet sich vom griechischen Wort „asphyktos" ab, welches wörtlich über-
setzt „pulslos" heißt. Im medizinischen Wörterbuch wird Asphyxie als Zustand beschrieben, der durch das Fehlen von Sauerstoff in der Inspirationsluft ausgelöst
wird und ein drohendes oder tatsächliches Sistieren des Lebens zur Folge hat.

Der Begriff „Asphyxie" wird manchmal auch synonym zu dem Begriff „Zerebralparese" gebraucht. Die „Zerebralparese" ist nach heutigem Verständnis jedoch
eine eigenständige Diagnose und wird als „nicht-progrediente Erkrankung des
Zentralnervensystems, welche seit der Geburt besteht und eine motorischen Funktionseinschränkung verschiedenen Ausmaßes beinhaltet", definiert. Die Zerebralparese muß nicht mit einer geistigen Retardierung vergesellschaftet sein. Früheren
Berichten zufolge war die Zerebralparese die Folge eines Geburtstraumas. Heute
weiß man jedoch, daß nur etwa 8 bis 10% der Zerebralparesen die Folge eines peripartalen Ereignisses sind (3).

Mit dem Begriff „fetaler Distress" oder „Asphyxie" wird also ganz allgemein ein
Zustand fetaler Gefährdung beschrieben. Das pathophysiologische Korrelat ist die
Sauerstoffarmut des Feten.

Die Diagnose stützt sich meist auf intrapartal erhobene Befunde (z. B. pathologisches CTG oder eine pathologische Mikroblutuntersuchung). Für das therapeutische Vorgehen ist eine Abklärung der Ursache (z. B. Nabelschnurvorfall oder Uterusruptur) von großem Vorteil, wenngleich auch nicht immer möglich.

Pathophysiologie und intrapartale Diagnose einer „fetalen Gefährdung"

Der physiologische Ablauf der Wehen geht mit kurzfristigen Minderdurchblutun-
gen der fetoplazentaren Einheit während der Uteruskontraktionen einher. Diese intermittierende Unterbrechung der fetalen Sauerstoffzufuhr wird jedoch vom gesunden Feten gut verkraftet. Der relativ niedrige umbilikalvenöse Sauerstoffpartialdruck von 28 bis 30 mm Hg wird durch die erhöhte fetale Hämoglobinkonzentration und die hohe Herzfrequenz von 120 bis 160 spm ausgeglichen. Der physiologische Streß der Geburt findet seinen Ausdruck auch in der gemischten respiratorischen und metabolischen Azidose des Neugeborenen. Ein normaler pH-
Wert bei Geburt ist 7,2 (SD± 0,08) und das normale Basendefizit etwa 8 mmol/L
(SD± 4,0). Daraus errechnet sich ein CO_2-Partialdruck von 49 mm Hg (4). Neurologische Komplikationen scheinen beim Neugeborenen allerdings nur mit einer
schweren metabolischen Azidose und nicht mit einer respiratorischen Azidose assoziiert zu sein (5). Eine fetale Gefährdung ist durch das Andauern der Sauerstoff-
minderversorgung charakterisiert. Dafür kommen theoretisch fünf Ursachen in
Betracht (siehe Tabelle 29 Mögliche Ursachen für die Geburtsasphyxie).

Der Schweregrad der Schädigung ist abhängig von der Länge und dem Grad der
verminderten Sauerstoffzufuhr. Eine plötzliche dramatische Reduktion kann innerhalb von zehn Minuten tödlich sein. Eine langsamen Reduktion des Sauerstof-
fangebotes kann der Fetus über einige Zeit ohne bleibenden Schaden tolerieren.
Diese Erkenntnisse stammen von Untersuchungen an Affen-Babies. Myers (6) zeigte,
daß sich nach kompletter Unterbindung der fetalen Sauerstoffzufuhr eine respiratorische und metabolische Azidose sehr rasch einstellt. Nach zehn Minuten Sauer-
stoffentzug überlebten keine der Versuchsaffen neurologisch intakt. Die Ausprägung
der resultierenden Schädigung des Nervensystems war allerdings sehr variabel.

Tabelle 29. Mögliche Ursachen für die Geburtsasphyxie

Mögliche Ursachen für die Geburtsasphyxie

- Unterbrechung des umbilikalen Blutflusses (z. B. Nabelschnurkompression)
- Unterbrechung des plazentaren Gasaustausches (z. B. Abruptio placentae)
- Die inadäquate Perfusion der mütterlichen Plazentaseite (z. B. schwere Hypotension der Mutter)
- Vorgeschädigter Fetus mit eingeschränkten Adaptionsmechanismen (z.B. fetale Anämie oder fetale Wachstumsretardierung)
- Probleme mit der Lungenventilation oder -perfusion unmittelbar nach der Geburt (z. B. Mekoniumaspirationssyndrom).

Beim Eintreten eines Sauerstoffmangels durchläuft der fetale Organismus eine Reihe von charakteristischen kardiopulmonalen Veränderungen. Diese sind durch Reanimationsmaßnahmen potentiell reversibel und stellen primär Kompensationsvorgänge dar, welche bei kompletter Sauerstoffunterbindung allerdings bald in eine komplette kardiopulmonale Dekompensation münden.

Das Herzzeitvolumen bleibt über eine gewisse Zeit aufrechterhalten. Die Verteilung der Organdurchblutung verändert sich allerdings zugunsten der Perfusion lebenswichtiger Organe wie Herz und Gehirn. Durch diese Umverteilung kommt es zunächst zu einem Anstieg des aortalen Blutdrucks und einer reflektorischen Bradykardie. Der zentralvenöse Blutdruck steigt als Folge der pulmonalen Hypertonie und Konstriktion der venösen Kapazitätsgefäße, fällt aber bei anhaltender Hypoxie aufgrund der sich einstellenden Myokardschädigung wieder ab. Am Anfang einer Asphyxie beobachtet man sehr lebhafte Atembewegungen, welche durch zunehmende Schädigung des Atemzentrums abflachen und dann sistieren.

Die Kenntnis dieses pathophysiologischen Hintergrundes ist vor allem auch bei der Planung der Wiederbelebungsmaßnahmen nach der Geburt wichtig (siehe Kapitel G: Versorgung des Neugeborenen).

Die intrapartale Diagnose einer fetalen Gefährdung wird dadurch erschwert, daß die herkömmlichen Methoden nur indirekte Anhaltspunkte für eine fetale Gefährdung liefern. Der Schweregrad einer Asphyxie sowie der zeitliche Ablauf lassen sich kaum voraussagen. Besorgniserregende CTG-Muster sind die eingeschränkte Oszillationsbreite, späte oder variable Dezelerationen oder eine ausgeprägte fetale Tachykardie (siehe auch KapitelA.I.3 : Fetales Monitoring). Oft wird eine Mikroblutuntersuchung als zusätzliche Information herangezogen. Ein intrapartal erhobener pH-Wert von 7,25 wird als normal angesehen, während Werte unter 7,20 zumeist mit einer fetalen Gefährdung assoziiert werden. Neuere Arbeiten deuten jedoch darauf hin, daß eine unmittelbare Gefährdung des reifen Feten üblicherweise erst ab einem pH-Wert unter 7,0 zu erwarten ist oder wenn die Azidose eine ausgeprägte metabolische Komponente aufweist (7, 8). Der nach der Geburt erhobene Untersuchungsbefund, vor allem aber die neurologische Verlaufsbeurteilung in den ersten 24 Stunden nach der Geburt geben dann wichtige Hinweise auf die Langzeitprognose des Feten (9). Die Laktatbestimmung bringt keine entscheidenden Vorteile im Vergleich zur herkömmlichen Mikroblutuntersuchung (MBU) (10). Neuere Überwachungsmethoden wie die fetale Pulsoxymetrie und die Nahinfrarotspektroskopie könnten in Zukunft zur Beurteilung der fetalen Gefährdung beitragen.

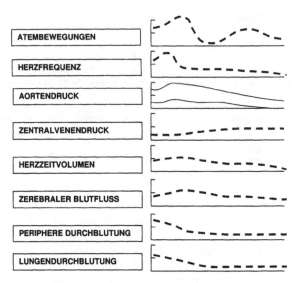

ATEMBEWEGUNGEN

HERZFREQUENZ

AORTENDRUCK

ZENTRALVENENDRUCK

HERZZEITVOLUMEN

ZEREBRALER BLUTFLUSS

PERIPHERE DURCHBLUTUNG

LUNGENDURCHBLUTUNG

Abb. 45. Kardiopulmonale Veränderungen des asphyktischen Fetus in der zeitlichen Sequenz (Dawes G [1989] Foetal and neonatal physiology. Chicago, Year Book, p 149)

Ausgewählte geburtshilfliche Notfallsituationen

Die Liste der geburtshilflichen Notfallsituationen ist sehr umfassend. Es gibt aber tatsächlich nur wenige Situationen, in denen ein vollständiges Sistieren der fetalen Sauerstoffversorgung anzunehmen ist. In diese Kategorie der fetalen Notfälle gehören der Nabelschnurvorfall mit kompletter Nabelschnurokklusion, die Schulterdystokie die ausgedehnte Uterusruptur und die massive präpartale Blutung mit mütterlicher Schocksymptomatik. Für diese Indikationen ist mit nur wenigen Ausnahmen die Intubationsnarkose den Regionalverfahren überlegen. Aus dem Verständnis der pathophysiologischen Zusammenhänge wird klar, daß in diesen Situationen nur etwa zehn Minuten bis zum Eintreten irreversibler Gehirnschäden vergehen. Vom Beginn der Asphyxie bis zur Diagnosestellung gehen aber je nach Situation bereits einige Minuten verloren. Der Anästhesist muß sein Vorgehen auf das geburtshilfliche Managment abstimmen und gegebenenfalls modifizieren. Für die Notsektio eignet sich in den meisten Fällen die Vollnarkose. Ihr Beginn ist rasch und zuverlässig. Die Spinalanästhesie kann praktisch gleich schnell chirurgische Bedingungen erzeugen. Voraussetzung dafür ist allerdings, daß die Spinalnadel gleich beim ersten Versuch absolut korrekt plaziert wird. Selbst der geübte Anästhesist muß aber manchmal durch technische Schwierigkeiten eine Zeiteinbuße in Kauf nehmen, welche im absoluten Notfall nur ausnahmsweise (z. B. zu erwartende Intubationsunmöglichkeit) zu vertreten ist.

Im folgenden wird auf die Intubationsnarkose zur Kaiserschnittgeburt bei Verdacht der akuten fetalen Anoxie (absolutes Fehlen von Sauerstoff) eingegangen. Das vorrangige Ziel der Kaiserschnittentbindung unter diesen Voraussetzungen ist die schnellstmögliche Entbindung (hier als „Notsektio" bezeichnet). Um die Dringlichkeit der Kaiserschnittgeburt besser abschätzen zu können hat Harris (11) ihre Indikation in drei Dringlichkeitsstufen (siehe Tabelle 30) eingeteilt:

Tabelle 30. Dringlichkeitskategorien der Kaiserschnittgeburt

Notsektio bei vermuteter fetaler Anoxie	Nabelschnurprolaps mit refraktärer Nabelschnurkompression Uterusruptur Massive Hämorrhagie der Mutter Prolongierte fetale Bradykardie Schulterdystokie mit fetaler Bradykardie
Dringliche Sektio mit Hinweisen auf fetale Gefährdung	Weichteildystokie ohne fetale Bradykardie Erfolgloser Versuch der Zangengeburt Aktive herpetische Läsionen bei geplatzter Fruchtblase Vorausgegangene klassische Sektio bei aktiven Wehen Nabelschnurvorfall ohne fetale Bradykardie
Sektio bei stabilem fetalen Zustand	Chronische Plazentainsuffizienz Abnormale fetale Präsentation bei geplazter Fruchtblase

Schulterdystokie

Die Schulterdystokie ist mit 0,15 bis 2,0% aller Geburten (12) ein seltenes Ereignis. Unter Schulterdystokie versteht man den Geburtsstillstand aufgrund einer Einklemmung der vorderen Schulter hinter der Symphyse.

Die Diagnose wird meist dann gestellt, wenn der Geburtshelfer bei der Entwicklung der vorderen Schulter Widerstand feststellt. Die Inzidenz der Schulterdystokie nimmt proportional mit dem Geburtsgewicht zu und beträgt etwa 1,7% für Neugeborene mit einem Gewicht > 4000 gm und über 10% bei einem Gebrtsgewicht über 4500 gm (13). Als Risikofaktoren für die Schulterdystokie gelten fortgeschrittenes Alter der Mutter, Übergewicht und Diabetes mellitus der Mutter oder fetale Makrosomie (15). Die Schulterdystokie ist mit einer hohen fetalen Morbidität und Mortalität assoziiert (16). Die fetale Gefährdung entsteht durch die Verzögerung im Abschluß der Geburt. Es ist bekannt, daß nach Geburt des führenden Kindesteiles der umbilikalarterielle pH-Wert um 0,04 Einheiten pro Minute fällt (17). Die Geburt muß daher innerhalb weniger Minuten vollendet werden, um fetale Azidose und eine mögliche neurologische Schädigung zu vermeiden. Plexusschäden und Knochenfrakturen (Humerus, Klavikula) sind nicht seltene fetale Komplikationen.

Zur Behandlung der Schulterdystokie werden verschiedene Manöver beschrieben (nach *McRoberts, Woods* oder *Zavanelli*). Eine großzügige Episiotomie und Fundusdruck werden empfohlen. Die geburtshilflichen Handgriffe erfordern teilweise auch eine intravaginale Manipulation der hinteren Schulter. Beim Zavanelli-Manöver wird versucht, den Kopf in die Vagina zu repositionieren, um dann den Feten mittels Kaiserschnitt zu entbinden.

Anästhesiologisches Vorgehen

Es ist offensichtlich, daß alle diese Maßnahmen nur bei Schwangeren unter ausreichender sakraler Anästhesie gelingen. Dieses Ziel kann durch Intensivierung einer vorbestehenden kontinuierlichen Periduralanästhesie oder Spinalanästhesie erreicht werden. Sollte dies nicht möglich sein, weil entweder kein Epidural- oder Spinalkatheter angelegt oder der vorbestehende Block so unzureichend ist, daß keine verbesserte Analgesiequalität innerhalb weniger Minuten erwartet werden kann, muß eine Vollnarkose mit Ileuseinleitung vorgenommen werden. Ist eine Vollnarkose wegen einer zu erwartenden Intubationsunmöglichkeit nicht vertretbar, muß eine Spinalanästhesie in Seitenlage versucht werden. Wichtig ist auch hier das Abstimmen der anästhesiologischen Maßnahmen auf das geburtshilfliche Vorgehen.

Präpartale Blutung

Als Ursache für eine präpartale Blutung werden hauptsächlich die vortzeitige Plazentalösung, die Plazenta praevia und die Uterusruptur in Betracht.

Eine vorzeitige Plazentalösung ist die Separation der Plazenta von ihrer uterinen Implantation nach der 20. Schwangerschaftswoche und vor der Entbindung. Die Gesamthäufigkeit liegt bei 1,5%, das Rezidivrisiko bei 9% (18). Die perinatale Mortalität dieser Diagnose ist mit etwa 25% hoch (19). Das typische klinische Symptom ist die schmerzhafte Vaginalblutung. Eine Plazentalösung kann sich jedoch auch ohne Blutung, als retroplazentares Hämatom , manifestieren. Weitere wichtige Symptome sind der fetale Distreß (60%), abnormale, hypertone Uteruskontraktionen (34%) und idiopathische vorzeitige Wehentätigkeit.

Von einer *Placenta praevia* spricht man, wenn die plazentare Implantationsstelle über oder nahe dem inneren Muttermund liegt. Man unterscheidet die vollständige (Abdeckung des gesamten Muttermundes), partielle (teilweise Abdeckung des Muttermundes) oder marginale Plazenta praevia. Risikofaktoren für die Placenta praevia sind Multiparität, die vorherige Sectio cesarea und Rauchen während der Schwangerschaft.

Eine andere Plazentaimplantationsanomalie ist das Einwachsen der Plazenta in tieferes Uterusgewebe. Je nach der Tiefe der Uteruseinwachsung wierden die *Placenta accreta, Placenta increta,* und die *Placenta percreta* (vollständiges Durchwachsen des Uterus) beschrieben. Die Häufigkeit diese Plazentaimplantationsanomalie nimmt bei vorbestehender Kaiserschnittgeburt zu. Ebenso wie die vorzeitige Plazentalösung ist die Placenta accreta eine wichtige Ursache für die perinatale Mortalität. Wenn Blutungen vor dem dritten Schwangerschaftstrimenon auftreten, wird die kindlich Sterblichkeit mit bis zu 67% beziffert (20).

Uterusruptur

Die Uterusruptur wird als koplette Separation der Uteruswand mit oder ohne Austreibung des Fetus definiert (21). Sie ist eine sehr seltene geburtshilfliche Notfallsituation (Inzidenz: 0,02% bis 0,08%) (22). Die Konsequenzen sind für Mutter und Fetus schwerwiegend. Die perinatale Sterblichkeit wird zwischen 8 und 58% geschätzt (23), während die Uterusruptur etwa 6% der gesamten Müttersterblickeit ausmacht, vor allem wegen des hohen Blutverlustes. Die meisten Patientinnen benötigen Bluttransfusionen, und eine Notfallhysterektomie muß bei etwa der Hälfte aller Patientinnen durchgeführt werden (24).

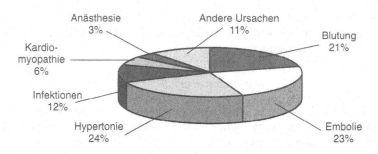

Abb. 46. Müttersterblichkeit, USA 1987–1990 (Berg et al [1996] Pregnancy-Related Mortality in the United States, 1987–1990. Obstet Gynecol 88: 161–167)

Tabelle 31. Risikofaktoren für die Uterusruptur

– Z.n. vorausgegangener Kaiserschnittgeburt	– Abruptio pacentae
– Oxytocininfusion	– Zangengeburt
– Parität > 4	– Wendung oder Extraktion bei Beckenendlage

Risikofaktoren und klinische Symptome der Uterusruptur sind in Tabellen 31 und 32 angeführt. Rodriguez et al (25) zeigten, daß das häufigste Symptom (81% der Patientinnen) ein sich rasch entwickelndes pathologisches CTG-Muster ist (meist variable Dezelerationen). Man beobachtet ferner eine uterine Hyperaktivität. Das einst als sine qua non angesehene Symptom „abdomineller Schmerz" konnte von Rodriquez nur bei 18% der Patientinnen beobachtet werden (20). Die Befürchtung, daß ein neuraxiales Anästhesieverfahren die Schmerzen bei Uterusruptur kaschieren könnte, ist nicht gerechtfertigt, da zum einen die Schmerzsymptomatik ein äußert unsicheres Zeichen ist und zum anderen Schmerzen, wenn sie auftreten, nur durch auffallend hohe Lokalanästhetikadosen kontrolliert werden können (26).

Tabelle 32. Symptome der Uterusruptur

– Fetaler Distress	– Rückverlagerung des vorangehenden Kindesteiles
– Abdominelle Schmerzen	– Veränderte uterine Kontur
– Vaginale Blutung	
– Uterine Hyperstimulation	

Anästhesiologisches Vorgehen

Die Uterusruptur ist ein ein plötzliches, unvorhersehbares Ereignis. In der Mehrzahl der Fälle ist sie mit fetaler Anoxie vergesellschaftet. Daraus leitet sich die Indikation zur Notsektio ab. Da sie auch meist mit signifikantem Volumenmangel einhergeht, ist ein Regionalanästhesieverfahren schlecht geeignet. Die bessere Steuerbarkeit der Narkosetiefe und das Sicherstellen der Atemwege bei hypotensionsbedingter Bewußtseinstrübung sind neben dem oben erwähnten Zeitfaktor entscheidende Argumente für eine Intubationsnarkose. Es sollte primär versucht werden, ausreichend venöse Zugänge zu schaffen. Im Falle des hypovolämen Schocks muß eventuell die Vena subclavia punktiert werden, wenn die Anlage periphervenöser

Zugäng wegen der generalisierten Vasokonstriktion nicht möglich ist. Bei massiven Blutverlusten sollte frühzeitig versucht werden, einer Hypothermie durch entsprechende Maßnahmen vorzubeugen.

Nabelschnurvorfall

Der Nabelschnurvorfall ist die augenscheinliche Ursache einer Nabelschnurkompression. Am CTG ist sie an den typischen variablen Dezelerationen erkennbar. Bei vollständiger Kompression kommt es auch zu einer prolongierten Bradykardie. Der Geburtshelfer kann versuchen, den führenden Kindesteil manuell oder durch retrograde Blasenfüllung zu heben um das Ausmaß der Kompression zu mindern. Ferner wird die manuelle Reposition der Nabelschnur beschrieben (27).

Anästhesiologisches Vorgehen

Der Nabelschnurvorfall ist eine klassische Indikation zur Notsektio. Die Dringlichkeit der Narkosebereitstellung richtet sich danach, ob die Nabelschnurkompression komplett oder inkomplett ist. Bei Nabelschnurvorfall mit prolongierter fetaler Bradykardie ist die Vollnarkose im Kreißsaalzimmer das Verfahren der Wahl.

Vollnarkose beim asphyktischen Feten

Die Narkose für eine Notsektio bei fetaler Gefährdung setzt vor allem eine gute Planung und Absprache zwischen Anästhesist, Anästhesiepflegepersonal und Geburtshelfer voraus. Da man bei jeder Vollnarkose, besonders aber bei der notfallmäßigen Anästhesie der Schwangeren, mit Intubations- oder Beatmungsproblemen rechnen muß, sollten alle Vorkehrungen für ein alternatives Atemwegsmanagment getroffen werden. Intubationsschwierigkeiten und die Aspiration sind nach wie vor die führenden Ursachen anästhesiebedingter Morbidität und Mortalität.

Narkosevorbereitung

Während der Narkosevorbereitung sollten alle Maßnahmen zur Behandlung der fetalen Gefährdung fortgeführt werden. Adäquate Lagerung der Patientin (Halbseitenlage zur Vermeidung eines aortokavalen Kompressionssyndroms, Trendelenburglagerung bei Nabelschnurkompression) und Sauerstofftherapie sind obligat. Je nach klinischer Situation kann die Behandlung mit Tokolytika (bzw. das Absetzen einer Oxytocintherapie) oder die Gabe von Symphatomimetika zur Blutdrucktherapie notwendig werden.

Durchführung der Vollnarkose

Bei der Durchführung der Vollnarkose gelten die im Kapitel Anästhesie für Kaiserschnitt dargelegten Prinzipien. Darüber hinaus sollte auf den raschen Ablauf geachtet werden. Zur Präoxygenierung genügen vier tiefe Atemzüge (28). Durch die verminderte funktionelle Residualkapazität bei der Schwangeren erzielt man bei dicht aufsitzender Maske auch so schon eine adäquate Denitrogenierung. Die

Vorbereitungen zum Kaiserschnitt sollten so verlaufen, daß zum Zeitpunkt des Hautschnittes die Intubation gerade abgeschlossen ist. Auf keinen Fall sollte der Anästhesist mit der Narkoseeineitung darauf warten, daß der Geburtshelfer mit dem Skalpell in der Hand bereitsteht, ein Vorgehen, welches bei der geplanten Sektion Grundregel ist, um lange Zeitspannen zwischen Narkoseeinleitung und Abnabelung zu vermeiden.

Studien zur Anästhesie für Notsektio

Klinische Studien zur Anästhesie für Notsektio leiden praktische alle unter der wenig präzisen Definition des Begriffes „Fetaler Distress" (29, 30). Tierexperimentelle Studien über den Effekt der Anästhetika auf das fetale Befinden bei partieller oder kompletter Nabelschnurkompression berufen sich meist auf Untersuchungen am schwangeren Schafe. Die Vollnarkose verbessert die fetale Asphyxie erwartungsgemäß nicht (31), stellt aber bei sehr kurzer Exposition (< 15 Minuten) auch keine weitere fetale Gefährdung dar (32). Ketamin scheint bezüglich Aufrechterhaltung der zerebralen Perfusion beim Feten Thiopental überlegen zu sein (33).

Tabelle 33. Ablauf einer Notsektio in Vollnarkose

Vorbereitungsphase

– Rasche Funktionsprüfung des Anästhesiegerätes (Sauerstoffzufuhr, Diskonnekt)
– 30 ml 0,3 M Natriumzitrat PO ist aus Zeitgründen meist nicht mehr sinnvoll
– Beurteilung der Atemwege der Patientin
– Rekrutierung von Personal
– Vorhandensein und Funktion aller Geräte für normales und alternatives Atemwegsmanagement sollte stets gewährleistet sein (Endotrachealer Tubus stets mit Führungsstab, mehrere Laryngoskope)
– Überprüfung der Patientenlagerung: Halbseitenlagerung, Oberkörper leicht angehoben
– Überprüfung der enoralen Absaugung (Yankauer-Ansatzstück, Sog vorhanden?)
– Überprüfung der Venenzugänge (mindestens ein gut funktionierender Venenzugang)
– Bereitstellung von Medikamenten (Pflegekraft, zweiter Anästhesist)
– Anlegen von Überwachungsmonitoren (Minimal: EKG, Blutdruckmanschette)
– Mitteilung des Anästhesiebeginns an Geburtshelfer und chirurgisches Pflegepersonal

Einleitung

– Präoxygenierung: Vier tiefe Atemzüge bei dicht aufsitzender Maske mit 100% Sauerstoff
– Ca. 2 min vor erwartetem Hautschnitt: Ketamin 1 bis 1,5 mg/kg oder Thiopental 4 mg/kg, gefolgt von Succinylcholin 1 bis 2mg/kg
– Mit Beginn der Narkoseeinleitung bis zur Verifikation der intratrachealen Tubuslage: Krikoiddruck durch Hilfsperson

Aufrechterhaltung

– Volatiles Anästhetikum, 100% Sauerstoff
– Nach der Abnabelung: Opiatgabe, Reduktion von FiO_2 und inspir. Konzentration des volatilen Anästhetikums
– Nachrelaxierung bei Bedarf mit nicht-depolarisierendem Muskelrelaxans (z. B. Atracurium 10 bis 20 mg oder Vecuronium 2 bis 4 mg)
– Überwachung des operativen Geschehens (Blutungverlust?)
– Uterotonikum nach der Abnabelung (z.B. Oxytocin 3 IE als langsamer IV Bolus gefolgt von kontinuierlicher Oxytocin-Infusion)
– Zusätzliche venöse Zugänge oder erweitertes Monitoring je nach Situation

Spinal- und Epiduralanästhesie bei fetalem Distress

Welche Anästhesieform bei geburtshilflichen Notfallsituationen gewählt wird hängt letztendlich von der klinischen Situation und der individuellen Erfahrung des Anästhesisten ab. In manchen Zentren werden Notsektionen prinzipiell in Vollnarkose durchgeführt, während andererorts auch bei Notsektionen die Spinalanästhesie bevorzugt wird. Das Vorgehen bei der Spinalanästhesie wird in Tabelle 34 dargestellt.

Tabelle 34. Notsektio in Spinalanästhesie

Vorbereitungsphase

- Rasche Funktionsprüfung des Anästhesiegerätes (Sauerstoffzufuhr, Diskonnekt)
- 30 ml 0,3 M Natriumzitrat PO, Beurteilung der Atemwege der Patientin
  Sauerstoff per Gesichtsmaske (2 bis 4 l/min)
- Beurteilung der Atemwege der Patientin
- Vorhandensein und Funktion aller Geräte für normales und alternatives Atemwegsmanagment sollte stets gewährleistet sein (endotrachealer Tubus stets mit Führungsstab, mehrere Laryngoskope)
- Seitenlagerung der Patientin, Kissen zwischen die Beine, bestmögliche Rundung des Rückens
- Hautdesinfektion durch Absprühen und Wischen mit steriler Kompresse (mehrmals)
  Simultan zur Hautdesinfektion: Anlegen von EKG und Blutdruckmanschette
- Aufziehen der Medikamente (z. B. 12,5 mg Bupivacain mit 10 mg Fentanyl)

Durchführung

- (Hautinfiltration mit Lidocain oder Procain)
- Punktion des Subarachnoidalraumes mit Führungsnadel, Spinalnadel 26 Ga oder größer
- Langsames (ca. 2 Sek.) Zurückziehen des Mandrins, siehe Kapitel Materialbeschreibung
- Injektion nach freier Liquordrainage ohne Barbotage
- Entfernen von Nadel und Führungsnadel und sofortige Halbseitenlagerung
- Sympathomimetikumzusatz zur intravenösen Infusion (z.B. 25 mg in 500 ml Ringer Laktat) und Titration nach Blutdruck
- Uterotonikum nach der Abnabelung (z. B. Oxytocin 3 IE als langsamer IV Bolus, gefolgt von kontinuierlicher Oxytocin-Infusion)
- Zusätzliche venöse Zugänge oder erweitertes Monitoring je nach Situation

Bei der Gebärenden mit laufender Periduralanalgesie kann bei entsprechendem zeitlichen Spielraum der Block zur Periduralanästhesie intensiviert werden. Dies ist ein sehr sicheres Verfahren, da der Epiduralkatheter in der Regel schon ausgetestet ist. Aus diesem Grunde sollte bei Risikopatientinnen (z. B. Frühgeburt) die Indikation zur Periduralanästhesie weitläufig gestellt werden. Der Anästhesist kann am Anästhesieverlaufsprotokoll und an der aktuellen Blockhöhe den Lokalanästhetikabedarf abschätzen. Es empfiehlt sich die fraktionierte Dosierung mit höher konzentrierten Lokalanästhetika, etwa 0,5%iges Bupivacain, 2%iges Lidocain oder 0,75%iges Ropivacain. Zusätzlich kann auch 50 bis 100 µg Fentanyl oder 5 bis 15 µg Sufentanil epidural appliziert werden. Zur Verkürzung des Wirkeintritts wird den Lokalanästhetika vielfach Bicarbonat beigemischt (siehe Kapitel Lokalanästhetika).

Tabelle 35. Aufdosieren bei vorbestehender Epiduralanästhesie

Vorbereitungsphase

- 30 ml 0,3 M Natriumzitrat PO
- Beurteilung der Atemwege der Patientin
- Rekrutierung von Personal
- Vorhandensein und Funktion aller Geräte für normales und alternatives Atemwegsmanagement sollte stets gewährleistet sein
- Endotrachealer Tubus stets mit Führungsstab, mehrere Laryngoskope
- Überprüfung der Patientenlagerung: Halbseitenlagerung, Oberkörper leicht angehoben
- Anlegen von Überwachungsmonitoren (Minimal: EKG, Blutdruckmanschette)

Durchführung

- Nach erneuter Testdosis (optional) Gabe von: (bei vorbestehenden Th 10 Anästhesieniveau)
- 10 ml 3% 2-Chloroprocain mit 1 ml 8,4% Bikarbonat (1ml auf 10 ml Chloroprocain) alternativ: 0,75% Ropivacain, 2% Lidocain (Cave: fetale Azidose)
- Erneute Dosierung von 5 ml 3% 2-Chloroprocain alle 15 Minuten

Allgemeine Behandlungsprinzipien bei fetalem Distreß

Bei fetalem Distress unklarer Ursache werden zunächst einige Maßnahmen getroffen, welche darauf abzielen, daß sich der Fetus in utero erholen kann. Zunächst sollte versucht werden, die Uteroplazentardurchblutung durch Lageveränderung zu normalisieren. Einer möglichen aortokavalen Kompression sollte dabei Beachtung geschenkt werden. Ein intravenöser Flüssigkeitsbolus und eventuell die Gabe eines Vasopressors ist beim Vorliegen einer Hypotension indiziert. Routinemäßig wird der Schwangeren auch Sauerstoff per Gesichtsmaske verabreicht. Bei uteriner Hyperstimulation muß eine Oxytocin-Infusion gestoppt und eventuell tokolytisch behandelt werden. Manche Geburtshelfer versuchen, eine mögliche intrauterine Nabelschnurkompression durch eine Amnioinfusion zu verbessern.

Tabelle 36. Allgemeine Maßnahmen bei fetalem Distress

- Optimierung der mütterlichen Lage (Aortocavale Kompression!)
- Sauerstoff per Gesichtsmaske
- Intravenöse Flüssigkeitsgabe, ggf. Sympathomimetikum bei Hypotension
- Oxytocin stoppen, ggf. Tokolyse, evtl. Amnioinfusion

Literatur

1. Parer JT, Livingston EG (1990) What is fetal distress? Am J Obstet Gynecol 162: 1421–1471
2. Newton ER, Kennedy JL Jr, Louis F, Cetrulo CL, Sbarra A, Feingold M (1987) Obstetric diagnosis and perinatal mortality. Am J Perinatol 4 (4): 300–304
3. Blair E, Stanley FJ (1988) Intrapartum asphyxia: a rare cause of cerebral palsy. J Pediatrics 122: 515–519
4. Sykes GS et al (1982) Do Apgar scores indicate asphyxia? Lancet 1494–1496
5. Low JA, Panagiotopulos C, Derrick EJ (1994) Newborn complications after intrapartum asphyxia with metabolic acidosis in the term fetus. Am J Obstet Gynecol 170: 1081–1087
6. Myer RE (1972) Two patterns of perinatal brain damage and their condition and occurence. Am J Obstet Gynecol 112: 246–276

7. Gilstrap LC, Leveno KJ, Burris J, Williams ML, Little BB (1989) Diagnosis of birth asphyxia on the basis of fetal pH, Apgar score, and newborn cerebral dysfunction. Am J Obstet Gynecol 161: 825–830

8. Nagel H, Vandenbussche F, Oepkes D, Jennekens-Schinkel A, Laan L, Gravenhost J (1995) Follow-up of children born with an umbilical arterial blood pH < 7. Am J Obstet Gynecol 173: 1758–1764

9. Low JA (1977) Intrapartum fetal asphyxia: definition, diagnosis, and classification. Am J Obstet Gynecol 176: 957–959

10. Nordström L, Ingemarsson I, Westgren M (1996) Fetal monitoring with lactate. Baillieres Clin Obstet Gynecol 10: 225–242

11. Harris AP (1990) Emergency cesarean section. In: Rodgers MC (eds) Current Practice in Anesthesiology. Toronto, BC Decker, pp 261–266

12. Swartz DP (1960) Shoulder girdle dystocia in vertex delivery: clinical study and review. Obstet Gynecol 15: 194

13. Sack RA (1969) The large infant: a study of maternal, obstetric, fetal, and newborn characteristics: includinga long-term pediatric follow-up. Am J Obstet Gynecol 104: 195

14. Johnson SR, Kolberg BH, Varner MW (1987) Maternal obesity and pregnancy. Surg Gynecol Obstet 164 (5): 431–437

15. Posner AC, Friedman S, Posner LB (1950) The large fetus: a study of 547 cases. Obstet Gynecol 60: 54

16. Seigworth GR (1966) Shoulder dystocia: review of 5 years experience. Obstet Gynecol 38: 764

17. Wood C, Hg KH, Hounslow D, Benning H (1973) Time: an important variable in normal delivery. Br J Obstet Gynecol 80: 295–300

18. Biehl DR (1987) Antepartum and postpartum hemorrhage. In: Shnider SM, Levinson JL (eds) Anesthesia for Obstetrics, 2nd edn. Baltimore, Williams & Wilkins

19. Lowe TW, Cunningham FG (1990) Placental abruption. Clin Obstet Gynecol 33: 406–413

20. McShane PM, Heyl PS, Epstein MF (1985): Maternal and perinatal morbidity resulting from placenta previa, Obstet Gynecol 65: 176–182

21. Plauche WC, Von Almen W, Muller R (1984) Catastophic uterine rupture. Obstet Gynecol 64: 792–797

22. Golan A, Sandbank O, Rubin A (1980) Rupture of the pregnant uterus. Obstet Gynecol 56 (5): 549–554

23. Eden RD, Parker RT, Gall SA (1986) Rupture of the pregnant uterus: a 53 year review. Obstet Gynecol 68: 671–674

24. CDC (1995) Pregnancy-related mortality-Georgia, 1990–1992. MMWR 44: 93

25. Rodriquez MH, Madaki DI, Phelan JP, Diaz FG (1989) Uterine rupture: are intrauterine pressure catheters useful in the diagnosis. Am J Obstet Gynecol 161: 666

26. Tehan B (1992) Abolition of extradural sieve by addition of fentanyl to extradural bupivacaine. Br J Anesth 33: 329–340

27. Barret JM (1991) Funic reduction for the managment of umbilical cord prolapse. Am J Obstet Gynecol 72: 278–281

28. Norris MC, Dewan DM (1985) Preoxygenation for cesarean section: a comparison of two techniques. Anesthesiology 62: 827–829

29. Marx GF, Luykx WM, Cohen S (1984) Fetal-neonatal status following ceasarean section for fetal distress. Br J Anaesth 56: 1009–1013.

30. Ramanathan J, Ricca DM, Sibai BM, Angel JJ (1988) Epidural vs general anaesthesia in fetal distress with various abnormal heart rate patterns Anesth Analg 67: S180

31. Swartz J, Cummings M, Pucci W, Biehl D (1985) The effects of general anaesthesia on the asphyxiated foetal lamb in utero. Can Anaesth Soc J 32: 577–582

32. Yarnell R et al (1983) The effect of halothane anesthesia on the asphyxiated foetal lamb in utero. Can Anaesth Soc J 30: 474–479

33. Pickering BG et al (1982) Cerebral vascular responses to ketamine and thiopentone during foetal acidosis. Can Anaesth Soc J 29: 463–467

5. Anästhesie für *In-vitro*-Fertilisation

Auf einen Blick

– Bei der Durchführung assistierter Reproduktionsverfahren können die transvaginale Oozytenaspiration, GIFT (Gamete Fallopian Transfer) und ZIFT (Zygote Intrafallopian Transfer) notwendig werden.
– Die transvaginale Oozytenaspiration kann in Allgemeinnarkose, Spinalanästhesie oder tiefer Sedierung durchgeführt werden. GIFT und ZIFT sind laparoskopische Eingriffe und erfordern in der Regel Allgemeinanästhesie.

Einleitung

Seit der ersten Geburt als Folge einer *In-vitro*-Fertilisation im Jahre 1978 haben Verbesserungen des Verfahrens zu einer rapide steigenden Zahl an assistierten Reproduktionsverfahren geführt. Heute werden verschiedenste Infertilitätsprobleme mit in-vitro-Fertilisation behandelt. Dazu gehören Tuben-oder Zervixveränderungen, die Endometriose, endokrinologische Anomalien und das maternale Anti-Spermatozoon-Antikörper-Syndrom. Neueren Statistiken zufolge werden in den USA und Kanada jährlich etwa 38.000 Zyklen einer assistierten Fertilisierung durchgeführt, wodurch ungefähr 7400 Geburten ermöglicht werden (1).

Assistierte Reproduktionsverfahren

Im allgemeinen werden assistierte Reproduktionstechniken dazu eingesetzt, durch Hormon-Manipulation multiple Oozyten zu gewinnen. Am Brigham and Women's Krankenhaus in Boston, USA, wird humanes menopausales Gonatropin in der mittel-lutealen oder -follikulären Phase gegeben (2). Die Verabreichung dieses gonodotropen Hormons bewirkt eine Reduktion der Östrogen- und Progesteronspiegel. Akzeptable Hormonbasalspiegel für den Beginn eines Zyklus sind Progesteron < 1,4 ng/ml und Östradiol > 50 pg/ml. Nach dieser „down"-Regulierung wird mit der Stimulation begonnen. Wenn mindestens zwei Follikel größer als 18 mm im Durchmesser sind und der Östradiolspiegel > 600 pg/ml erreicht, wird den Patientinnen 10.000 Einheiten HCG (human chorionic gonatropin) verabreicht. Die Oozytenaspiration beginnt 48 Stunden später.

Das Grundprinzip der *In-vitro*-Fertilisierung besteht in der ovariellen Stimulierung, der Aspiration reifer Oozyten, der Inkubation der Oozyten mit Spermatozoen und der Rücktransferierung zur Patientin. Die Oozytengewinnung erfolgt meist durch eine transvaginale ultraschallgesteuerte Punktion (3). Fertilisierte Oozyten werden im Zwei- bis Acht-Zellen-Stadium etwa 48 Stunden später transvaginal in den Uterus injiziert. Bei der GIFT (gamete fallopian transfer) werden Oozyten laparoskopisch aspiriert und während desselben Eingriffes zusammen mit Spermatozoen in die Tuben injiziert, wo dann die Befruchtung stattfindet (4). Bei einem

ZIFT-(zygote intrafallopian transfer) oder PROST-(pronuclear stage transfer)Eingriff werden die Oozyten transvaginal entnommen und nach Befruchtung laparoskopisch in den distalen Eileiter injiziert (5).

Die Schwangerschaftsrate liegt für GIFT oder ZIFT bei 28% und 24%. Sie ist damit höher als bei einem einfachen transvaginalen Embryotransfer (18%) (1). GIFT oder ZIFT funktionieren jedoch logischerweise nur bei intaktem Eileiter. Auch im Vergleich der Lebendgeburtenrate schneiden Verfahren der Eileiterinjektion besser ab.

Etwa 17 bis 21% der IVF-Schwangerschaften enden in einem Spontanabort. Komplikationen dieser Verfahren beinhalten häufigere Mehrlingsschwangerschaften (33 bis 38%), die ektopische Schwangerschaft und die vorzeitigen Wehen mit Spontanabort (1, 6).

Anästhesie für assistierte Reproduktionstechniken

Während der GIFT- oder ZIFT-Eingriff wegen des laparoskopischen Vorgehens hauptsächlich in Allgemeinanästhesie mit endotrachealer Intubation erfolgt, kann die transvaginale Oozytengewinnung mit Lokalinfiltration und Sedierung, Spinalanästhesie, Epiduralanästhesie oder Allgemeinanästhesie durchgeführt werden.

Über die mögliche Beeinflussung der Fertilisationsrate durch das Anästhesieverfahren wird viel diskutiert.

Inhalationsanästhetika

Es gibt einige Literaturhinweise auf eine niedrigere Rate bei der Fertilisierung und Oozytenseparierung unter Allgemeinanästhesie. Der Lachgaseffekt wird unterschiedlich beurteilt (7, 8).

Studien zur Beurteilung des Effektes von Inhalationsanästhetika zeigten einen *In-vitro*-Effekt auf die zytoplasmatische Spaltung, am ausgeprägtesten mit Halothan (9, 10). Isofluran inhibiert die Entwicklung des Mausembryos. Beim Menschen konnte ein solcher Effekt nicht nachgewiesen werden. Es scheint jedoch, daß die Narkosedauer einen Einfluß auf die Fertilisations- und Spaltungsrate hat (12, 13, 14). Allerdings ist ungewiß, ob dies nicht das Resultat der intraperitonealen CO_2-Insufflations bei der Laparotomie ist.

Injektionsanästhetika

Verschiedene Injektionsanästhesika konnten in der Follikelflüssigkeit nachgewiesen werden. Dies gilt sowohl für Propofol als auch für Fentanyl (15, 16). Die Barbiturat-Konzentration steigt kontinuierlich bis etwa 50 Minuten nach intravenöser Gabe, selbst wenn die Plasmaspiegel sinken (17). Sehr populär für diese Eingriffe ist in den letzten Jahren Propofol geworden. In sedierender Dosierung und als Einleitungsmedikament dürfte Propofol unbedenklich sein (18). Bei der Allgemeinanästhesie mit Propofol gehen die Meinungen allerdings auseinander (19).

Lokalanästhetika und Regionalanästhesie

Beim der Oozytengewinnung unter parazervikaler Blockade mit Lidocain wurden Lidocain-Spiegel von etwa 1.1 µg/ml in den Oozyten vorgefunden (20, 21). Allerdings scheint klinisch die Oozyten-Fertilisierung durch derartige intrafollikuläre Fentanylkonzentrationen nicht beeinflußt zu sein.

Neuraxiale Blockadeverfahren (Spinalanästhesie oder Epiduralanästhesie) scheinen im Vergleich zur Allgemeinanästhesie bezüglich Oozytengewinnung bessere Ergebnisse zu produzieren (22, 23). Die Spinalanästhesie ist im Vergleich zu der mehr Zeit in Anspruch nehmenden Epiduralanästhesie das geeignetere Regionalanästhesieverfahren. In unserer Institution wird bei der Spinalanästhesie während dieses Eingriffs 1,5%iges Lidocain verwendet. Die Erholungszeit ist mit dem 1,5%igen Lidocain kürzer als mit dem gebräuchlichen 5%igem Lidocain (24).

Die Infiltrationsanästhesie mit intravenöser Sedierung ist eine weitere Methode. Allerdings sind relativ große Mengen an Sedativa notwendig, wodurch die Aufwachphase verzögert werden kann (25, 26). Darüber hinaus besteht die Möglichkeit der Patientenbewegung während kritischer Phasen des Eingriffes.

Anästhesiologisches Management der reproduktiven Chirurgie

Die meisten der Patientinnen für diese Art Eingriffe sind jung und gesund. Wir fordern daher routinemäßig keine Laborwerte an. Da die Mehrzahl der Patientinnen sehr ängstlich ist, verschreiben wir üblicherweise Diazepam zur Einnahme am Morgen des Eingriffes.

Anästhesie für die ultraschallgesteuerte Oozyenaspiration

Verschiedene anästhesiologische Verfahren sind bei diesem Eingriff möglich. Wir bevorzugen die Spinalanästhesie wegen der ausgezeichneten Analgesie bei gleichzeitig minimaler Anästhetika-Exposition der Oozyten (27). Nur eine geringe Anzahl der Patientinnen bekommt eine Vollnarkose.

Wir verwenden die 25 Ga Whitacre-Nadel zur Spinalpunktion und injizieren 45mg (3 ml) 1,5%iges hyperbares Lidocain auf Höhe L2-3 oder L3-4. Nach Anlage des Blockes werden die Patientinnen unmittelbar in die Lithotomieposition gebracht. Die Gabe von supplementärem Sauerstoff ist nur selten notwendig.

Die oben erwähnten laparoskopischen Eingriffe werden in Intubationsnarkose durchgeführt. Ob die verwendeten Anästhetika den Erfolg des Eingriffes beeinträchtigen, ist noch nicht ausdiskutiert. Eine elegantes alternatives Anästhesieverfahren ist derzeit nicht beschrieben.

Zusammenfassung

Bei der Auswahl des Anästhesieverfahrens zur reproduktiven Chirurgie sollte der mögliche Effekt der verwendeten Anästhetika auf Oozytenfertilisierung und -entwicklung bedacht werden. Obwohl die Daten unschlüssig sind, scheint es angebracht, die Oozytenexposition durch Anästhetika oder Sedativa zu minimieren. Wir bevorzugen daher die Spinalanästhesie für die Oozytengewinnung. Das Standardverfahren bei laparoskopischen Eingriffen in der reproduktiven Chirurgie ist die Intubationsnarkose.

Literatur

1. The American Fertility Society, Society for Assisted Reproductive Technology (1994) Assisted reproductive technology in the United States and Canada: 1992 results generated from the American Fertility Society/Society for Assisted Reproductive Technology Registry. Fertil Steril 62: 1121–1128

2. Jackson KV, Nunedin A, Clarke RN, Hornstein MD, Rein MS, Friedman AS (1992) The appearance of one-pronuclear human oocytes is asociated with a better ovulation-response and successful pregnancy outcome. Fertil Steril 58: 366–372

3. Wikland M, Enk L, Hamarberg K, Nilsson L (1987) Use of a vaginal transducer for oocyte retrieval in an IVF/ET program. J Clin Ultrasound 15: 245–251

4. Corson SL, Batzer F. Eisenberg E, English ME, White SM, Laberge Y, Go KJ (1986) Early experience with the GIFT procedure. J Repro Med 31: 219–223

5. Devroey P, Staessen C, Camus M, DeGrauwe E, Wisanto A, Vansteirteghem AC (1989) Zygote intrafallopian transfer as a successful treatment for unexplained infertility. Fertil Steril 52: 246–249

6. Andrews MC, Muasllel SJ, Levy DL, Jones HW, Gaarcia JE, Rosewaks Z, Jones GS, Acosta AA (1986) An analysis of the obstetric outcome of 125 consecutive pregnancies conceived in vitro and resulting in 100 deliveries. Am J Obstet Gynecol 154: 848–854

7. Warren JR, Shaw B, Steinkamps MP (1990) Effects of nitrous oxide on preimplantation mouse embryo cleavage and development. Biol Repro 43: 158–161

8. Rosen MA, Roizen MF, Eger EI 2d, Glass RH, Martin M, Dandekar PV, Dailey PA, Litt L (1987) The effect of nitrous oxide on the in vitro fertilization success rate. Anesthesiology 67: 42–44

9. Sturrock JE, Nunn JF (1975) Mitosis in mammalian cells during exposure to anesthetics. Anesthesiology 43: 21–33

10. Kusyk CJ, Hsu TC (1976) Mitotic anomalies induced by three inhalational halogenated anesthetics. Environ Res 12: 366

11. Chetkowski RJ, Nass T (1988) Isofluorane inhibits early mouse embryo development in vitro. Fert Steril 49: 171–173

12. Hayes MF, Sacco AG, Savoy-Moore RT, Magyar DM, Endler GC, Moghissi KS (1987) Effect of general anesthesia on fertilization and cleavage of human oocytes in vitro. Fertil Steril 48: 975–981

13. Boyers SP, Lavy G, Russell JB, DeChemey AH (1987) A paired analysis of in vitro fertilization and cleavage rates of first – versus last – recovered preovulatory human oocytes exposed to varying intervals of 1(X)% CO_2 – pneumoperitoneum and general anesthesia. Fertil Steril 48: 969–974

14. Sopelak VM, Whitworth NS, Norman PF, Cowan BD (1989) Bromocriptine inhibition of anesthesia-induced hyperprolactinemia: effect on serum and follicular fluid hormones, oocyte fertilization and emlbryo cleavage rates during in vitro fertilization. Fertil Steril 52: 627–632

15. Palot M, Harika J, Pigeon F, Lamiahle D, Rendoing J (1988) Propofol in general anesthesia for IVF (by transvaginal and transuretral route) – follicular fluid concentration and cleavage rates. Anesthesiology 69: A573

16. Palot M, Harika J, Pigeon F, Lamiahle D, Rendoing J (1988) Propofol in general anesthesia for IVF (by transvaginal and transuretral route) – follicular fluid concentration and cleavage rates. Anesthesiology 69: A573

17. Endler GC, Stout M, Mugyal DM, Hayes MP, Moghissi KS, Sacco AG (1987) Follicular fluid

concentrations of thiopental and thiamylal during laparoscopy for oocyte retrieval. Fertil Steril 48: 828–833

18. Grifo J, Liermann A, Mills A, Rosenwaks Z (1993) Comparison of pregnancy rates between propofol and midazolam in IVF-vaginal retrieval of oocytes. Anesthesiology 79: A1012

19. Vincent RD Jr, Syrop CH, Van Voorhis BJ, Chestnut DH, Sparks AE, McGrath JM, Choi WW, Bates JN, Penning DH (1995) An evaluation of the effect of anesthetic technique on reproductive success after laparoscopic pronuclear stage transfer. Propofol/nitrous oxide versus isoflurane/nitrous oxide. Anesthesiology 82: 352–358

20. Wikland M, Evers H, Jakobsson AH, Sandqvist U, Sjoblom P (1990) The concentration of lidocaine in follicular fluid when used for paracervical block in a human IVF-ET programme. Hum Reprod 5: 920–923

21. Schnell VL, Sacco AG, Savoy-Moore RT, Ataya KM, Moghissi KS (1992) Effects of oocyte exposure to local anesthetics on in vitro fertilization and embryo development in the mouse. Reprod Toxicol 6: 323–327

22. Gonen O, Shulman A, Ghetler Y, Shapiro A, Judeiken R, Beyth Y, Ben-nun I (1995) The impact of different types of anesthesia on in vitro fertilization-embryo transfer treatment outcome. J Assist Reprod Genet 12: 678–682

23. Lefebvre G, Vauthier D, Seebacher J, Henry M, Thormann F, Darbois Y (1988) In vitro fertilization: A comparative study of cleavage rates under epidural and general anesthesia-intercst for gamete intrafallopian transfer. J In Vitro Fert Embry Trans 5: 305–306

24. Manica V, Bader AM, Fragneto R, Gilbertson L, Datta S (1993) Anesthesia for in vitro fertilization: A comparison of 1.5% and 5% spinal lidocaine for ultrasonically guided Oocyte retrieval. Anesth Analg 77: 453–456

25. Hammarberg K, Wilkland M, Nilsson L, Enk L (1988) Patientsí experience of transvaginal follicle aspiration under local anesthesia. Ann NY Acad Sci 541: 134–137

26. Shapira SC, Magora F, Katzenelson R, Laufer N (1991) Fentanyl vs alfentanil anesthesia for in vitro fertilization. Harefuah 121: 17–18

27. Endler GC, Magyar DM, Hayes MF, Moghissi KS (1985) Use of spinal anesthesia in laparoscopy for in vitro fertilization. Fertil Steril 43: 809–810

6. Anästhesie für geburtshilflich-operative Eingriffe

Auf einen Blick

– Die Zangengeburt erfordert eine ausreichende perineale Anästhesie. Dies kann durch Epidural-, Spinal- oder Pudendusanästhesie erreicht werden. Die Erfolgsrate das Pudendusblocks liegt allerdings nur bei 50%.
– Die postpartale Tubensterilisation kann mit lokaler und peritonealer Anästhesie, Spinalanästhesie oder Allgemeinanästhesie mit Ileuseinleitung durchgeführt werden.
– Die externe Wendung einer Beckenendlage scheint unter Epiduralanästhesie erfolgreicher zu sein.

Vaginale Entbindungsoperation

Das American College of Obstetricians and Gynecologists (1) empfiehlt eine vaginale Entbindungsoperation, wenn der Geburtshelfer gezwungen ist, die Austrei-

bungsperiode bei protrahierter Austreibungsperiode und/oder fetalem Distress ab-
zukürzen. Man unterscheidet Beckenausgangszange, niedrige und mittlere Zan-
genextration. Im Gegensatz zur niedrigen Zange geht die mittlere Zangenextraktion
mit siknifikanter mütterlicher und fetaler Morbidität und Mortalität einher (2). Die
häufigste vaginale Entbindungsoperation ist die Beckenausgangszange zur Verkürzung der Austreibungsperiode. Falls die Vorbedingungen einer Beckenausgangszange (siehe Tabelle 37) erfüllt werden, ist die Prognose mit der einer vaginalen Spontangeburt vergleichbar (3).

Fetale Komplikationen sind: Kephalhämatom, Schädelfraktur, intrakranielle Blutungen, Nervenlähmungen im Arm- oder Kopfbereich, Nabelschnurkompression
und die neonatale Asphyxie. Mütterliche Komplikationen sind neben Weichteil-
hämatomen Darm- und Uterusverletzungen. Die Zangengeburt kann bei Kopf-
oder Beckenendlagen angewandt werden.

In den letzten Jahren ist das Interesse an der Vakuumextration größer geworden. Diese Methode stellt eine Alternative zur Zangenextraktion bei protrahierter
Austreibungsphase dar. Ob sie der Zangenextraktion bezüglich mütterlichem oder
fetalem Risiko überlegen ist, ist derzeit noch unklar (4).

Der Operateur benötigt eine gute Relaxation der Beckenbodenmuskulatur und
eine ausreichende Analgesie des Vaginaltraktes und des Perineums. Die Austrei-
bungskräfte der Mutter können, wenn sie nicht mit den geburtshilflichen Maßnahmen synchronisiert werden, das Operationsrisiko erhöhen. Eine ausreichende
Episiotomie sollte durchgeführt werden.

Tabelle 37. Voraussetzungen für eine vaginale Entbindungsoperation

Voraussetzungen für eine vaginale Entbindungsoperation bei Verdacht auf fetale Gefährdung
– Vollständige Zervixdilatation
– Kopf eingestellt: biparietaler Durchmesser hat den Beckeneingang passiert
– Der führende knöcherne Teil des Schädels (nicht die Kopfgeschwulst) des fetalen Schädels steht 2 cm kaudal der Intestinalebene oder tiefer
– Erwartetes Geburtsgewicht < 4000 gm
– Sonographische Kontrolle der Position des Schädels und der fetalen Wirbelsäule
– Ausreichende Beckenweite (klinische Pelvimetrie)
– Zange leicht einführbar und gut beweglich

Die Zangenextraktion wurde früher hauptsächlich mit einer Pudendusblockade
durchgeführt (siehe Abbildung 47). Das Ziel der Pudendusanästhesie ist die
Blockade proximal zu seiner Aufzweigung in die Nn. dorsalis clitoris, perinealis,
und haemorrhoidalis inferioris. Der Pudendusblock (Spinalsegmente S2–S4) kann
eine ausreichende Analgesie für die Austreibungsphase der vaginale Entbindung
und gegebenenfalls die Beckenbodenzangenextraktion liefern. Unzureichend ist
diese Anästhesieform jedoch für die mittlere Zangenextraktion, die postpartale
Untersuchung, Naht an der oberen Vagina und Cervix uteri und der manuellen
Exploration des Uterus (5).

Die niedrige Erfolgsrate des Pudendusblocks (50% beim transvaginalen Zugang)
hat allerdings dazu geführt, daß dieses Verfahren mehr und mehr von der Spinal-
oder Epiduralanästhesie verdrängt wurde.

Die Zangengeburt erfordert eine gute sakrale Blockade bei sensibler Blockade
von mindestens Th 10 bei gleichzeitiger Möglichkeit zur Nachdosierung zu für den

Tabelle 38. Pudendusblockade

Durchführung einer Pudendusblockade
– Einführen der Nadel mit Geleitkanüle in die Vagina (mit der linken Hand für die linke Seite, mit der rechten Hand für die rechte Seite)
– Durchdringen der vaginalen Mucosa und des Ligamentum sacrospinosum medial und posterior zur Spina ischiadica
– Probeaspiration (Beachte: Injektion in die Art. pudendalis)
– Injektion von 7 bis 10 ml Lokalanästhetikum (z. B. 2% Lidocain auf jeder Seite)
– Beachte: Protrusion der Nadel etwa 1,0 bis 1,5 cm jenseits der Nadelführung

Fall, daß der Versuch der Zangenextraktion scheitert und eine notwendig wird. Ferner muß bedacht werden, daß die Zangenentbindung oft wegen einer fetalen Gefährdung durchgeführt wird und bei Mißlingen eine Notfallsektio notwendig werden könnte.

Diesen Anforderungen wird die kombinierte Spinal-Epidural-Anästhesie (KSE oder CSE) am ehesten gerecht. Die erfolgreiche Liquorpunktion mittels langer Spinalkanüle durch eine liegende Epiduralnadel (siehe auch Kapitel *A.I.7 Materialbeschreibung für die geburtshilfliche Regionalanästhesie* und *C.1 Die Spinalanästhesie zur Wehenschmerzbehandlung*) wird von manchen Anästhesisten als zusätzliches Kriterium für eine gute Plazierung der Epiduralkanüle gewertet. Die alleinige Spinalanästhesie wird selten gewählt, da sie im Falle einer Sektio durch erneute Spinalpunktion oder eine Allgemeinanästhesie ergänzt werden müßte.

Die Mono-Epiduralanästhesie ist ebenso geeignet. Es sollte auf jeden Fall während des Eingriffs eine Th 10 Blockhöhe bestehen. Der Block kann dann sehr schnell auf ein für eine Sektio notwendiges Anästhesieniveau ausgedehnt werden. Ein relativ ausgeprägtes Analgesieniveau ist auch zur Erreichung adäquater sakraler Blockausdehnung notwendig.

Die Zangengeburt sollte nur dann versucht werden, wenn entsprechende Vorkehrungen für eine notfallmäßige Sektio getroffen worden sind. Diese Regel gilt besonders für die mittlere Zangenextraktion, welche mit höherem Risiko behaftet ist. Die Patientin sollte hinsichtlich einer möglichen Allgemeinanästhesie bei fetalem Distress untersucht und vorbereitet werden.

Postpartale Tubensterilisation

Die postpartale Tubensterilisation kann in Lokalanästhesie, Regionalanästhesie (Spinal-Epidural Anästhesie) oder Allgemeinanästhesie durchgeführt werden. Bei der Lokalanästhesie wird zunächst die Hautinfiltration mit Bupivacain 0,25% oder Lidocain 1 bis 2% durchgeführt. Danach wird 80 ml Lidocain 0,5% (400 mg) intraperitoneal instilliert. Fünf Minuten später kann eine Tubenligatur problemlos durchgeführt werden (7).

Tubenligaturen können per Minilaparotomie oder auch laparoskopisch durchgeführt werden. Bei der Allgemeinanästhesie sind kurzwirksame Anästhetika wie Propofol oder Sevoflurane wegen der Kürze des Eingriffs vorteilhaft. Eine Muskelrelaxation ist für das chirurgische Vorgehen nicht unbedingt erforderlich. Wenn vom Gynäkologen eine Muskelrelaxation gewünscht wird, kann diese problemlos

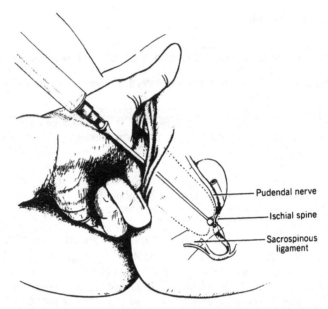

Abb. 47. Pudendusblockade: Der Nervus pudendus verläuft etwa 1 cm hinter der Spina ischiadica, die wird transvaginal palpiert wird; etwa 8 bis 10 ml Lokalanästhetikum wird hinter das Ligamentum sacrospinosus injiziert

mit vorzugsweise kurzwirksamen Medikamenten wie Mivacurium, Atracurium oder Vecuronium durchgeführt werden. Da die postpartale Tubenligatur ein rein elektiver Eingriff ist, bevorzugen es manche Anästhesisten, den Eingriff bis zu einem Zeitpunkt zu verschieben, an dem kein erhöhtes Aspirationsrisiko mehr besteht. Es bestehen jedoch Zweifel an der Sinnhaftigkeit dieses Vorgehens (8).

Eine vorbestehender Epiduralkatheter kann zur Tubensterilisation ebenfalls reaktiviert werden. Es sollte jedoch darauf geachtet werden, daß die Erfolgsrate für die Reaktivierung mit der Länge des Zeitintervalls nach Entbindung sinkt (9). Zur Tubensterilisation in Regionalanästhesie eignen sich am besten kurzwirksame Lokalanästhetika wie Mepivacain 4% hyperbar (1 ml bis 1,5 ml) oder Lidocain 1,5% (2 bis 3 ml) hyperbar. Regionalanästhesieverfahren eignen sich auch für laparoskopische Tubenligaturen (10).

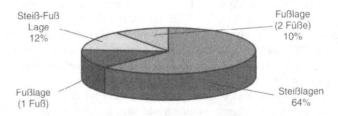

Abb. 48. Häufigkeit verschiedener Beckenendlagen: Die häufigste Form der Beckenendlagen ist die Steißlage; diese Lage kann in die reine und die vollkommene Steißlage unterteilt werden (siehe auch Abb. 49)

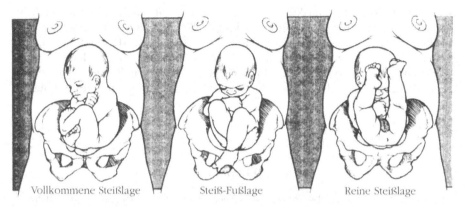

Vollkommene Steißlage · Steiß-Fußlage · Reine Steißlage

Abb. 49. Nomenklatur verschiedener Beckenendlagen (Gabbe, Obstetrics, 1996)

Beckenendlagen

Drei bis vier Prozent aller Geburten werden durch eine Beckenendlage kompliziert. Sie bedingt eine deutlich höhere fetale und neonatale Mortalität und Morbidität als die Schädellage (11). Man unterscheidet die reine Steißlage, die Fußlage (1 Fuß), die Steiß-Fuß-Lage und die Fußlage (2 Füße).

Eine spontane Wendung in den letzten vier bis sechs Wochen ist zwar möglich, kommt aber nur selten vor. Deshalb sollte man eine äußere Wendung erwägen. Die Erfolgsrate liegt bei 50 bis 80% (12). Kritische Geburtshelfer weisen aber auf eine Komplikationsrate von 1 bis 4% und eine fetale Mortalität von bis zu 1,7% hin (13). Zur Erleichterung der äußeren Wendung werden oft Tokolytika vor dem Eingriff verabreicht (siehe Kapitel Uterotonika/Tokolytika). Selten verschlechtert sich das fetale Wohlbefinden nach der versuchten oder erfolgreichen Wendung. Der Anästhesist sollte daher informiert werden.

Bei der Entbindung eines Kindes in Beckenendlage kann eine Periduralanästhesie von Nutzen sein, da durch sie eine adäquate Beckenbodenrelaxation und Schmerzfreiheit gewährleistet und die Wahrscheinlichkeit des vorzeitiges Pressens verhindert werden kann. Vorzeitiges Pressen während der Eröffnungsphase ist wegen unzureichender Zervixdilatation unerwünscht. Es erhöht auch die Wahrscheinlichkeit des Nabelschnurvorfalls. Die perineale Relaxation ist bei der Einkeilung des fetalen Schädels, der am meisten gefürchteten Komplikation der vaginalen Beckenendlagenentbindung, besonders vorrangig. Die motorische Blok-

Tabelle 39. Indikationen zur Kaiserschnittentbindung bei Beckenendlagen

- Gewicht des Feten < 2500 g oder > 3500 g
- Überstreckung des fetalen Schädels
- Placenta praevia oder Abruptio placentae
- Auffällige Werte der klinischen Pelvimetrie
- Verdacht auf fetale Notsituation
- Oligohydramnios
- Fußlage
- Steiß-Fußlage

kade der Beckenbodenmuskulatur kann auch sehr gut durch die kontinuierliche Spinalanästhesie eingeleitet werden. Die gute Steuerbarkeit der Kathetertechnik bleibt bei dieser Methode beibehalten. Der Stellenwert der kontinuierlichen Spinalanästhesie in der Geburtshilfe ist derzeit jedoch noch nicht geklärt.

Ein unakzeptabel hohes fetales Risiko liegt bei einigen (in Tabelle 39 angeführten) Situationen vor, bei denen die Indikation zur primären Kaiserschnittentbindung gegeben ist.

Literatur

1. American College of Obstetricians and Gynecologists (1991) Operative vaginal delivery, ACOG technical bulletin 152. Washington, DC, ACOG
2. Dierker LJ et al (1986) Midforceps deliveries: long term outcome of infants. Am J Obstet Gynecol 154 (4): 764–768
3. Lowe B (1987) Fear of failure: a place for the trial of instrumental delivery. Br J Obstet Gynecol 94 (1): 60–66
4. Broekhuizen FF, Washington JM, Johnson F, Hamilton PR (1987) Vacuum extraction versus forceps delivery: indications and complications, 1979–1984. Obstet Gynecol 69: 338–342
5. Hutchins CJ (1980) Spinal analgesia for instrumental delivery: a comparison with pudendal nerve block. Anaesthesia 35: 376–377
6. Scudamore JH, Yates MJ (1966) Pudendal block – a misnomer? Lancet 1: 23–24
7. Cruikshank DP, Laube DW, De Backer LJ (1973) Intraperitoneal lidocaine anesthesia for postpartum tubal ligation. Obstet Gynecol 42: 127–130
8. James CF, Gibbs CP, Banner T (1984) Postpartum perioperative risk of aspiration pneumonia. Anesthesiology 61: 756–759
9. Goodman EJ, Dumas SD (1998) The rate of successful reactivation of labor epidural catheters for postpartum tubal ligation surgery. Reg Anesth Pain Med 23: 258–261
10. Vaghadia H, McLeod DH, Mitchell GW, Merrick PM, Chilvers CR (1997) Small-dose hypobaric lidocaine-fentanyl spinal anesthesia for short duration outpatient laparoscopy. I. A randomized comparison with conventional dose hyperbaric lidocaine. Anesth Analg 84: 59–64
11. Brenner WE, Bruce RD, Hendricks CA (1974) The characteristics and perils of breech presentation. Obstet Gynecol 118 (5): 700–712
12. Zhang J, Bowes WA, Fortney JA (1981) Efficacy of external cephalic version: a review. Obstet Gynecol 82: 306–312
13. Van Dorsten JP, Schifrin BS, Wallace RL (1981) Randomized controlled trial of external cephalic version with tokolysis in late pregnancy. Am J Obstet Gynecol 141 (4): 417–424

7. Chirurgische Eingriffe während der Schwangerschaft

Auf einen Blick
- Das teratogene Potential moderner Anästhetika wird als gering eingeschätzt.
- Intraoperativ sollte auf hämodynamische Stabilität geachtet werden.
- Die intraoperative CTG-Überwachung bei Feten im überlebensfähigen Alter (> 23. SSW) kann diskutiert werden.
- Die postpartale Überwachung (im allgemeinen 4 Stunden) dient vor allem der Diagnose vorzeitiger Wehen.

Einleitung

Für die Schwangerschaft wurden chirurgische Eingriffe praktisch aller operativen Fächer beschrieben (1), wie auch alle Anästhesieformen erfolgreich angewendet werden konnten. Allgemeine Bedenken werden bezüglich der Teratogenität von Anästhetika, der möglichen Auslösung vorzeitiger Wehen und der Aufrechterhaltung adäquater uteriner Perfusion und fetaler Homöostase geäußert. Diese Punkte sollen im folgenden behandelt werden:

Teratogenität (2, 3)

Allgemeine und spezielle Hinweise zur Teratogenität finden sich im Kapitel „A.II.7. Ausgewählte Medikamente in der Schwangerschaft und Stillzeit". Der Vollständigkeit halber werden einige Pharmaka hier noch einmal erwähnt.

Lachgas

Mögliche teratogene Effekte von Lachgas wurden im Tierexperiment beschrieben (4). Die Inhibierung der Methioninsynthetase durch Lachgas (5) wurde zunächst zur Erklärung herangezogen, später aber wieder in Frage gestellt. Die zusätzliche Verwendung des vasodilatierenden Inhalationsanästhetikums Isoflurane reduziert nämlich den teratogenen Effekt von Lachgas im Tierexperiment. Obwohl die chronische Lachgasexposition Gegenstand einer anhaltenden Diskussion ist, sollte die kurzfristige Anwendung von Lachgas nicht als kontraindiziert angesehen werden (6).

Benzodiazepine

Eine Assoziation von Diazepam mit fetalen Kiefer-Gaumen-Defekten wurde in retrospektiven, nicht jedoch in prospektiven Analysen beschrieben (7). Midazolam wurde bezüglich möglicher humanteratogenetischer Effekte nicht ausreichend untersucht. Die häufige problemlose Anwendung dieser Substanz, auch bei Frauen im gebärfähigen Alter, spricht jedoch gegen ein teratogenes Potential von Midazolam (8). Die Anwendung von Benzodiazepinen während der Schwangerschaft ist wahrscheinlich unbedenklich. Hauptsächlich aus medizinisch-juristischen Gründen werden Benzodiazepine im ersten Trimenon aber nur selten angewandt.

Halogenierte Inhalationsanästhetika (9)

Obwohl in mehreren tierexperimentellen Studien eine erhöhte Mißbildungs- und Abortrate beschrieben wurde, konnten beim Menschen keine nachteiligen reproduktiven Effekte festgestellt werden. Volatile Inhalationsanästhetika können andererseits eine Uterusrelaxation bewirken und zu einer postoperativen Ruhigstellung des Uterus beitragen.

Opioide

Alle derzeit verfügbaren Opioide können als frei von teratogenen Effekten angesehen und routinemäßig zur Anästhesie verwendet werden (10).

Muskelrelaxantien

Muskelrelaxantien werden als unbedenklich während der Schwangerschaft angesehen. Sie werden sogar während fetaler Chirurgie dem Feten direkt verabreicht (11) und sind, solange die uteroplazentare Perfusion aufrechterhalten wird, frei von fetotoxischen Effekten.

Einleitungsanästhetika

Thiopental wird wegen der langjährigen Erfahrung mit seinem Gebrauch während der Schwangerschaft als Mittel der Wahl angesehen. Ketamin kann, wenn höher als 1,5 mg/kg dosiert, den Uterus stimulieren und die Plazentadurchblutung kompromitieren. Die neueren Substanzen Propofol und Etomidate wurden erfolgreich bei der Kaiserschnittentbindung eingesetzt. Ihre Verwendung während der Frühschwangerschaft wird allerdings nicht beschrieben.

Lokalanästhetika

Mit der Ausnahme von Kokain ist die Anwendung von Lokalanästhetika während der Schwangerschaft unbedenklich (12). Die toxischen Effekte akzidentell intravasal verabreichter Lokalanästhetika müssen jedoch bedacht werden.

Vorzeitige Wehen

Der chirurgische Eingriff während der Schwangerschaft ist mit einem erhöhten Risiko zur Auslösung vorzeitiger Wehen vergesellschaftet. Das Risiko ist nach abdominellen Eingriffen, im speziellen Chirurgie im Unterbauch, am höchsten. Wenngleich nicht wissenschaftlich belegt ist es denkbar, daß halogenierte Inhalationsanästhetika das Risiko der Auslösung vorzeitiger Wehen senken. Die prophylaktische medikamentöse Tokolyse kann mit Ausnahme ihrer Verwendung bei fetaler Chirurgie nicht empfohlen werden (13). Die Uterusaktivität sollte mittels CTG aufgezeichnet werden, um eine vorzeitige Wehenaktivität, welche von den Patientinnen oft nicht wahrgenommen wird, frühzeitig zu erkennen. Die Wichtigkeit dieser Maßnahme wird durch die hohe perinatale Mortalität bei Frühgeburt unterstrichen.

Aufrechterhaltung der Uterusdurchblutung

Wegen der fehlenden Autoregulation der Uterusdurchblutung ist die Vermeidung maternaler Hypotension besonders wichtig. Adäquate Hydrierung und die Einhaltung der Halbseitenlagerung zur Vermeidung einer aortocavalen Hypotension sind Grundvoraussetzungen. Diese Maßnahmen bei der Spinal- und der Epiduralanästhesie besondere Bedeutung, da die Vasodilatation der unteren Extremität mit den physiologischen hämodynamischen Kompensationsmechanismen interferiert. Die schnelle Korrektur einer Hypotension mit Etilefrin oder Ephedrin ist auch dann angezeigt, wenn die Mutter noch keine klinischen Symptome der Hypotension bietet.

Die mütterliche Atmung kann die Uterusdurchblutung beeinflussen. Mechanische Beatmung kann den zentralvenösen Druck und damit indirekt auch den Gefäßwiderstand der uteroplazentaren Einheit erhöhen, wodurch in weiterer Folge die Plazentadurchblutung herabgesetzt wird. Die Beibehaltung der Normokarbie (während der Schwangerschaft 28–32 mm Hg) ist wünschenswert. Hyperkarbie kann eine katecholamin-bedingte Konstriktion der uterinen Gefäße verursachen, während Hpokarbie die mütterliche Sauerstoff-Dissoziationskurve nach links verschiebt und damit die Sauerstoffabgabe an den Feten verringert.

Perioperatives Monitoring

Die routinemäßige perioperative Patientenüberwachung wird durch den Gesundheitszustand der Patientin und die Art des chirurgischen Eingriffes diktiert. Zusätzliche Bemühungen sind auf die Überwachung der Uterusdurchblutung und des fetalen Wohlbefindens zu richten. Die Interpretation und Durchführung der intraoperativen CTG-Überwachung ist kontroversiell. Die meisten Anästhetika sind gut plazentagängig und führen zu einer Reduktion der fetalen Oszillationsamplitude und einer leichten Senkung der Basalfrequenz als Ausdruck des fetalen Schlafzustandes. Durch diese Modifizierung des CTG wird die Überwachung des fetalen Wohlbefindens erschwert.

Die Sinnhaftigkeit der fetalen CTG-Überwachung bei zeitlich noch nicht gegebener Überlebensfähigkeit (23 bis 24. SSW) wird in Frage gestellt, da die intraoperative Diagnose von fetalem Distress keine Notsektio nach sich ziehen würde und Maßnahmen zur Gewährleistung einer optimalen uteroplazentaren Perfusion (Halbseitenlage, optimaler Hydratationszustand, Normotonie) ohnehin eingehalten werden sollten. Die perioperative CTG-Überwachung ist bei peripheren Eingriffen leicht durchzuführen, aber auch bei abdominelle Eingriffen nicht unmöglich. Idealerweise sollte ein Geburtshelfer abrufbereit sein, um im Falle von persistierendem fetalem Distreß eine Notsektio durchführen zu können.

Fetale Chirurgie (14)

Einige kongenitale Mißbildungen kommen für eine präpertale chirurgische Korrektur in Frage. Der Hydrozephalus, die Zwerchfellhernie und obstruktive Uropathien sind Beispiele. Anästhesiologische Überlegungen bei diesen Eingriffen wurden in diesem Kapitel schon teilweise erwähnt. Die Allgemeinanästhesie wird wegen des tokolytischen Effekts der halogenierten Inhalationsanästhetika bevorzugt. An fetale Analgesie muß gedacht werden und kann, aufgrund der leichten Plazentapassage der meisten Anästhetika, durch maternale systemische Analgesie erzielt werden. Zur fetalen Muskelrelaxation ist die umbilikalnenöse Verabreichung notwendig. Diese Eingriffe lösen fast immer vorzeitige Wehen aus, und der Anästhesist sollte sich darauf einstellen, daß die Mutter mit einem oder mehreren Tokolytika postoperativ behandelt werden muß.

Zusammenfassung

Elektive chirurgische Eingriffe werden am besten nach der Schwangerschaft durchgeführt. Nicht selten wird jedoch ein chirurgischer Eingriff auch während der Schwangerschaft notwendig. Die präoperative Abstimmung der perioperativen Maßnahmen ist von maßgeblicher Bedeutung. Direkte teratogenetische Effekte durch Anästhetika scheinen beim Menschen von untergeordneter Bedeutung zu sein. Zu bedenken sind allerdings die indirekten zirkulatorischen Effekte der Anästhetika und die Möglichkeit der Auslösung vorzeitiger Wehen.

Literatur

1. Schott C, Schmidt H (1998) Allgemeinanästhesie in der Schwangerschaft. Anästhesist 47: 525–536
2. Mazze RI, Kallen B.(1989) Reproductive outcome after anesthesia and operation during pregnancy: A registry of 5405 cases. Am J Obstet Gynecol 161: 1178–1185
3. Duncan PG, Pope WDB, Cohen MM, Greer N (1986) Fetal risk of anesthesia and surgery during pregnancy. Anesthesiology 64: 790–794
4. Baden JM, Rice SA, Serra M, Kelley M, Mazze R (1983) Thiamidine and methionine syntheses in pregnant rats exposed to mitrous oxide. Anesth Analg 62: 738–741
5. Koblin DD, Waskell L, Watson JE, Stokstad EL, Eger EI 2d (1982) Nitrous oxide inactivates methionine synthetase in human liver. Anesth Analg 61: 75–78
6. Clark MS, Renehan BW, Jeffers BW (1997) Clinical use and potential biohazards of nitrous/oxide oxygen. Gen Dent 45: 486–491
7. Safra MI, Oakley GP (1975) Association between cleft lip with or without cleft palate and prenatel exposure to diazepam. Lancet 2: 478–480
8. Schlappi B (1983) Safety aspects of midazolam. Br J Clin Pharmacol (Suppl 16) 1: 37S–41S

9. Mazze RI, Fujinaga M, Rice SA, Harris SB, Baden JM (1986) Reproductive and teratogenic effects of nitrous oxide, halothane, isoflurane, and enflurane in Sprague-Dawley rats Anesthesiology 64: 339–344
10. Fujinaga M, Mazze RI (1988) Teratogenic and postnatal developmental studies of morphine in Sprague-Dawley rats. Teratology 38: 401–410
11. Sullivan KM, Adzanick NS (1994) Fetal Surgery. Clin Obstet Gynecol 37: 355–371
12. Fujinaga M, Mazze RI (1986) Reproductive and teratogenic effects of lidocaine in Sprague-Dawley rats. Anesthesiology 65: 626–632
13. El-Amin AM, Yahia Al-Shehri M, Zaki ZM, Abu-Eshy S, Albar H, Sadik A (1998) Acute abdomen in pregnancy. Int J Gynaecol Obstet 62: 31–36
14. Jona JZ (1998) Advances in fetal surgery Pediatr Clin North Am 45: 599–604

8. Postpartale Blutung

Auf einen Blick

Die postpartale Uterusatonie kann in seltenen Fällen mit einer massiven Blutung einhergehen. Vorkehrungen für entsprechende Volumenersatztherapie (großlumige Zugänge, Infusionswärmer etc.) sollten rasch getroffen werden. Blutverluste bis 500 ml/min sind in Extremfällen möglich.

Die postpartale Blutung trägt wesentlich zur maternalen Morbidität und Mortalität bei. Die häufigste Ursache sind zervikale und vaginale Blutungen und die Uterusatonie (1), gefolgt von der retinierten Plazenta als Blutungsquelle.

Uterusatonie

Die Uterusatonie ist die häufigste Ursache für die peripartale Hysterektomie (2). Ein weicher Uterus und die vaginale Blutung sind die Leitsymptome. Die Diagnose kann oft unmittelbar postpartal gestellt werden. Risikofaktoren sind meist klinische Zustände, welche mit einer großen Uterusdehnung vergesellschaftet sind (siehe Tabelle 40).

Unmittelbare Maßnahmen sind die Fundusmassage, die bimanuelle Kompression und die Gabe von Uterotonika (siehe Kapitel *A.II.2. Uterotonika/Tokolytika*).

Tabelle 40. Risikofaktoren für die Uterusatonie

Mehrfachschwangerschaft	Chorionamnionitis
Fetale Makrosomie	Wehenaugmentation
Polyhydramnios	Tokolyse
Hohe Parität	Volatile Inhalationsanästhetika in hohen Dosierungen
Lange Wehendauer	

Der Anästhesist muß frühzeitig verständigt werden, um entsprechende Vorkehrungen (Venenzugänge, Blutbereitstellung) zu treffen, sollte eine notfallmäßige Hysterektomie oder Uterusnachtastung notwendig werden.

Retinierte Plazenta

Die Plazentaretension ist die führende Ursache früher und verzögerter postpartaler Blutungen (3). Die Behandlung der Plazentaretension besteht in der manuellen Nachtastung. Die Wahl des Narkoseverfahrens zur manuellen Nachtastung wird hauptsächlich durch die hämodynamische Situation der Mutter beeinflußt.

Bei stabilen hämodynamischen Verhältnissen und nur leichter transvaginaler Blutung kann sowohl eine Spinalanästhesie durchgeführt als auch eine Periduralanästhesie fortgeführt oder reaktiviert werden. In dieser Situation kann auch die Gabe von intravenösem Nitroglycerin zur Uterusrelaxation (intravenöse Bolusgabe von 50 bis 100 µg unter engmaschiger RR-Kontrolle, ggf. wiederholt) (4, 5), für den Geburtshelfer hilfreich sein.

Nicht selten ist die retinierte Plazenta auch mit einer Uterusatonie assoziiert. Patientinnen in dieser Kategorie sind bei massivem Blutverlust für ein Regionalverfahren schlecht geeignet. Die Allgemeinanästhesie mit entsprechenden Vorkehrungen zur Volumentherapie ist dann die Methode der Wahl.

Uterusinversion

Die Uterusinversion ist eine seltene, aber eventuell folgenschwere Komplikation. Sie kann mit einer massiven postpartalen Blutung assoziiert sein. Risikofaktoren sind starker Zug an der Nabelschnur, übermäßiger Fundusdruck und Uterusanomalien (6). Der invertierte Uterus muß zunächst repositioniert werden. Dazu ist meist die Gabe von Tokolytika (β_2-Sympathomimetika, halogeniertes Inhalationsanästhetikum oder Nitroglycerin) notwendig. Nach Reposition ist eine gute Uteruskontraktion wichtig. Gestaltet sich die Reposition wegen einer Zervixkonstriktion schwierig, so sollte eine Allgemeinanästhesie durchgeführtwerden. Dabei kann der uterusrelaxierende Effekt des halogenierten Inhalationsanästhetikums ausgenutzt werden. Es muß jedoch die Möglichkeit einer postpartalen Uterusatonie bedacht werden.

Puerperale Hämatome

Man kann die puerperalen Hämatome in vaginale Hämatome, Vulva- und retroperitoneale Hämatome einteilen. Vaginale Hämatome können durch Weichteilverletzungen bei Zangen oder Saugglockengeburt entstehen. Andere Risikofaktoren sind lange Wehendauer, Mehrlingsschwangerschaften, Präeklampsie und die vulvovaginale Varikose. Retroperitoneale Hämatome sind eine seltene Komplikation der Kaiserschnittgeburt und sehr schwer zu diagnostizieren (Hinweise: unerwartete Zeichen der Hypovolämie und Anämie).

Vulvahämatome und vaginale Hämatome müssen bei größerer Ausdehnung inzidiert und drainiert werden. Manchmal genügt für diese Eingriffe eine lokale Infiltration. Ist eine Infiltrationsanästhesie nicht ausreichend, so kann bei hämodynamisch stabilen Kreislaufverhältnissen eine Spinalanästhesie durchgeführt werden. Zur chirurgischen Sanierung von retroperitonealen Hämatomen wird typischerweise eine Allgemeinanästhesie durchgeführt.

Blutersatztherapie bei massiver Blutung

Zur Volumenersatztherapie bei massiver Blutung sollten bei hypovolämiebedingter Hypotension Volumenexpander wie Hydroxyethylstärke verwendet werden. Die Entscheidung zur Transfusion mit Blutpräparaten wird von der Intaktheit der kardiovaskulären Kompensationsmechanismen (Erhöhung des Herzzeitvolumen) und der aktuellen klinischen Blutungssituation bestimmt. Die Schwangere weist unmittelbar postpartal eine physiologische Erhöhung ihres Herzzeitvolumens auf. Eine maternale Tachykardie ist Teil der postpartalen, hyperdynamen Kreislaufsituation. Es läßt sich daher schwer feststellen, ob die Tachykardie Ausdruck eines anämiebedingten Kompensationsmechanismus ist. Es wird vorgeschlagen, ab einem Hämoglobinwert von 7 g/dl und fortbestehender Blutungsquelle zu transfundieren (7).

Bei Massivtransfusionen kann es zu verdünnungsbedingten Thrombozytopenie und/oder Koagulopathie kommen. Eine klinisch wirksame Verdünnungskoagulopathie sollte durch Gabe von fresh frozen plasma ausgeglichen werden. Thrombozytensubstitution ist bei Thrombozytenzahlen über 50.000 mm^3 kaum sinnvoll. Bei massiver Infusions- und Transfusionstherapie muß daran gedacht werden, eine Hypotension zu vermeiden. Die entsprechende Ausrüstung (Wärmedecken, Infusionswärmer, etc.) sollten im Kreißsaal verfügbar sein. Bei der Transfusion von Erythrozytenkonzentraten (nicht Zellsaverblut) sind die im normalen Transfusionsbesteck enthaltenen 200 μ Filter vollkommen ausreichend. 40 μ Filter sind zur raschen Transfusion ungeeignet.

Literatur

1. Kamani AA, Mc Morland GH, Wadsworth LD (1988) Utilization of red vlood cell transfusion in an obstetric setting. Am J Obstet Gynecol 158: 1177–1181
2. Clark SI, Yeh S, Phelan JP, Bruce S, Paul RH (1984) Emergency hysterectomie for obstetric hemorrhage. Obstet Gynecol 64: 376–380
3. King PA, Duthie SJ, Dong ZG, Ma HK (1989) Secondary postpartum hemorrhage. Aust N Z J Obstet Gynecol 29: 394–298
4. Peng AT et al (1990) Intravenous nitroglycerin for uterine relaxation in the postpartum patient with retained placenta. Anesthesiology 71: 172–173
5. DeSimone CA, Norris MC, Leighton BL (1990) Intravenous nitroglycerin aidsmanual extraction of a retained placenta. Anesthesiology 73 (4): 787
6. Shah-Hosseini R, Evrard JR (1989) Puerperal uterine inversion. Obstet Gynecol 73: 567–570
7. Consensus Conference (1988) Perioperative red blood cell transfusion. JAMA 260: 2700–2703

D. Komplikationen
in der geburtshilflichenAnästhesie

Auf einen Blick
- Toxische Lokalanästhetika-Effekte sind abhängig von der Plasmakonzentration. Lokalanästhetika mit hoher Kreislauftoxizität weisen eine niedriges Verhältnis von kardiozirkulatorisch-toxisch zu zentralnervös-toxisch wirksamer Dosis [CC/CNS(cardiocirculatory/centralnervous-system)-ratio] auf.
- Allergische Lokalanästhetika-Reaktionen sind extrem selten. Differentialdiagnostisch sind das Hyperventilationssyndrom, die vagovasale Synkope und der Adrenalin-Effekt (Palpitationen, Herzrasen) abzugrenzen.
- Parästhesien bei der Anlage einer Epiduralanästhesie sind relativ häufig. Bei anhaltenden Parästhesien sollte die Nadel oder der Katheter repositioniert werden.
- Die unzureichende Epiduralanästhesie ist weit häufiger als die unzureichende Spinalanästhesie. Das Management der unzureichenden Blockade wird beschrieben.
- Veränderungen der maternalen Körpertemperatur nach Epiduralanästhesie werden beschrieben.
- Die Duraperforation wird mit einer Häufigkeit zwischen 1% und 4% angegeben. Therapie, Differentialdiagnose und die Durchführung eines epiduralen Blutpatches werden angeführt.
- Neurologische Symptome nach der Geburt werden oft mit anästhesiologischen Maßnahmen in Zusammenhang gebracht. Eine kurze neurologische Untersuchung ergibt oft wichtige Hinweise auf die wahrscheinliche Genese der Beschwerden.
- Komplikationen der Vollnarkose sind vor allem die Aspiration, die schwierige Intubation und – selten – die unzureichende Narkosetiefe (Anästhesie-Recall).
- Neonatale Depression oder neonatale Azidose und ihr möglicher Zusammenhang mit anästhesiologischen Maßnahmen werden diskutiert

Der Fortschritt der geburtshilflich-anästhesiologischen Medizin hat zu einer drastischen Senkung der mütterlichen und kindlichen Sterblichkeit geführt. Die erfolgreiche Praxis und Akzeptanz der geburtshilflichen Anästhesie setzt voraus, daß anästhesie-bedingte Komplikationen rasch erkannt und gezielt behandelt werden. Unerwünschte Symptome, welche nicht durch anästhesiologische Interventionen hervorgerufen wurden, müssen als solche differentialdiagnostisch abgegrenzt werden. Im folgenden werden Diagnose, Differentialdiagnose und Prävention von Komplikationen in der geburtshilflichen Anästhesie beschrieben. Die Behandlung, sofern vom Anästhesisten durchzuführen, wird ebenfalls dargestellt.

1. Epidural- und Spinalanästhesie

Tabelle 41. Übersicht: *Akute* Komplikationen der Epidural/Spinalanästhesie

Maternale Effekte	Fetale Efekte
– Toxische Lokalanästhetika-Reaktion – Lokalanästhetika-Allergie – Hypotension – Parästhesie	– Uterine Blutflußveränderungen – Plazentatransfer von Lokalanästhetika – Toxische Effekte von Lokalanästhetika

Tabelle 42. Übersicht: *Subakute* Komplikationen der Epidural/Spinalanästhesie

Maternale Effekte	Fetale Efekte
– Inadäquate Analgesie – Veränderung der Körpertemperatur – Hoher Block – Zephalgie nach Duraperforation – Nebenwirkungen neuraxialer Opioide – Harnretension – Prolongierter Block – Beeinflussung der Wehentätigkeit und des Wehenverlaufes	– Neuroadaptive Veränderungen

Tabelle 43. Übersicht: *Chronische* Komplikationen der Epidural/Spinalanästhesie

Maternale Effekte	Fetale Efekte
Neurologische Komplikationen Rückenschmerzen	

Lokalanästhetika-Toxizität*

Toxische Lokalanästhetika-Plasmaspiegel beeinträchtigen vor allem das Zentralnervensystem und in zweiter Linie den Kreislauf. Toxische Gewebereaktionen werden im Zusammenhang mit Spinal- und Epiduralanästhesie ebenfalls beschrieben (siehe dazu auch Abb. 36, Seite 78).

---

* Siehe auch Kapitel A.II.4 *Lokalanästhetika.*

Symptome: Der Schweregrad von zentralnervösen Symptomen ist direkt proportional zu Plasmaspiegel und Fettlöslichkeit des Lokalanästhetikums (1, 2, 3). Toxische Herzkreislauf-Effekte der Lokalanästhetika sind negative Inotropie und dysrhythmogene Wirkungen. Von Bedeutung für die geburtshilfliche Anästhesie ist das Verhältnis von jenem Plasmaspiegel, welcher zum Kreislaufkollaps führt, zu dem, der Krämpfe hervorruft (CC/CNS ratio). Dieser Quotient ist für Bupivacain mit 3,7 : 1 niedrig (4,4 : 1 für Etidocain und 7,1 : 1 für Lidocain) (4). Das bedeutet, daß die relative Herzkreislauf-Toxizität von Bupivacain besonders hoch ist. Darüber hinaus beobachteten Morishima* et al (5), daß toxische Bupivacain-Plasmaspiegel bei Schwangeren niedriger sind als bei Nicht-Schwangeren. Die niedrigere Konzentration von α_1-Glykoprotein, welche zu höherer Serumkonzentration von freiem Bupivacain führt, und die relativ häufigere Epiduralvenen-Perforation bei Schwangeren stellen weitere Risikofaktoren dar. Ropivacain als dem Bupivacain ähnliche Wirksubstanz hat neueren Untersuchungen zufolge ein günstigeres Toxizitätsprofil (6). Toxische Kreislaufeffekte können praktisch ausgeschlossen werden, wenn Epiduralkatheter fraktioniert dosiert und rasche Bolusapplikationen vermieden werden. Empfohlene Maximaldosen dienen nur als grobe Richtlinien.

Tabelle 44. Therapie von toxischen Lokalanästhetikareaktionen

1. Atemwege freihalten/sichern
2. Beatmung mit 100% Sauerstoff
3. Kreislaufunterstützung (Beine anheben, Plasmaexpander, Ephedrine 5–25 mg IV)
4. Krampfbehandlung (Diazepam 5–10 mg oder Midazolam 2–5 mg
   oder Thiopental 50–200 mg IV)
5. Kreislaufkollaps behandeln (gemäß Reanimationsstandards)

Allergische Lokalanästhetikareaktionen (7, 8)

Echte allergische Reaktionen sind äußerst selten, klassische Symptome wie Urtikaria, Bronchospasmus, Gesichtsschwellung und Kreislaufinstabilität sind nur in wenigen Fällen festzustellen. Weitaus häufiger sind das Hyperventilationssyndrom und die vagovasale Synkope ebenso wie Reaktionen auf intravaskulär injizierte Lokalansthetika oder sympathische Kreislaufeffekte von systemisch absorbiertem Adrenalinzusatz. Prinzipiell sind allergische Reaktionen vom Typ I (anaphylaktische Reaktion, IgE mediiert) oder vom Typ IV (Kontaktdermatitis) möglich. Para-amino-bezoesäure (PABA) als Abbauprodukt von Lokalanästhetika des Ester-Typs kann eine Sensitisierung und, bei wiederholter Gabe, eine allergische Reaktion hervorrufen, spielt jedoch bei den heute vorwiegend gebräuchlichen Amid-Lokalanästhetika keine Rolle. Ein anderer Wirkstoff, der mit PABA in Verbindung gebracht wird, ist Methylparaben, ein Konservierungsstoff für Multidose-Fläschchen. Von allergischen Reaktionen sind ferner anaphylaktoide Reakionen auf Zusätze wie Methylparaben oder Meta-Bisulfit abzugrenzen. Zur allergologischen Austestung stehen heute eine Rheihe von in-vitro und in-vivo-Tests zur Verfügung.

Bei der Sensibilitätstestung werden im allgemeinen intradermale Injektionen in steigenden Konzentrationen durchgeführt (beginnend mit 1:100, 1:10, dann unverdünnt). Sind die Resultate zweifelhaft, so kann ein leococyte histamine release test (LHRT) durchgeführt werden. In-vivo-Tests (z. B. Intradermaltests) sind zwar preisgünstig, jedoch relativ unverläßlich (falsch negative Resultate in ca. 20%, falsch positiv in ca. 10%). Spezifischer ist der LHRT. Da eine echte Lokalanästhetika-Allergie sehr selten ist, stehen uns zu wenig Daten zur Verfügung, um eine allergische Reaktion mit Gewißheit genau voraussagen zu können, gleichgültig welche allergologische Tests durchgeführt werden (9). Eine Patientin mit dokumentierter „-amid-Allergie" kann alternativ folgendermaßen behandelt werden: (1) Wehenanalgesie mit Fentanyl PCA, (2) Spinalanästhesie mit 1mg/kg Pethidine (ohne Konservierungsstoffe, in hyperbarer Lösung!) (10) oder Vollnarkose für die Kaiserschnittgeburt.

Tabelle 45. Primärtherapie allergischer Lokalanästhetikareaktionen

- Stop von Antigenzufuhr
- Atemweg stabilisieren / 100% Sauerstoff
- Intravenöse Volumenexpansion
- Adrenalin: 0,5–1,0 mg für Kreislaufkollaps

Tabelle 46. Sekundärtherapie allergischer Lokalanästhetikareaktionen

- Katecholamine Infusion (Adrenalin, Noradrenalin, Isoprel)
- Antihistaminika (Diphenhydramin 0,5–1,0 mg/kg)
- Kortikosteroid (1–2 gm Methylprednisolon)

Hypotension

Eine Hypotension nach Dosierung eines Epiduralkatheters oder Spinalanästhesie ist Folge einer Venodilatation und eines verminderten venösen Blutrückflußes zum Herzen. Folge der daraus resultierenden arteriellen Blutdrucksenkung kann eine verminderte Uterusdurchblutung sein, da letztere in der Schwangerschaft nicht autoreguliert ist. Symptomatische uterine Hypoperfusion kann sich als fetale Bradykardie manifestieren. Hypotension wird als systolische Blutdrucksenkung von mehr als 25% definiert. Interventionen zur Restaurierung des Blutdruckes sollten allerdings weniger von Zahlen als vom klinischen Bild geleitet werden. Das Wohlbefinden von Mutter und Fetus (fetale Pulsrate) müssen berücksichtigt und andere Ursachen der Hpotension (Abruptio plazentae, Uterusruptur) bedacht werden. Geeignete Maßnahmen zur Prophylaxe der Hypotension sind Halbseitenlage, die prophylaktische Gabe von Vasopressoren sowie die Hochlagerung der Beine (Lithotomieposition) (11). Die Prähydrierung mit 300 bis 800 ml Kristalloidlösung scheint von untergeordneter Bedeutung zu sein (12). Kommt es trotz dieser Maßnahmen zur symptomatischen Hypotension, so ist neben Volumenersatz oft die Therapie mit Vasopressoren notwendig. Ephedrin ist für die nicht hypertensive Schwangere der Vasopressor der Wahl (13). Durch die kombinierte Wirkung an alpha- und betasympathomimetischen Rezeptoren wird der Blutdruck angehoben ohne die Plazentadurchblutung zu beeinträchtigen. Es sollte jedoch bedacht werden, daß bei präklamptischen Schwangeren Ephedrin weniger effektiv ist. Als Mittel der zweiten Wahl kann Phenylephrin appliziert werden. Moran et al. (14) haben Phenylephrin zur Behandlung von Hypotension nach Spinalanäshesie verabreicht ohne negative Effekte auf den Fetus festzustellen.

Tabelle 47. Therapie der Hypotension nach Epidural- oder Spinalanästhesie

Akrinor	– 0,5 bis 1,0 ml als intravenöser Bolus (Mittel der 2.Wahl)
Etilefrin	– 2 mg, evtl. wiederholt als intravenöser Bolus
Ephedrin	– 35 bis 50 mg intramuskulär oder 35 bis 50 mg in 250 ml Kristalloidlösung, titriert nach Effekt oder
	– wiederholte Gabe von 5–10 mg Ephedrin nach Bedarf
Phenylephrin	– 20 bis 50 µg als intravenöser Bolus wiederholt (max. 0,4 mg)

Parästhesie

Als Parästhesien werden im Zusammenhang mit der Regionalanästhesie Empfindungen bezeichnet, die durch Irritation oder Verletzung nervöser Strukturen verursacht werden. Meist werden Parästhesien im Zusammenhang mit Epidural- oder Spinalanästhesie als dumpfe, schlecht lokalisierbare Empfindung beschrieben, gelegentlich werden stichartige Schmerzen mit Ausstrahlung in die untere Extremität empfunden. Transiente Parästhesien bei der Durchführung von Epidural- oder Spinalanästhesie, welche nach wenigen Sekunden vergehen, sind harmlos. Sollten bei der Plazierung einer Epidural- oder Spinalnadel andauernde Parästhesien ausgelöst werden, muß die Nadel unbedingt repositioniert werden. Wird die Spinal- oder Epiduralnadel oder ein Katheter in einer solchen Situation nicht repositioniert, so kann ein permanenter neurologische Schaden verursacht werden. Prolongierte Parästhesien müssen dokumentiert werden. Sie sind, wenn entsprechend erkannt und behandelt, immer reversibel, können aber über mehrere Wochen persistieren. Ob Luft oder Kochsalzlösung bei der Widerstandsverlustmethode verwendet wird, hat keinen Einfluß auf die Inzidenz von Parästhesien (15). Die Orientierung der Epiduralnadel beim Einführen des Epiduralkatheters scheint in Bezug auf Parästhesien eine Rolle zu spielen. Im Vergleich zur kranialen Epiduralnadel-Orientierung ist die laterale Orientierung mit einer höheren Parästhesie-Inzidenz behaftet (16).

Tabelle 48. Parästhesie

Temporär	(Sekunden dauernd): ist harmlos
Prolongiert	Repositionierung von Nadel oder Katheter empfohlen

Inadäquate Analgesie/Anästhesie

Es soll hier aus didaktischen Gründen zwischen unzureichender Spinal- und unzureichender Epiduralanästhesie unterschieden werden. Die Ursachen unzureichender Spinalanästhesie sind:

– fehlerhafte Medikation
– Anästhetikum nicht epidural appliziert
– Anreicherung von Anästhetikum in der Kaudalregion bei hyperbarer Technik (Patientin in sitzender Position).

Gelegentlich wird auch eine schlechte Verteilung des Lokalanästhetikums beobachtet, welche sich als unilateraler Block (ähnlich einem unilateralen Block bei Epiduralanästhesie) manifestiert.

Tabelle 49. Therapiemöglichkeiten der unzureichenden Spinalanästhesie

Partieller Block	– Infiltration der Operationsgebietes durch den Geburtshelfer – Intravenöse Analgesie-Supplementierung (Fentanyl oder Ketamin/Midazolam) – Wiederholte Spinalanästhesie mit reduzierter Dosis
Kein Block	– Vollnarkose – Spinal/Epidural- oder Vollnarkose

Tabelle 50. Therapiemöglichkeiten der unzureichenden Epiduralalanästhesie

Partieller Block	– (Test mit 10 ml 1% - 2% Lidocain + Bikarbonat) – Epiduralanästhesie – Vollnarkose (Cave: schwere Präeklampsie o. ä.) – Spinalanästhesie mit reduzierter Dosis
Kein Block	– Spinal/Epidural- oder Vollnarkose

Die **unzureichender Spinalanästhesie** kann verschieden korrigiert werden: Eine Möglichkeit ist die Wiederholung der Spinalanästhesie. Besteht ein partieller (unzureichender) Block, so muß die Dosis entsprechend reduziert werden. Stellt sich beispielsweise nach Applizierung einer hyperbaren Spinalanästhesie für Kaiserschnitt nur ein Th 8 bis Th 10 Spiegel ein, so kann mit 50% bis 75% der initialen Dosis subarachnoidal (spinal) nachdosiert werden. In jedem Falle sollte ein Lokalanästhetikum in hyperbarer Lösung verwendet werden, da zumindest theorethisch die Möglichkeit besteht, durch Lageveränderung der Patientin den Analgesie-Spiegel zu manipulieren. Fehlt nach versuchter Spinalanästhesie jeglicher sensorischer oder motorischer Block, so kann die Spinalanästhesie in voller Dosierung wiederholt werden.

Die wahrscheinlich eleganteste Vorgangsweise nach verfehlter Spinalanästhesie ist wegen der Möglichkeit ihrer fraktionierten Dosierung die Epiduralanästhesie. Bei Notfalloperationen kann, sofern keine Kontraindikationen (wie beispielsweise voraussehbare problematische Intubation) bestehen, eine Vollnarkose durchgeführt werden.

Die **unzureichende Epiduralanästhesie** ist mit 2 bis 6% keine seltene Komplikation. Auch bei der Epiduralanästhesie muß zwischen Situationen unterschieden werden, in denen (a) kein Block erzielt wird und (b) das Ergebnis des Blockes unzureichend ist. Fehlerquellen für unzureichende Epiduralanästhesie sind:

– Der Epiduralkatheter wurde nicht in den Epiduralraum plaziert oder ist sekundär displaziert worden.
– Anatomische Diffusionsbarrieren (18) (unter Umständen durch eine vorbestehende Operation, die zur Vernarbungen im Epiduralraum führte, bedingt).
– Unzureichende Dosierung.

Das Vorgehen bei unzureichendem Block richtet sich wiederum danach, ob ein partieller Block besteht oder nicht. Oft besteht Ungewißheit über die Qualität des Blocks. In einer solchen Situation sollte der Epiduralkatheter mit einem schnell wirksamen Lokalanästhetikum ausgetestet werden. Zu diesem Zweck hat sich Lidocain mit Bikarbonat bewährt (9 ml 1% Lidocain mit 1 ml Natriumbikarbonat).

Innerhalb von fünf Minuten kann so klar festgestellt werden, ob sich ein adäquater Block einstellt. Die wiederholte Gabe von Bupivacain bei zweifelhaftem Block sollte im Hinblick auf das Risiko der kumulativen Toxizität vermieden werden. Ebenso ist die Manipulation des Katheters nicht sinnvoll, wenn die Einführungstiefe primär korrekt war.

Prinzipiell bestehen folgende Möglichkeiten des Vorgehens nach unzureichender Epiduralanästhesie: Wiederholte Epiduralanästhesie, Spinalanästhesie oder Vollnarkose. Bei der Durchführung von Spinalanästhesie nach unzureichender Epiduralanästhesie besteht die Gefahr der hohen Spinalanästhesie, wenn die Dosierung des Lokalanästhetikums nicht entsprechend reduziert wird (19). Es muß hier bedacht werden, daß ein Teil des Lokalanästhetikumdepots, sofern im Epiduralraum, in den Spinalraum diffundieren kann. Wie zuvor erwähnt, sollten in dieser Situation Lokalanästhetika in hyperbarer Lösung bevorzugt werden, da die Verteilung des Lokalanästhetikums durch Veränderung der Position der Patientin manipuliert werden kann.

Die Vollnarkose bei gleichzeitig bestehender, partieller Leitungsanästhesie wird von Patientinnen mit ausreichender kardiovaskulärer Reserve meist gut toleriert, kann jedoch bei Gebärenden mit kardiovaskulären Systemerkrankungen (bzw. Präklampsie/Eklampsie) problematisch sein.

Veränderungen der Körpertemperatur

Mehrere klinische Studien beschäftigen sich mit Temperaturveränderungen nach Institution der Epiduralanästhesie. Aufgrund einer Umverteilung des Blutvolumens in die Körperperipherie kommt es zunächst zu einer raschen minimalen Senkung der zentralen Körpertemperatur (20). Obwohl Schwangere oft ein Wärmegefühl der unteren Extremitäten als Ausdruck der sich einstellenden Sympathikolyse beschreiben, stellt sich doch häufig ein Kältegefühl, manchmal verbunden mit Kältezittern, ein (21). Die Temperatur normalisiert sich meist in den folgenden Stunden. Nach etwa vier Stunden weisen Schwangere, die mit kontinuierlicher Periduralanästhesie behandelt werden, signifikant höhere zentrale Körpertemperaturen auf als solche, welche mit parenteralen Narkotika behandelt werden (22). Die Temperaturdifferenz war jedoch nach Beobachtungen von Camann et al. (23) im allgemeinen geringer als 1° C. Die beschriebenen Temperaturveränderungen scheinen keinen negativen Einfluß auf den Fetus zu haben. Die Epiduralanästhesie ist jedoch unter Umständen mit Zusatzuntersuchungen für Mütter und Feten zum Ausschluß von Chorionamnionitis assoziiert (24).

Unerwartet hoher Block der Epiduralanästhesie

Ein unerwartet hoher Block kann das Result einer akzidentellen Duraperforation oder eines Subduralblockes sein. Eine Duralpunktion kann übersehen werden, wenn die Epiduralnadel mit Obturator in den Subarachnoidalraum plaziert und dann repositioniert wird, bevor der Obturator entfernt ist („silent tap"). In der Folge stellt sich eine Kombination von Epidural- und Subduralanästhesie ein, da ein signifikanter Anteil des epiduralen Lokalanästhetikadepots in den Subarachnoidalraum fließt. Unter Umständen kann ein primar epidural plazierter Katheter durch ein solcherart präformiertes Loch in den Subduralraum wandern (25). Die negative Aspiration eines Epiduralkatheters ist kein absolouter Ausschluß einer Subarachnoidalposition des Katheters (26). Eine hohe oder totale Spinalanästhesie manifestiert sich als Hypotension, Dyspnoe, Schluck- und Sprachstörungen sowie Bewußtseinsverlust. Letzteres Symptom ist die Folge einer durch die Hypotension verursachten zerebralen Minderdurchblutung. In der Behandlung einer hohen Spinalanästhesie muß der Anästhesist das Wohlbefinden der Mutter sowie des Neonaten im Auge behalten. Kindliche Herztöne müssen kontinuierlich gemessen und die Halbseitenlage der Schwangeren muß optimiert werden. Geeignete Maßnahmen zur Aufrechterhaltung von Ventilation, Oxygenation und Zirkulation sind einzuleiten (siehe Übersicht). Ein hoher Block kann ebenfalls das Resultat einer Subduralinjektion sein (27, 28). Der Subduralraum liegt zwischen Dura mater und Arachnoidea mater. Klinische Zeichen eines Subduralblockes sind langsames Anklingen (ca. 20 min) eines unerwartet hohen, diskontinuierlichen Blockes mit preferentiell kranialer Ausbreitung. Kranialnerven können involviert sein. Die motorische Blockade ist geringer als bei der Spinalanästhesie. Wegen der schlechten Qualität des Blockes muß ein Subduralkatheter meist durch einen Epiduralkatheter ersetzt werden. Ein hoher Block ist jedoch keine absolute Indikation, den Katheter neu zu plazieren. Der hohe Block muß jedoch sorgfältig dokumentiert werden, damit der Katheter in weiterer Folge vorsichtig dosiert wird (niedrige Dosierungseinheiten). Sollte der Verdacht auf akzidentelle Durapunktion bestehen, muß die Patientin entsprechend anästhesiologisch nachbetreut werden (siehe Postduralpunktions-Kopfschmerz).

Tabelle 51. Unerwartet hoher Block der Epiduralanästhesie

Ursachen	– Duraperforation – Subduralinjektion
Management	– Kommunikation mit dem Patienten zur Einschätzung des Bewußtseinstandes und Höhe des Blockes – Oxygenation/Ventilation: 100% Sauerstoff, ggf. Intubation – Zirkulation: Halbseitenlage, Kristalloid – Vasopressoren: Ephedrin,Etilefrine, falls unzureichend: Neosynephrin, Akrinor oder Adrenalin

Zephalgie nach Duraperforation (post-dural-puncture-headache, PDPH)

Ätiologie und Risikofaktoren

Die klassische Erklärung für den Duraperforationskopfschmerz ist die Irritation von Nerven in den Meningen als Resultat einer Positionsveränderung der Gehirns in Relation zu Knochenstrukturen (29). Diese Positionsveränderung wird durch den Verlust an Spinalflüssigkeit via Duraperforationsloch hervorgerufen (30). Messungen des Blutflusses mit transkranialem Doppler weisen auf Vasodilatation nach Duraperforation hin (31). Es ist daher nicht überraschend, daß Duraperforationskopfschmerzen oft mit Symptomen einhergehen, die üblicherweise dem Spannungskopfschmerz zugeordnet werden. Diese Beobachtung wird durch die therapeutische Effektivität von Vasokonstriktoren (Kaffein, Theophyllin, Sumatriptan [32]) zur Behandlung von PDPH untermauert (33).

In der Literatur werden eine Reihe von Risikofaktoren angeführt: Frauen beschreiben zwei bis dreimal häufiger ein PDPH nach Spinalanästhesie als Männer. Die Inzidenz des PDPH ist ferner invers proportional zum Lebensalter (35). Es besteht eine klare Assoziation von Epidural/Spinalnadeldiameter und -design mit PDPH. Die Inzidenz von PDPH nach Duraperforation mit einer 17 Ga. Nadel ist beispielsweise ca. 65%, während nur 1% der Patienten nach Duraperforation mit einer 29 Ga Spinalnadel Kopfschmerzen beschreiben (36, 37). Nadeln mit einem schneidenden Ende (klassische Quinke-Nadel) haben eine höhere Inzidenz als Nadeln mit einem „Bleistift-Ende"(„pencil point design"; Sprotte, Whitacre) (38). Fragliche Risikofaktoren sind die Position des Patienten während der Duraperforation, Schwangerschaft, Antiseptika zur Hautdesinfektion (39), Wahl des Lokalanästhetikums (Lidokaine/Glukose > Bupivacaine/Glukose) (40), Median- versus Paramedianzugang, Orientierung der Nadelspitze während der Perforation (Tuohy-Nadel: horizontal > vertikal) (41).

Diagnose und Differentialdiagnose

Patienten beschreiben Schmerzen üblicherweise in der Frontoccipitalregion mit einer Ausstrahlung in Hinterkopf und Rücken, nicht selten auch mit Nackenschmerzen einhergehend. Der Schweregrad ist sehr variabel. Manche Frauen empfinden leichte Kopfschmerzen, welche nicht mit der Ambulation interferieren, andere Patientinnen sind nicht in der Lage, das Bett zu verlassen. Die Diagnose PDPH muß bei fehlender posturaler Komponente in Frage gestellt werden. Visuelle und akustische Symptome werden mit einer Inzidenz von 0,4% beschrieben. Diplopie als Folge einer Akustikusbeteiligung ist möglich. Im allgemeinen sind Duraperforations- Kopfschmerzen kurzlebig und selbstlimitiert. Die Möglichkeit einer höheren Kopfschmerzrate als Langzeitfolge nach Duraperforation wird jedoch diskutiert (42, 43).

Differentialdiagnostisch von größter Bedeutung sind unspezifische Kopfschmerzen und Migräne. Stein et al. beobachteten, daß 39% der Wöchnerinnen unter Kopfscherzen leiden (44). Solche Wöchnerinnen weisen auch eine höhere Inzidenz von Depression auf. Frauen mit einer Migräneanamnese beschreiben oft eine Besserung ihrer Symptome während der Schwangerschaft und eine postpartale Verschlechterung (45). Migräne ist typischerweise ein pochender, einseitiger Kopfschmerz, häufig begleitet von Übelkeit. Oft gehen visuelle Symptome voraus. Diese sind bei PDPH selten und die Schmerzen sind in der Regel beidseitig. Eine Lageabhängigkeit wird bei den meisten Formen von Kopfschmerzen beschrieben, ist jedoch pathognomisch für Duraperforationskopfschmerzen. Von PDPH sind ferner hypertensive Kopfschmerzen abzugrenzen, welche eine idiopathiosche Hypertension oder aber die Präklampsie begleiten können. Die Kortikalvenenthrombose, wenngleich relativ selten, muß in die Differentialdiagnose eingeschlossen werden (46). Es gibt mehrere Berichte in der Literatur über Kortikalvenenthrombose bei Frauen mit der Verdachtsdiagnose PDPH. Die Kortikalvenenthrombose manifestiert sich als schwerer Kopfschmerz, fokale neurologische Symptome, Krämpfe, Bewußtseinsstörung bis hin zum Koma. Andere raumfordernde Prozesse sind Subduralhämatom, Gehirntumor, Pseudotumor cerebri und die Subarachnoidalblutung. Gehen die Kopfschmerzen mit Nackensteife und/oder Bewußtseinseintrübung einher, muß an die Möglichkeit der Meningitis gedacht werden. Stellen sich Kopfschmerzen unmittelbar nach Duraperforation ein und wird die Widerstandsverlustmethode mit Luft angewendet, kommt auch Pneumozephalus in Betracht (47). Die Symptome eines Pneumozephalus sind positionsabhängig und bessern sich innerhalb einiger Stunden. Denitrogenierung mit Sauerstoff per Gesichtsmaske kann den Erholungsprozeß beschleunigen.

Therapie/Management/Prophylaxe

Viele Anästhesisten bevorzugen es, den Epiduralraum im benachbarten Spinalsegment erneut zu punktieren und den Katheter dann epidural zu plazieren. Alternativ kann der Katheter aber durch das Duraloch in den Subarachnoidalraum geschoben werden und zur kontinuierlichen oder intermittierenden Analgesie verwendet werden (siehe Tabelle 51). Diese Methode scheint einen vorbeugenden Effekt in Hinblick auf die Entstehung des PDPH zu haben (48).

Eines der klassischen Therapiekonzepte ist die orale oder intravenöse Hydrierung. Es basiert auf der Überzeugung, daß so die Produktion von Zerebrospinalflüssigkeit stimuliert werden kann. Von vielen Anästhesisten wird ferner strenge Bettruhe empfohlen. Diese Behandlungskonzepte sind allerdings wissenschaftlich nicht fundiert. Immobilisierung prädisponiert die Wöchnerin zu thromboembolischen Komplikationen. Die Mobilisierung sollte daher prinzipiell erlaubt, wenngleich auf das Befinden der Patientin abgestimmt werden. Gleichzeitig können *nichtsteroidale Analgetika* verschrieben werden. Ibuprofen, 600–800 mg alle acht Stunden je nach Bedarf ist eine mögliche Behandlungsform. Die Therapie mit nichtsteroidalen Analgetika kann durch eine intravenöse PCA (Morphin, Hydromorphone, Pethidine oder Fentanyl) in der initiale Therapiephase (24 hr) ergänzt werden.

Die Verschreibung eines *abdominellen* Korsetts zur Erhöhung des intraabdominellen Druckes und in weiterer Folge des Zerebrospinaldruckes wurde in vergan-

Tabelle 52. Vorgehen bei akzidenteller Duraperforation

Inrathekale Plazierung des Epiduralkatheters	Erneute Punktion des Epiduralraumes
Intermittierende Bolusdosierung (alle 60 bis 90 min): – Einleitungswehen: 7,5 (10) mcg Sulfentanyl oder 25 mcg Sulfentanyl – Austreibungswehen: Bupivacain 0.25% (isobar, 1ml) mit Sulfentanyl 7,5 (10) mcg Kontinuierliche Spinalanästhesie mit 20 Ga Multiportkatheter: – Wehenanalgesie mit 0.125% Bupivacain mit 2mcg/ml Fentanyl – Infusionsrate 1–4 ml/h)	– Die erneute Punktion in einem anderen Interspinalraum verhindert nicht zuverlässig, daß der Katheter in den Subarachnoidalraum migriert. – Der Katheter kann folglich im selben Interspinalraum replaziert werden, muß jedoch in jedem Fall als potentiell subarachnoidal angesehen werden. Testdosis! – Niedrigere Dosierung, da oft gemischt epiduraler/spinaler Block!

gen Jahren empfohlen, hat sich aber wegen fraglicher Effektivität und geringer Beliebtheit bei den Patienten nicht durchgesetzt. Eine anderes Therapiekonzept ist die Behandlung mit Methylxanthinen wegen ihrer zerebrokonstriktorischen Wirkung. *Koffein* kann oral (300 mg) oder als Benzoatform intravenös (500 mg in 1000 ml Kristalloidlösung über eine Stunde intravenös verabreicht) angewendet werden (wiederholt: nach Bedarf 4 Stunden nach erstmaliger Dosierung) (49, 50). Die Wirksamkeit von *Theophyllin* wurde ebenfalls untersucht (51). Beide Methylxanthine sind wirksam, meist stellen sich nach Absetzen der Therapie die Kopfschmerzen jedoch erneut ein.

Eine andere Behandlungsmethode von meist temporärer Natur ist die epidurale Kochsalzinfusion (15–20 ml/h) (52). Sie ist jedoch mit der Gefahr der akzidentellen Infusion zu großer Volumen und daraus reultierender neurologischer Komplikationen behaftet (53). Neben Kochsalz wurden ferner Gelatin und Dextran-40 zur epiduralen Injektion bei PDPH eingesetzt (54).

Die Methode der Wahl für die definitive Behandlung von Duraperforations-Kopfschmerzen ist nach wie vor der *epidurale Blut Patch (EBP)* (55). Er wurde von Gormley 1960 in die klinische Praxis eingeführt. Schon vorher stellt sich die Frage, ob ein sogenannter *prophylaktischer Blutpatch* durchgeführt werden soll. Wird nach Duraperforation die Epiduralnadel entfernt und ein erneuter Epiduralkatheter gelegt, so kann dieser dazu verwendet werden, autologes Blut (vor Entfernung des Katheters) zu injizieren (prophylaktischer EPB). Für diese Methode werden in der Literatur unterschiedliche Erfolgsraten (zwischen 46% und 80%) beschrieben (57, 58, 59). Da die Duraperforation mit einer 16 Ga. Nadel in 80% zu einem PDPH führt, empfehlen einige Anästhesisten bei ihrer Verwendung einen prophylaktischen EBP. Andererseits wird argumentiert, daß die epidurale Blutinjektion in einen als potentiell kontaminiert anzusehenden Katheter ein nicht rechtzufertigendes Infektionsrisiko darstelle. Es ist deshalb mehr Erfahrung mit dem prophylaktischen EBP notwendig, bevor diese Methode generell empfohlen werden kann.

Komplikationen nach epiduralem Blutpatch

Während der Injektion von autologem Blut wird oft ein Druckgefühl im Rücken beschrieben. Es ist nicht ausergewöhnlich und in der Regel als normal zu werten. Beschreiben Patientinnen allerdings mässige oder starke Rückenschmerzen, dann muß die Injektion gestoppt werden. Dieser Symptomatik liegt wahrscheinlich eine ungleichmäßige oder laterale Verteilung des injizierten Blutes zugrunde. Sie ist meist von sehr kurzer Dauer (einige Stunden), kann jedoch unter Umständen einige Tage andauern. Der epidurale Blutpatch hinterläßt langfristig keine epiduroskopisch nachwesibaren Narben (60). Die Qualität einer Epiduralanästhesie nach vorausgegangenem epiduralem Blutpatch wird daher nicht beeinträchtigt (61).   Signifikante Komplikationen nach seiner Anwendung sind extrem selten. In der Literatur werden zwei Fälle von temporären Fazialisparesen und ein Fall einer Akustikusreizung in Zusammenhang mit epiduralen Injektionen beschrieben (62, 63, 64).

Zusammenfassung

Die Patientin nach Duraperforation sollte zunächst konservativ behandelt werden (koffeinierte Getränke ad lib, nonsteroidale Analgetika; evtl. Koffein intravenös).

Tabelle 53. Durchführung eines epiduralen Blutpatches

Krankengeschichte dokumentiert und schriftlicher Konsens eingeholt – Erfolgschance: 60% bis 90%, Risiko der erneuten Duraperforation: 1–2%
Etablieren eines intravenösen Zuganges (Kristalloidlösung) – Bradykardie und Hypotension wurde beschrieben, IV Medikation kann unter Umständen notwendig werden
Positionierung: Seitenlage (vom Patient meist bevorzugt) oder sitzend
Identifizierung einer guten Vene für die Aspiration von Blut – Staubinde plazieren, noch nicht schließen, Hautdesinfektion
Identifizierung des Epiduralraumes mit der Epiduralnadel – Widerstandsverlustmethode mit Kochsalz zur Vermeidung eines Pneumozephalus – Plazierung des Patches im Interspinalraum der Duraperforation oder kaudal davon (epidural injiziertes Blut diffundiert präferentiell kranial) – Gelegentlich drainieren einige Tropfen CSF aus dem „epiduralen CSF Depot"
Ein Assistent schließt die Staubinde und aspiriert 20 ml Blut unter streng sterilen Bedingungen
Langsame epidurale Injektion von 12 bis 20 ml Blut – Die Blutinjektion wird beendet, wenn die Patientin über Rückenschmerzen klagt – Leichtes Druckgefühl im Rücken, welches mehrere Stunden andauern kann, ist nicht ungewöhnlich, die Patientin sollte entsprechend vorgewarnt werden
Die Patientin wird nun in eine entspannte Rückenlage gebracht
Entlassung der Patientin nach 1 h, Überwachung mit folgenden Anweisungen – Bettruhe (Aktivität, insbesondere Heben kann zu einer Displazierung des epiduralen Koagulates und damit Ineffektivität des Blutpatches führen) – Unverzügliches Kontaktieren des Anästhesisten, wenn die Kopfschmerzen wiederkehren, Rückenschmerzen sich verstärken oder wenn sich Fieber/Meningismus einstellt

Haben sich die Kopfschmerzen 24 h nach Duraperforation nicht gebessert, so sollte ein therapeutischer EBP durchgeführt werden. In dem extrem seltenen Fall, daß die Kopfschmerzen mit visuellen oder akustischen Symptomen (Irritation von Gehirnnerven) einhergehen, wird der EBP auch früher durchgeführt. Die meisten Autoren geben eine Heilungschance von > 90% nach dem ersten EBP, > 95% nach dem zweiten EBP an. Die Besserung der Kopfschmerzen stellt sich meist unmittelbar nach EBP ein.

Nebenwirkungen neuraxialer Opioide

Die intrathekale Gabe von Morphine hat potentiell folgende unerwünschte Effekte: primäre und sekundäre Atemdepression, Nausea, Pruritus und Miktionsstörungen. Faktoren, die zur Atemdepression prädisponieren, sind: hohes Lebensalter, Hydrophilie des Opioids, starke Schwankungen des intrathorakalen Druckes und die Koadministration von Sedativa (65). Nebenwirkungen der in der geburtshilflichen Anästhesie gängigeren Opioide Fentanyl und Sulfentanil sind vor allem Nausea und Pruritus. Fallberichte von Atemdepression nach epiduraler Gabe von Fentanyl und Sulfentanil liegen ebenfalls vor (66, 67).

Tabelle 54. Therapie von Nebenwirkungen neuraxialer Opioide

Pruritus	– Diphenhydramine 25 mg IV – μ-Antagonisten: Nalbuphine (68): Bolus 5 mg IV, dann 5mg/hr IV – Naloxon (69, 70): Bolusgabe 40–100 mcg IV, dann 40 bis 80 mcg/hr IV
Nausea	– Metoclopramid 10 mg IV oder – Droperidol 0,625 mg IV oder – Scopolamine transdermal

Harnretension

Die Miktionsstörung ist eine relativ häufige Komplikation der vaginalen, insbesondere aber der instrumentellen Geburt (15% für die vaginale Geburt und 35% für die instrumentelle Geburt). Die Epiduralanästhesie spielt allerdings keine Rolle als Ursache für postpartale Miktionsstörungen (72). Intrapartale Miktionsstörungen können abdominelle Schmerzen hervorrufen und müssen oft mit Blasenkathetrisierung behandelt werden.

Prolongierter Block

In seltenen Fällen kann die Epiduralanästhesie länger als erwartet andauern. Die meisten Fälle eines prolongierten Blockes sind auf hohe Konzentrationen von Lokalanästhetika zurückzuführen (73, 74)

Differentialdiagnostisch sind neurologische Komplikationen des Geburtsvorganges (siehe unten) oder aber ein Epiduralabszess/-hämatom abzugrenzen. Faktoren,welche gegen ein Epiduralhämatom oder -abszess sprechen, sind das Ausbleiben von Rückenschmerzen, ein unilateraler Block sowie die Regression der Symptome.

Beeinflussung der Wehentätigkeit und des Wehenverlaufes

Der Effekt der Epiduralanästhesie auf den Wehenverlauf wurde in zahlreichen Studien untersucht. Eine Verlängerung der Eröffnungswehen ist fraglich (75, 76), eine Verlängerung der Austreibungsphase aber nicht unwahrscheinlich, wenn hohe Konzentrationen von Lokalanästhetika verabreicht werden (77, 78). Die operative Geburtenrate hängt in erster Linie von der individuellen Praxis des Geburtshelfers ab. Die Einführung der Epiduralanästhesie als Ursache für eine Änderung der geburtshilflichen Praxisrichtlinien (z. B. Inklination, instrumentell assisitierte Geburten bei Patientinnen durchzuführen, welche einen Epiduralkatheter haben und somit eine instrumentelle Geburt „besser tolerieren") wird diskutiert.

Neurologische Komplikationen

Neurologische Komplikationen als Folge von Epidural- oder Spinalanästhesie sind äußerst selten. Sie resultieren häufig aus der Schwangerschaft und dem Geburtsvorgang an sich, werden jedoch oft fälschlicherweise der Regionalanästhesie angelastet. Es werden daher im Folgenden auch geburtshilfliche neurologische Komplikationen abgehandelt, welche nicht in Zusammenhang mit der peripheren Leitungsanästhesie gebracht werden können.

Vereinzelte Fallberichte weisen auf den Zusammenhang von Hypotension (79, 80) oder der Adrenalin-Gabe (81, 82) und ischiämischen Rückenmarksläsionen hin. Der Adrenalinzusatz in Lokalanästhetika kann nicht damit in Zusammenhang gebracht werden (83). Der Anästhesist sollte bei Patientinnen mit einer neurologischen Anamnese oder postpartalen neurologischen Beschwerden, welche in Zusammenhang mit anästhesiologischen Interventionen gebracht werden, eine grob-neurologische Untersuchung durchführen. In den meisten Fällen kann so eine „reflexive" Assoziation von neurologischen Symptomen und der Regionalanästhesie vermieden werden.

Neurologische Untersuchung der unteren Extremität

Sensibilitätsprüfung: Berührungsempfinden (Prüfung mit Wattebausch oder Fingerkuppe) Schmerzempfinden (Zahnstocher), Temperaturempfinden (Eiswürfel/Reaganzglas mit heißem Wasser)

Reflexprüfung: Einteilung: mittellebhaft = normal, Seitendifferenz, abgeschwächt, fehlend

Muskelkraft: Beinhalteversuch, Fersengang, Zehengang, Aufstehen aus der tiefen Hocke (Quadriceps, Glutealmuskulatur), Zusammenpressen der Beine (Adduktoren)

Tabelle 55. Untersuchung der Muskelkraft

Ø	=	völlige Lähmung (Paralyse ohne jede Kraftentfaltung)
1	=	sichtbare Kontraktion ohne motorischen Effekt
2	=	Bewegung bei Ausschaltung der Schwerkraft möglich
3	=	Bewegung gegen die Schwerkraft möglich
4	=	Bewegung gegen Widerstand, jedoch kraftgemindert möglich
5	=	normal

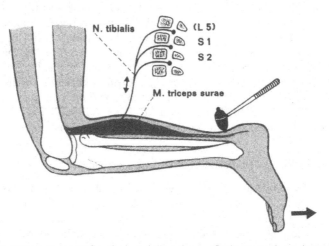

Abb. 50. Der Triceps-Surae-Reflex (sog. Achillessehnenreflex): Beurteilung der Reflexbahnen auf Höhe L 1–2

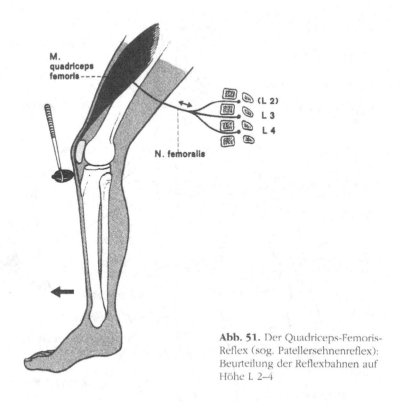

Abb. 51. Der Quadriceps-Femoris-Reflex (sog. Patellersehnenreflex): Beurteilung der Reflexbahnen auf Höhe L 2–4

Neurologische Komplikationen mit Assoziation zu Schwangerschaft und Geburt

Die *Femoralisparese* war zur Wende des Jahrhunderts eine häufige Komplikation der vaginalen Hysterektomie, bei der die Beine der Patientin flektiert, abduziert und auswärts rotiert waren. Heute sieht man eine Femoralisparese als Folge von langen Preßwehen, wenn die Hüften der Patientin stark flektiert und der Nervus femoralis somit gegen das ligamentum inguinale komprimiert wird (84, 85, 86, 87). Obwohl periphere Neuropathien meist einseitig sind, ist die Femoralisparese in 25% der Fälle bilateral (88, 89). Sie manifestiert sich meist als Schwäche des Quadriceps (Streckung des Knies), Ileopsoas, Sartorius und Pektineus (Hüftflexion, -abduktion und -rotation) und geht gelegentlich mit einer Sensibilitätsstörung und/ oder Schmerzen in der Vorderpartie des Oberschenkels einher. Der Patellarreflex ist typischerweise vermindert. Patientinnen haben Schwierigkeiten beim Treppen- und Aus-dem-Bett-Steigen. Die Therapie ist konservativ (physikalische Therapie, Gehhilfe falls notwendig), Symptome sind fast immer selbstlimitiert.

Eine *Obturatoriusparese* geht mit Schwäche bei der Hüftadduktion und -rotation und Sensibilitätsstörungen im Innenbereich der Oberschenkel einher (90). Eine *Parese des lumbosakralen Plexus* wird meist durch direkte Nervenkompression durch den kindlichen Schädel oder durch Instrumentieren bei Zangengeburt verursacht (91, 92). Die lumbosakrale Plexopathie ist fast immer einseitig. Symptome sind Schwäche bei der Dorsalflektion und Eversion des Fußes sowie Sensibili-

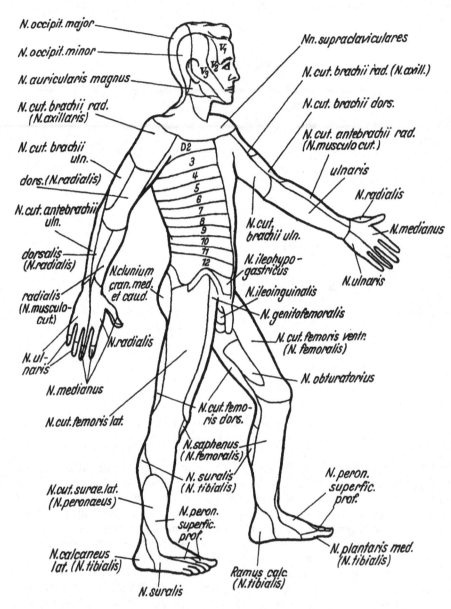

Abb. 52. Schema der peripheren sensiblen Innervationen nach Innervationsgebiet einzelner Hautnerven

tätsstörungen über dem Fuß dorsal und Unterschenkel lateral. Von der Parese des lumbosakralen Plexus ist die *Läsion des Nervus peronealis communis* abzugrenzen, welche häufig die Folge einer direkten Kompression durch Fußhalter (bei Lithotomieposition) oder andere mechanische Barrieren ist und sich ebenfalls als Fußschwäche manifestiert. Die Sensibilitätsstörung bei einer Läsion des N. peronealis ist jedoch auf den Rücken der großen Zehe beschränkt. Letztlich soll auch

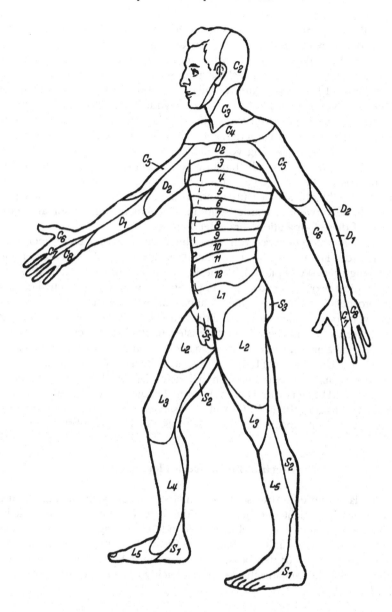

Abb. 53. Schema der peripheren sensiblen Innervationen nach Dermatomen

die *Meralgia paresthetica,* eine Sensibilitätsstörung des Nervus femoralis cutaneus als Folge einer Kompression in seinem Verlauf unter dem lateralen Ligamentum inguinale, oft im Zusammenhang mit rascher Gewichtszunahme während der Schwangerschaft, erwähnt werden (93).

Als *adhäsive Arachnoiditis* wird ein inflammatorischer Prozeß im Spinalraum, welcher mit Adhäsionen und Spinalstenose einhergeht, bezeichnet. Die adhäsive

Arachnoiditis wurde als Folge einer chemischen Gewebeschädigung durch Kontamination der Spinaraumes mit toxischen Konservierungsmitteln in den vergangenen Jahren beschrieben. Als *Cauda-equina*-Syndrom wird ein Symptomenkomplex, bestehend aus Rückenschmerzen, Sensibilitätsverlust in der Perinealregion, Harn- und Rektalsphinkterdysfunktion und in variabler Ausprägung eine Schwäche der Beine, bezeichnet (94). Dieses Syndrom hat in jüngeren Jahren im Zusammenhang mit hyperbarem Lidocain Aufsehen erregt. Fälle sind in Zusammenhang mit spinalen Mikrokathetern gebracht worden, wobei ein „pooling effekt" mit lokaler, kaudaler Anhäufung von Lidocain als Ursache einer neurotoxischen Gewebereaktion postuliert wurde. Ein jüngerer Bericht schildert vier Fälle von transienten neurologischen Störungen nach Spinalanästhesie mit 5% hyperbarem Lidocain (95). Obwohl solches über einen langen Zeitraum problemlos in der Spinalanästhesie verwendet wurde, sollte im Zusammenhang mit spinalen Mikrokathetern auf diese Präparation verzichtet werden.

Postpartale Rückenschmerzen von unterschiedlicher Intensität und Dauer werden von ca. 40% der Frauen empfunden. MacArthur et al. (96, 97) beschreiben einen Zusamenhang mit der Epiduralanästhesie, während Breen et al. (98) diese Assoziation nicht beobachten konnten. Beide Studien waren retrospektiv konzipiert. In einer prospektiven Studie konnten Wang et al. (99) keinen Unterschied in der Inzidenz von postpartalen Rückenschmerzen nach Vaginalgeburt mit Spinalanästhesie versus „natürlicher Geburt" feststellen. Prädisponierende Faktoren für postpartale Lumbalgie sind eine positive Anamnese von Rückenschmerzen, jüngeres Lebensalter, und Übergewicht (100). Das Lokalanästhetikum Chloroprocain wurde in Zusammenhang mit Rückenschmerzen gebracht. Dieses Phänomen wurde von Stevens et al. (101) untersucht. Diesen Autoren zufolge ist die Lumbalgie nach epiduraler Chloroprokaingabe auf EDTA als Konservierungsstoff zurückzuführen und tritt im Allgemenien nur nach Gabe von mehr als 25 ml dieesr Substanz auf.

Uterine Blutflußveränderungen

Die Epiduralanästhesie in Abwesentheit von Hypotension beeinträchtigt die uteroplazentare Perfusion nicht. Die fachgerecht durchgeführte Epiduralanästhesie kann möglicherweise sogar die Umbilikalarteriendurchblutung verbessern. (siehe Kapitel Uteroplazentare Einheit) (102, 103). Die verbesserte Rheologie ist möglicherweise die Ursache für den besseren Säuren-Basen-Status von Neugeborenen, deren Mütter mit Epiduralanästhesie im Vergleich zu IV Opioid-Analgesie behandelt wurden (104).

Plazentatransfer von Lokalanästhetika und neonatale Toxikologie

Siehe entsprechende Kapitel des Abschnittes Grundlagen.

Neuroadaptive Veränderungen

Zur Beurteilung neuroadaptiver Vorgänge nach der Geburt wurde eine Reihe von Tests entwickelt, die jedoch subjektiv, komplex und nicht sehr spezifisch sind:

Brazelton Neonatal Behavioral Assessment Scale (NBAS), Early Neonatal Neurobehavioral Scale (ENNS), and the Neurologic and Adaptive Capacity Scoring System (NACS). Scanlon et al. (105) beobachteten 1974, daß Babies, deren Mütter Lidoain oder Bupivacain zur Epiduralanästhesie erhielten, in Bezug auf Muskeltonus schlechter abschnitten als Babies, deren Mütter keine Lokalanästhetika erhielten. Abboud et al. (106) beobachteten minimale oder keine Unterschiede des neuroadaptiven Verhaltens für die gängigen Lokalanästhetika Lidocain, Mepivacain, 2-Chloroprocain und Bupivacain. Neonaten, deren Mütter mit Epiduralanalgesie behandelt wurden, weisen einen besseren NACS score auf als Neonaten, deren Mütter IV-Opioid-Analgesie und Vollnarkose erhielten (107).

2. Andere Blockadeverfahren

a) Parazervikalblockade

Mütterliche Komplikationen des Parazervikalblockes sind neben toxischen Reaktionen auf systemisch absorbierte Lokalanästhetika das parazervikale Hämatom, die postpartale Neuropathie (108, 109, 110, 111) sowie die Abszeßformation im Parazervikal-, Retropsoas- und Subglutealraum. Diese potentiell schwerwiegenden Komplikationen sind allerdings äußerst selten. Die fetale Bradykardie stellt mit einer Inzidenz, welche je nach Quelle zwischen 0 und 70% variiert, die häufigste fetale Komplikation dar (112, 113, 114, 115). Die Ätiologie der fetalen Bradykardie ist unklar. Eine Theorie ist die Reflexbradykardie als Folge der Manipulation des kindlichen Kopfes. Die rasche Absorption des Lokalanästhetikums in die uteroplazentare Zirkulation mit toxischen Auswirkungen auf das fetale Herz-Kreislaufsystem wird diskutiert, ebenso wie eine erhöhte uterine Aktivität oder verminderte uterine Durchblutung. Ferner wird von schweren fetalen Verletzungen als Folge einer Lokalanästhetikainjektion in die fetale Kopfhaut berichtet (116). Aus diesen Gründen wird eine Parazervikalblockade heute nur noch ausnahmsweise durchgeführt.

b) Pudendusblockade

Komplikationen wie die Pudendusblockade sind die Lazeration der vaginalen Mukosa, das vaginale oder ischiorektale Hämatom und der Retropsoas- sowie Subglutealabszeß. Sie sind selten, können jedoch schwerwiegende Folgen haben (117, 118).

c) Lumbale Sympathikusblockade

Mittelschwere Hypotension wird in 5 bis 15% beschrieben (119). Weniger häufig sind systemische Lokalanästhetikatoxizität, totale Spinalanästhesie, retroperitoneales Hämatom, Horner Syndrom (120) und die Duraperforations – Zephalgie (121).

d) Perineale Infiltrationsanästhesie

Zwei Fälle von Lokalanästhetikainjektion in die fetale Kopfhaut werden beschrieben, sind jedoch bei vorsichtigem Vorgehen leicht vermeidbar (122).

3. Vollnarkose

Jüngeren Studien zufolge sind die schwierige Intubation sowie die Aspiration die führenden Ursachen der anästhesiebedingten Mortalität (123, 124). Die Schwangerschaft stellt durch ihre physiologischen Veränderungen einen zusätzlichen Risikofaktor für Aspiration sowie schwierige Intubation dar. Die Vollnarkose kann außerdem das neonatale Wohlbefinden beeinträchtigen und sollte daher in der geburtshilflichen Anästhesie nur nach sorgfältiger Risikoabwägung regionalanästhesiologischen Methoden vorgezogen werden.

Tabelle 56. Übersicht Komplikationen der Vollnarkose

Zeitfolge	Maternale Effekte	Fetale Effekte
Akut	– Aspiration – Schwierige Intubation	– Neonatale Depression – Neonatale Azidose
Subakut	– Anästhesie-Recall	

Aspiration

Aspirationsrisiko und Prophylaxe

1946 berichtete Mendelson (125) über 66 Fälle einer Aspirationspneumonie aus einer Serie von 44.016 Schwangerschaften (1/667). Zwei der Frauen aus dieser Serie mit Aspirationspneumonie starben. Olson et al. (126) beschrieben eine Inzidenz des Aspirationssyndromes von 1/661 mit einer Mortalität von 4,6%, während Tiret et al. (127) ein Aspirationssyndrom nur bei einem von 7337 Patienten vorfand. Tiret beschrieb eine Mortalität von 14,8% für die allgemeine Population. Etwa 20% der Patienten, die aspirieren, müssen zumindest temporär mechanisch nachbeatmet werden (128).

In allgemeinen Mortalitätsstatistiken nimmt das Aspirationssyndrom zusammen mit der schwierigen Intubation die erste Stelle ein. Risikofaktoren für die Aspiration sind Notfalloperationen, die Ingestion von solider Nahrung weniger als sechs Stunden vor der Vollnarkose, Übergewicht, Refluxkrankheit und Schwangerschaft. Das erhöhte Aspirationsrisiko der Schwangerschaft läßt sich durch Veränderungen der gastrointestinalen Anatomie und Physiologie erklären. Die Displazierung des Magens durch den Uterus kann die Effektivität des unteren Ösophagussphinkter herabsetzen sowie den intragastralen Druck erhöhen (129). Die Schwangerschaft an sich hat keinen Effekt auf das Magenvolumen oder den Magensaft-pH (130, 131). Die Magenmotilität ist jedoch bei Schwangeren in Wehen durch den hemmenden Effekt von Schmerz und systemisch verabreichten Opioiden auf die Magenperistalsis herabgesetzt (132, 133). Zur Aspirationsprophylaxe können Medikamente verabreicht werden, die den Magensaft neutralisieren und/oder die Säuresekretion des Magens herabsetzten. Zur Wahl stehen nicht-partikuläre Antazida (134), H2-Blocker (135), Opremazol (136) oder Metoclopramid (137). Wegen der schnellen Wirksamkeit werden in der geburtshilflichen Anästhesie oft nicht-partikuläre Antazida (30 ml 0,3 M Natriumzitrat) und Metoclopramid IV (10 mg) verwendet.

Eine Vollnarkose bei einer Schwangeren wird immer mit Ileuseinleitung unter Anwendung des Sellick-Handgriffes durchgeführt. Sellick zeigte 1961, daß die Regurgitation durch Krikoiddruck verhindert werden kann, selbst wenn der intraösophageale Druck auf 100 cm H_2O ansteigt (138). Im Falle der schwierigen/unmöglichen Intubation sollte der Krikoiddruck unter Maskenbeatmung fortgeführt werden.

Pathophysiologie und Behandlung

Die Aspiration von Magensaft führt zu einer chemisch-toxischen Pneumonie, welche zu einem ARDS-ähnlichen Bild mit Flüssigkeitstranssudation und intrapulmonalem Shunt führen kann (139). Die Symptomatik variiert je nach Schweregrad der Aspiration, und radiologische Zeichen der Aspirationspneumonie können zwölf bis 24 Stunden nach dem klinischen Geschehen auftreten (140). Solide Partikel sollten laryngoskopisch oder bronchoskopisch entfernt werden. Die pulmonale Lavage und die prophylaktische Verabreichung von Antibiotika oder Steroiden ist nicht indiziert (141). Die Therapie der Hypoxämie ist symptomatisch. Maschinelle Beatmung kann notwendig werden.

Schwierige Intubation

Daten, welche die Inzidenz der schwierigen Intubation beschreiben, variieren stark. Bei 1% bis 18% der Allgemeinbevölkerung ist mit Intubationsschwierigkeiten zu rechnen, bei 0,5‰ bis 3,5‰ ist die endotracheale Intubation nicht möglich (142, 143). Verschiedene Veränderungen der Atemwege in der Schwangerschaft können Ursache für eine erschwerte oder unmögliche Intubation sein. Schon früh in der Schwangerschaft erhöht sich die Vaskularität der oberen Atemwege. Diese Veränderungen führen oft zu erschwerter Nasenatmung, ein Larynxödem kann insbesondere in der Präklampsie oder bei gleichzeitiger Infektion der oberen Atemwege ausgeprägt sein (144, 145). Die Gewichtszunahme kann die Schnüffelposition erschweren, während vergrößerte Brüste ein Hindernis für das Einführen des Intubationsspatels darstellen können.

Eine sorgfältige Untersuchung der Atemwege ist daher notwendig. Sie ist ein wichtiger Bestandteil des geburtshilflich-anästhesiologischen Konsils. Eine absehbar schwierige Intubation (Frölich score > 4, siehe unten) ist eine relative Kontraindikation für die Ileuseinleitung. Alternativverfahren sind die fiberoptische Intubation der wachen Patientin oder die periphere Leitungsblockade. Im Falle einer Notfallsektio bei einer Patientin mit zu erwartender schwieriger Intubation diktieren Sicherheitserwägungen das anästhesiologische Vorgehen. Wenn eine schwierige Intubation nicht vorausgesehen wird und die Narkose eingeleitet ist, sollte zunächst versucht werden, eine Maskennarkose unter Beibehaltung des Sellick Handgriffs durchzuführen. Es bewährt sich, den Oberkörper leicht anzuheben, um die Zwerchfellexkursion zu erleichtern. Ist die Maskenbeatmung (Gesichtsmaske oder Larynxmaske) nicht möglich, so muß ein alternatives Intubationsverfahren versucht werden. Eine Notfallkrikotomie oder -tracheotomie ist in seltenen Fällen notwendig.

Tabelle 57. Atemwegsbeurteilung nach Frölich

Parameter	Frölich Score	
Kurzer, dicker Hals	1	0
Eingeschränkte Beweglichkeit in Halswirbelsäule (HWS)	1	0
Mundöffnung veringert (< 2 Fingerbreiten)	1	0
Große Zunge	1	0
Vorstehende Schneidezähne	1	0
Mikrognathie (hypotropher Unterkiefer)	1	0
Verringerte Beweglichkeit des Mundbodens (Induration, Osteom, etc.)	1	0
Mehr als vier Stigmata (Punktezahl > 4)	schwierige Intubation	
Mehr als zwei Stigmata (Punktezahl > 2)	potentiell schwierige Intubation	

Anästhesie-Recall

Der Anästhesist muß sich über die Möglichkeit des Bewußtseins unter Anästhesie im klaren sein. Das Risiko des Anästhesie-Recalls muß gegen das Risiko der neonatalen Depression durch Anästhetika bei tiefer Narkose abgewogen werden. Die Verabreichung von nur 50% N_2O und 50% O_2 ohne andere volatile Anästhetika führt bei 12 bis 26% zu Bewußtsein unter Anästhesie (146). Das Recall Risiko kann durch zusätzliche Verabreichung von 0,5 MAC eines potenten Inhalationsanästhetikums auf 1% herabgesetzt werden (147). Nach Abnabelung des Neugeborenen kann die Narkose mit IV Anästhetika vertieft werden.

Neonatale Depression/Neonatale Azidose

Eine Beeinträchtigung des Feten durch eine Vollnarkose kann prinzipiell auf den direkten Effekt der Anästhetika auf den Neonaten oder auf eine verminderte Plazentadurchblutung erklärt werden. Die meisten zur Narkoseeinleitung verwendeten Anästhetika mit Ausname von Ketamin können den systemischen Gefäßwiderstand reduzieren und somit zu einer verminderten Plazentadurchblutung führen. Unbehandelte Hypotension kann in weiterer Folge eine neonatale Azidose mit niedrigem venösem Nabelschnur-pH auslösen. Die Katecholaminliberation als Folge der Laryngoskopie kann eine uterine Vasokonstriktion mit Plazentahypoperfusion zur Folge haben. Klinisch gebräuchliche Dosen (0,5 bis 1,5 MAC) der potenten Inhalationsanästhetika haben kaum einen Effekt auf die uterine Durchblu-

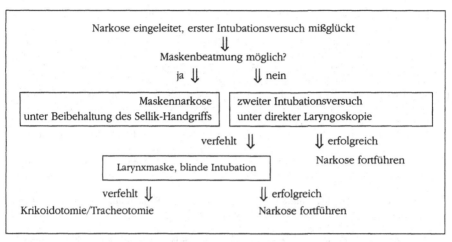

Abb. 54. Alternatives Atemwegsmanagement: Schematisches Vorgehen
bei unerwartet schwieriger Intubation

tung (148). Eine Diskussion der pharmakokinetischen sowie pharmakodynamischen Effekte gebräuchlicher Anästhtetika auf die uteroplazentare Einheit und den Feten ist im Abschnitt Grundlagen dieses Buches zu finden. Hyperkapnie and Hypokapnie können zu Veränderungen der Plazentadurchblutung führen (149, 150, 151, 152). Von größerer Bedeutung ist jedoch der Einfluß der mechanischen Beatmung auf die uteroplazentare Durchblutung durch die Beeinträchtigung des venösen Blutrückflusses zum Herzen. Von wesentlicher Bedeutung für das Wohlbefinden des Neugeborenen unter Vollnarkose ist die Dauer des Zeitraumes zwischen Anästhesiebeginn und Geburt (I-D-Intervall) (153). Der Zeitraum von Uterusinzision zu Geburt (U-D-Intervall) ist ein entscheidender Faktor für das neonate Wohlbefinden bei der Vollnarkose sowie der Regionalanästhesie (154).

Literatur

1. Liu PL et al (1983) Comparative CNS toxicity of lidocaine, etidocaine, bupivacaine, and tetracaine in awake dogs following rapid intravenous administration. Anesth Analg 62: 375–379
2. Scott DB (1975) Evaluation of the toxicity of local anaesthetic agents in man. Br J Anaesth 47: 56–60
3. Covino BG, Vassallo HG (1976) Local Anesthetics: Mechanisms of Action and Clinical Use. New York, Grüne & Stratton, p 126
4. Hogan Q (1996) Local anesthetic toxicity: an update. Reg Anesth (Suppl 6) 21: 43–50
5. Morishima HO et al (1985) Bupivacaine toxicity in pregnant and nonpregnant ewes. Anesthesiology 63: 134–139
6. Santos AC, Arthur GR, Wlody D, De Armas P, Morishima HO, Finster M (1995) Comparative systemic toxicity of ropivacaine and bupivacaine in nonpregnant and pregnant ewes. Anesthesiology 82: 734–740
7. Chen AH (1998) Toxicity and allergy to local anesthesia. J Calif Dent Assoc 26: 683–692
8. Wildsmith JA, Mason A, McKinnon RP, Rae SM (1998) Alleged allergy to local anaesthetic drugs. Br Dent J 184 (10): 507–510

9. Fisher MM, Bowey CJ (1997) Alleged allergy to local anaesthetics. Anaesth Intensive Care 25 (6): 611–614

10. Sangarlangkarn S, Klaewtanong V, Jonglerttrakool P, Khankaew V (1987) Meperidine as a spinal anesthetic agent: a comparison with lidocaine-glucose. Anesth Analg 66: 235–240

11. Miyabe M, Sonoda H, Nataikl A (1995) The effect of lithotomy position on arterial blood pressure after spinal anesthesia. Anesth Analg 81: 96–98

12. Rout CC, Rocke DA, Levin J, Gouws E, Reddy D (1993) A reevaluation of the role of crystalloid preload in the prevention of hypotension associated with spinal anesthesia for elective cesarean section. Anesthesiology 79: 262–269

13. Tong C, Eisenach JC (1992) The vascular mechanism of ephedrineës beneficial effect on uterine perfusion during pregnancy. Anesthesiology 76: 792–798

14. Moran DH, Perillo M, LaPorta RF, Bader AM, Datta S (1991) Phenylephrine in the prevention of hypotension following spinal anesthesia for cesarean delivery. J Clin Anesth 3: 301–305

15. Rolbin SH, Halpern SH, Braude BM, Kapala D, Unger R, Radhakrisnan S (1990) Fluid through the epidural needle does not reduce complications of epidural catheter insertion. Can J Anaesth 37: 337–340

16. Richardson MG, Wissler RN (1999) The effects of needle bevel orientation during epidural catheter insertion in laboring parturients. Anesth Analg 88: 352–356

17. Collins VJ (1993) Epidural anesthesia,. In: Collins VJ (ed) Principles of Anesthesiology: General and Regional Anesthesia, 3rd edn. Philadelphia, Lea & Febiger, pp 571–610

18. Blomberg R (1986) The dorsomedian connective tissue band in the lumbar epidural space of humans: an anatomical study using epiduroscopy in autopsy cases. Anesth Analg 65: 747–752

19. Beck GN, Griffiths AG (1992) Failed extradural anaesthesia for caesarean section: complication of subsequent spinal block. Anaesthesia 47: 690–692

20. Gleeson NC, Nolan KM, Ford M (1989) Temperature, labour, and epidural analgesia [letter]. Lancet 2(8667): 861–862

21. Emerick TH, Ozaki M, Sessler DI, Walters K, Schroeder M (1994) Epidural anesthesia increases apparent leg temperature and decreases the shivering threshold. Anesthesiology 81: 289–298

22. Webb PJ, James FM, Wheeler AS (1981) Shivering during epidural analgesia in women in labor. Anesthesiology 55: 706–707

23. Camann WR et al (1991) Maternal temperature regulation during extradural analgesia for labour. Br J Anaesth 67: 565–568

24. Philip J, Alexander JM, Sharma SK, Leveno KJ, McIntire DD, Wiley J (1999) Epidural analgesia during labor and maternal fever Anesthesiology 90: 1271–1275

25. Holmstrom B, Rawal N, Axelsson K, Nydahl P (1995) A risk of catheter migration during combined spinal epidural block: percutaneous epiduroscopy study. Anesth Analg 80: 747–753

26. Troop M (1992) Negative aspiration for cerebral spinal fluid does not assure proper placement of epidural catheter. J Am Assoc Nurse Anesth 60: 301–303

27. Lubenow T et al (1988) Inadvertent subdural injection: a complication of an epidural block. Anesth Analg 67: 175–179

28. Boys HE, Norman PF (1975) Accidental subdural analgesia: a case report, possible clinical implications and relevance to "massive extradurals". Br J Anaesth 47: 1111–1113

29. Pannullo SC, Reich JB, Krol S, Deck F, Posner JB (1993) MRI changes in intracranial hypotension Neurology 43: 919–926

30. Grant R, Condon B, Hart I, Teasdale GM (1991) Changes in intracranial CSF volume after lumbar puncture and their relationship to post-LP headache. J Neurol Neurosurg Psychiatr 54: 440–442

31. Gobel H, Klosterrmann H, Lindner V, Schenkl S (1990) Changes in cerebral haernodynamics in cases of postlumbar puncture headache: a prospective transcranial doppler ultrasound study. Cephalalgia 10: 117–122

32. Sprigge JS (1999) The use of sumatriptan in the treatment of postdural puncture headache

after accidental lumbar puncture complicated a blood patch procedure [letter]. Anaesthesia 54: 95–96

33. Sechzer PH (1979) Post-spinal anesthesia headache treated with caffeine. II. Intracranial vascular distention, a key factor. Curr Therap Res 26: 440–448

34. Vandam LD, Dripps RD (1956) Longterm follow-up of patients who received 10,098 spinal anesthetics. syndrome of decreased intracranial pressure (headache and ocular and auditory difficulties). JAMA 161: 586–591

35. Lybecker H. Moller JT, May O (1990) Incidence and prediction of postdural puncture headache. A prospective study of 1021 spinal anesthesias. Anesth Analg 70: 389–394

36. Rasmussen BS et al (1989) Postspinal headache in young and elderly patients. Two randomized, double-blind studies that compare 20- and 25-gauge needles. Anaesthesia 44: 571–573

37. Geurts JW et al (1990) Post-dural puncture headache in young patients. A comparative study between the use of 25-gauge and 29-gauge spinal needles. Acta Anaesthesiol Scand 34: 350–353

38. Cesarini M et al (1990) Sprotte needle for intrathecal anaesthesia for caesarean section: incidence of postdural puncture headache. Anaesthesia 45: 656–658

39. Gurmarnik S (1988) Skin preparation and spinal headache Anaesthesia 43: 1057–1058

40. Franksson C, Gordh T (1946) Headache after spinal anesthesia and a technique for lessening its frequency. Acta Chir Scand 94: 443–454

41. Naulty JS et al (1990) Influence of local anesthetic solution on postdural puncture headache. Anesthesiology 72: 450–454

42. Harrington H, Tyler HR, Welch K (1982) Surgical treatment of post-lumbar punc-ture dural CSF leak causing chronic headache. J Neurosurg 57: 703–707

43. Ferre JP, Gentili ME (1999) Seven months' delay for epidural blood patch in post-dural puncture headache. Eur J Anaesthesiol 16: 257–258

44. Stein G et al (1984) Headaches after childbirth. Acta Neurol Scand 69: 74–79

45. Uknis A, Silberstein SD (1991) Review article: Migraine and pregnancy. Headache 31: 372–374

46. Younker D et al (1986) Maternal cortical vein thrombosis and the obstetric anesthesiologist. Anesth Analg 65: 1007–1012

47. Ash K, Cannon JE, Bight DR (1991) Pneumocephalus following attempted epidural anaesthesia. Can J Anaesth 38: 772–774

48. Dennehy KC, Rosaeg OP (1998) Intrathecal catheter insertion during labour reduces the risk of post-dural puncture headache. Can J Anaesth 45 (1): 42–45

49. El Tawil M (1999) Postdural puncture headache. Acta Anaesthesiol Scand 43: 488

50. Mathew RJ, Wilson WH (1985) Caffeine induced changes in cerebral circulation. Stroke 16: 814–817

51. Feuerstein TJ, Zeides A (1986) Theophylline relieves headache following lumbar puncture. Klin Wochenschr 64: 216–218

52. Bart AJ, Wheeler AS (1978) Comparison of epidural saline and epidural blood placement in the treatment of post-lumbar-puncture headache. Anesthesiology 48: 221–223

53. Clark CJ, Whitwell J (1961) Intraocular haemorrhage after epidural injection. Br Med J 2: 1612–1613

54. Barrios-Alarcon J, Aldrete JA, Paragas-Tapia D (1989) Relief of post-lumbar puncture headache with epidural dextran 40: a preliminary report. Reg Anesth 14 (2): 78–80

55. Cooper G (1999) Epidural blood patch [editorial]. Eur J Anaesthesiol 16 (4): 211–215

56. Gormley JB (1960) Treatment of postspinal headache. Anesthesiology 21: 565

57. Palahniuk RJ, Cumming M (1979) Prophylactic blood patch does not prevent post lumbar puncture headache. Can J Anaesth 26: 132–133

58. Colonna-Romano P, Shapiro BE (1989) Unintentional dural puncture and prophylactic epidural blood patch in obstetrics. Anesth Analg 69: 522–523

59. Loeser EA, Hill GE, Bennett GM, Sederberg JH (1978) Time vs success rate for epidural blood patch. Anesthesiology 49: 147–148

60. Abouleish E, de la Vega S, Blendinger I, Tio T-O (1975) Long-term follow-up of epidural blood patch. Anesth Analg 54: 59–463

61. Abouleish E, Wadhwa RK, de la Vega S, Tan RN Jr, Lim Uy N (1975) Regional analgesia following epidural blood patch. Anesth Analg 154 (5): 634–636
62. Cornwall RD, Dolan WM (1975) Radicular back pain following lumbar epidural blood patch. Anesthesiology 43: 692–693
63. Shantha TR, McWhirter WR, Dunbar RW (1973) Complications following epidural blood patch for postlumbar-puncture headache. Anesth Analg 52: 67–72
64. Lowe DM, McCullough AM (1990) 7th nerve palsy after extradural blood patch. Br J Anaesth 65: 721–722
65. Cousins M, Mather L (1984) Intrathecal and epidural administration of opioids. Anesthesiology 61: 276–310
66. Brockway M, Noble D, Sharwood-Smith GH, McClure JH (1990) Profound respiratory depression after extradural fentanyl. Br J Anaesth 64: 243–245
67. Streinstra R, Van Poorten F (1989) Immediate respiratory arrest after caudal epidural sufentanil. Anesthesiology 71: 993–994
68. Chalmers P, Lang C, Greenhouse B (1988) The use of nalbuphine in association with epidural narcotics. Anesthesiol Rev 15: 21–27
69. Jones R, Jones J (1980) Intrathecal morphine: naloxone reverses respiratory depression but not analgesia. Br Med J 281: 645–646
70. Gueneron J et al (1988) Effect of naloxone infusion on analgesia and respiratory depression after epidural fentanyl. Anesth Analg 67: 35–38
71. Grove LH (1973) Backache, headache and bladder dysfunction after delivery. Br J Anaesth 45: 1147–1149
72. Crawford JS (1972) Lumbar epidural block in labour: a clinical analysis. Br J Anaesth 44: 66–74
73. Cuerden C, Buley R, Downing JW (1977) Delayed recovery after epidural block in labour: a report of four cases. Anaesthesia 32: 773–776
74. Pathy GV, Rosen M (1975) Prolonged block with recovery after extradural analgesia for labour. Br J Anaesth 47: 520–522
75. Chestnut DH et al (1994) Does early administration of epidural analgesia affect obstetric out-come in nulliparous women who are receiving intravenous oxytocin? Anesthesiology 80 (6): 1193–1200
76. Chestnut DH et al (1994) Does early administration of epidural analgesia affect obstetric outcome in nulliparous women who are in spontaneous labor? Anesthesiology 80 (6): 1201–1208
77. Howell CJ, Chalmers I (1992) A review of prospectively controlled comparisons of epidural with non-epidural forms of pain relief during labour. Int J Obstet Anaesth 1: 93–110
78. Thorburn J, Moir DD (1981) Extradural analgesia: the influence of volume and concentration of bupivacaine on the mode of delivery, analgesic efficacy and motor block. Br J Anaesth 53: 933–939
79. Urquhart-Hay D (1969) Paraplegia following epidural analgesia. Anaesthesia 24: 461–470
80. Bromage PR (1974) Spinal thronlbophlebitis after hypotensive anaesthesia (letter) N Z Med J 80: 519–520
81. Kozody R, Pahlaniuk RJ, Wade JG, Cumming M (1984) The effect of subarachnoid epinephrine and phenylephrine on spinal cord blood flow. Can Anaesth Soc J 31: 503–508
82. Jaradeh S (1993) Cauda equina syndrome: a neurologistës perspective. Reg Anesth 18: 473–480
83. Kozody R, Pahlaniuk RJ, Wade JG, Cumming M (1984) The effect of subarachnoid epinephrine and phenylephrine on spi-nal cord blood flow. Can Anaesth Soc J 31 (5): 503–508
84. Vargo MM, Robinson LR, Nicholas JJ, Rulin MC (1992) Postpartum femoral neuropathy: relic of an earlier era? Arch Phys Med Rehabil 71: 591–596
85. Redick LF (1992) Maternal perinatal nerve palsies. Postgrad Obstet Gynecol 12: 1–6
86. Brynes CM (1913) Anterior crural neuritis J Nerd Ment Dis 40: 758
87. Adelman JU, Goldberg GS, Puckett JD (1973) Postpartum bilateral femoral neuropathy Obstet Gynecol 42: 845–850
88. Donaldson JO (1989) Neurology of Pregnancy, 2nd edn. Philadelphia, WB Saunders

89. Donaldson JO (1991) Neurologic complications of childbirth unrelated to regional anesthesia. Proceedings of the Society for Obstetric Anesthesia and Perinatology

90. Donaidson JO (1989) Neurology of Pregnancy, 2nd edn. Philadelphia, WB Saunders

91. Hill EC (1962) Maternal obstetric paralysis. Am J Obstet Gynecol 83: 1452–1460

92. Cole IT (1946) Maternal obstetric paralysis. Am J Obstet Gynecol 52: 372

93. Pearson MG (1957) Meralgia paresthetica: with reference to its occurrence in pregnancy. J Obstet Gynecol Br Emp 64: 427–430

94. Jaradeh S (1993) Cauda equina syndrome: a neurologist's perspective, Reg Anesth 18: 473–480

95. Schneider M et al (1993) Transient neurologic toxicity after hyperbaric subarachnoid anesthesia with 5% lidocaine, Anesth Analg 76: 1154–1157

96. MacArthur C et al (1990) Epidural anaesthesia and long term backache after childbirth. Br Med J 301: 9–12

97. MacArthur C, Lewis M, Knox EG (1992) Investigation of long term problems after obstetric epidural anaesthesia. Br Med J 304: 1279–1282

98. Breen TW, Oriol NE (1992) Incidence of late lowback pain after childbirth is not influenced by anesthesia for labor or delivery (abstract). Anesthesiology 72: A1044

99. Wang CH, Cheng KW, Neoh CA, Tang S, Jawan B, Lee JH (1994) Comparison of the incidence of postpartum low back pain in natural childbirth and cesarean section with spinal anesthesia. Acta Anaesth Sin 32 (4): 243–246

100. MacArthur C, Lewis M, Knox EG (1992) Investigation of long term problems after obstetric epidural anaesthesia. Br Med J 304: 1279–1282

101. Stevens RA, Urmey WF, Urquhart BL, Kao TC (1993) Back pain after epidural anesthesia with chloroprocaine. Anesthesiology 78 (3): 492–497

102. Patton DE et al (1991) Maternal, uteroplacental, and fetoplacental hemodynamic and Doppler velocimetric changes during epidural anesthesia in normal labor. Obstet Gynecol 77: 17–19

103. Marx GF et al (1986) Umbilical blood flow velocity waveforms in different maternal positions and with epidural analgesia. Obstet Gynecol 68: 61–64

104. Thalme B, Belfrage P, Raabe N (1974) Lumbar epidural analgesia in labour. 1. Acid-base balance and clinical condition of mother, fetus, and newborn child. Acta Obstet Gynecol Scand 53: 27–35

105. Scanlon JW et al (1974) Neurobehavioral responses of new-born infants after maternal epidural anesthesia. Anesthesiology 40 (2): 121–128

106. Abboud TK et al (1982) Maternal, fetal, and neonatal responses after epidural anesthesia with bupivacaine, 2-chloroprocaine, or lidocaine. Anesth Analg 61: 638–644

107. Dailey PA et al (1982) Neurobehavioral testing of the newborn infant: effects of obstetric anesthesia. Clin Perinatol 9: 191–213

108. Gaylord TG, Pearson JW (1982) Neuropathy following paracervical block in the obstetric patient. Obstet Gynecol 60: 521–525

109. Mercado AO, Naz JF, Ataya KM (1989) Postabortal paracervical abscess as a complication of paracervical block anesthesia. J Reprod Med 34: 247–249

110. Hibbard LT, Snyder EN, McVann RM (1972) Subgluteal and retropsoal infection in obstetric practice. Obstet Gynecol 39: 137–150

111. Svancarek W, Chirino O, Schaefer G, Blythe JG (1977) Retropsoas and subgluteal abscesses following paracervical and pudendal anesthesia. JAMA 237: 892–894

112. Rogers RE (1970) Fetal bradycardia associated with paracervical block anesthesia in labor. Am J Obstet Gynecol 106: 913–916

113. Shnider SM, Asling JH, Holl JW (1970) Margolis AS. Paracervical block anesthesia in obstetrics. 1. Fetal complications and neonatal morbidity. Am J Obstet Gynecol 107: 619–625

114. Carlsson BM, Johansson M, Westin B (1987) Fetal heart rate pattern before and after paracervical anesthesia: a prospective study. Acta Obstet Gynecol Scand 66: 391–395

115. Gordon HR (1968) Fetal bradycardia after paracervical block: correlation with fetal and maternal blood levels of local anesthetic (mepivacaine). N Engl J Med 279: 910–914

116. O'Meara OP, Brazie JV (1968) Neonatal intoxi-cation after paracervical block (letter). N Engl J Med 278: 1127–1128
117. Hibbard LT, Snyder EN, McVann RM (1972) Subgluteal and retropsoal infection in obstetric practice. Obstet Gynecol 39: 137–150
118. Svancarek W, Chirino O, Schaefer G, Blythe JG (1977) Retropsoas and subgluteal abscesses following paracenical and pudendal anesthesia. JAMA 237: 892–894
119. Hunter CA (1963) Uterine motility studies during labor: observations on bilateral sympathetic nerve block in the normal and abnormal first stage of labor. Am J Obstet Gynecol 85: 681–686
120. Meguiar RV, Wheeler AS (1978) Lumbar sympathetic block with bupivacaine: analgesia for labor. Anesth Analg 57: 486–90
121. Artuso JD, Stevens RA, Lineberq PI (1991) Post dural puncture headache after lumbar sympathetic block: a report of two cases. Regl Anesth 16: 288–291
122. Kim WY, Pomerance JJ, Miller AA (1979) Lidocaine intoxication in a newborn following local anesthesia for episiotomy. Pediatrics 64: 643–645
123. Hawkins JL, Koonin LM, Palmer SK, Gibbs CP (1997) Anesthesia-related deaths during obstetric delivery in the United States, 1979–1990 Anesthesiology 86: 277–284
124. Abrahams ME et al (1991) Report on Confidential Enquiries into Maternal Deaths in the United Kingdom 1985–1987. London, Her Majesty's Stationery Office
125. Mendelson CL (1946) The aspiration of stomach contents into the lungs during obstetric anesthesia. Am J Obstet Gynecol 52: 191–205
126. Olsson GL, Hallen B, Hambraeus-Jonzon K (1986) Aspiration during anaesthesia: a computer-aided study of 185,358 anaesthetics. Acta Anaesth Scand 30: 84–92
127. Tiret L et al (1986) Complications associated with anaesthesia: a prospective survey in France. Can Anaesth Soc J 33: 336–344
128. Warner MA, Warner ME, Weber JG (1993) Clinical significance of pulmonary aspiration during the perioperative period. Anesthesiology 78: 56–62
129. Macfie AG, Magides AD, Richmond MN, Reilly CS (1991) Gastric emptying in pregnancy. Br J Anaesth 67: 54–57
130. Davison IS, Davison MC, Hay DM (1970) Gastric emptying time in late pregnancy and labour. J Obstet Gynaecol Br Commonw 77: 37–41
131. O'Sullivan GM et al (1987) Noninvasive measurement of gastric emptying in obstetric patients. Anesth Analg 66: 505–511
132. Geddes SM, Thorburn J, Logan RW (1991). Gastric emptying following caesarean section and the effect of epidural fentanyl. Anaesthesia 46: 1016–1018
133. Wright PM et al (1992) Gastric emptying during lumbar extradural analgesia in labour: effect of fentanyl supplementation. Br J Anaesth 68: 248–251
134. Gibbs CP, Spohr L, Schmidt D (1982) The effectiveness of sodium citrate as an antacid. Anesthesiology 57: 44–46
135. Williams JG, Strunin L (1985) Pre-operative intramuscular ranitidine and cimetidine: double blind comparative trial, effect on gastric pH and volume. Anaesthesia 40: 242–245
136. Massoomi F, Savage J, Destache CJ (1993) Omeprazole: a comprehensive review. Pharmacotherapy 13: 46–59
137. Olsson GL, Hallen B (1982) Pharmacological evacuation of the stomach with metoclopramide. Acta Anaesth Scand 417–420
138. Sellick BA (1961). Cricoid pressure to control regurgitation of stomach contents during induction of anaesthesia. Lancet 1: 404–406
139. Rinaldo JE, Christman JW (1990) Mechanisms and mediators of the adult respiratory distress syndrome. Clin Chest Med 11: 621–632
140. Landay MJ, Christensen EE, Bynum LJ (1978) Pulmonary manifestations of acute aspiration of gastric contents. Am J Roentgenol 131: 587–592
141. Bernard GR et al (1987) High-dose corticosteroids in patients with the adult respiratory distress syndrome. N Engl J Med 317: 1565–1570
142. Cormack RS, Lehane J (1984) Difficult tracheal intubation in obstetrics. Anaesthesia 39: 1105–1111

143. Deller A (1995) Inzidenz und Vorhersehbarkeit der schwierigen Intubation. Anasthesiol Intensivmed Notfallmed Schmerzther May 30 (3): 169–171
144. Samsoon ALP, Young RJB (1987) Difficult tracheal intubation: a retrospective study. Anaesthesia 42: 487–490
145. Brock-Utne JG, Downing AJW, Seedat F (1977) Laryngeal oedema associated with pre-eclamptic toxemia. Anaesthesia 32: 556–558
146. Crawford JS (1971) Awareness during opera-tive obstetrics under general anesthesia. Br J Anaesth 43: 179–182
147. Tunstall ME (1979) The reduction of amnesic wakefulness during caesarean section. Anaesthesia 34: 316–319
148. Palahniuk RJ, Shnider SM (1974 Maternal and fetal cardiovascular and acid-base changes during halothane and isoflurane anesthesia in the pregnant ewe. Anesthesiology 41: 462–472
149. Low JA, Boston RW, Cervenko FW (1970) Effect of low maternal earbon-dioxide tensions on placental gas exchange. Am J Obstet Gynecol 106: 1032–1043
150. Peng AT, Blancato LS, Motoyama EK (1972) Effect of maternal hypocapnia vs eucapnia on the foetus during caesarean section. Br J Anaesth 44: 1173–1178
151. Motoyama EK, Rivard G, Acheson F, Cook CD (1966) Adverse effect of maternal hyperventilation on the foetus. Lancet 1: 286–288
152. Moya F, Morishima HO, Shnider SM, James LS (1965) Influence of maternal hyperventilation on the newborn infant. Am J Obstet Gynecol 91: 76–84
153. Magno R, Selstam U, Karlsson K (1975) Anesthesia for cesarean section. II. Effects of the induction-delivery interval on the respiratory adaptation of the newborn in elective cesarean section. Acta Anaesthesiol Scand 19: 250–259
154. Crawford JS, Davies P (1982) Status of neonates delivered by elective Caesarean section. Br J Anaesth 54: 1015–1022

E. Die Risikoschwangerschaft

Auf einen Blick

- Pulmonale, renale Erkrankungen und der Diabetes mellitus der Mutter werden hier behandelt.
- Hämatologische Krankheitsbilder und ihr Management werden beschrieben. Ein Regionalanästhesieverfahren muß sorgfältig geplant werden.
- Verschiedene neurologische Krankheitsbilder, wie die Myasthenie, die multiple Sklerose oder die Epilepsie betreffen nicht selten Schwangere. Relativ häufig sind auch Rückenschmerzen und die Ischialgie.

Einleitung

Bei bestimmten Zuständen der Mutter oder des Feten ist eine über die Routineüberwachung hinausgehende Betreuung der Schwangeren angezeigt. Bei Vorliegen bestimmter Faktoren spricht man von einer (Hoch-) Risikoschwangerschaft. Maternale oder fetale Risikosituationen haben oft einen entscheidenden Einfluß auf das peripartale anästhesiologische Vorgehen. In diesem Kapitel sollen verschiedene für den Anästhesisten relevante Risiken der Schwangerschaft dargestellt und die klinischen Bedenken sowie das zu empfehlende Vorgehen kurz beschrieben werden.

Tabelle 58. Risikoschwangerschaft aus der Sicht des Anästhesisten

- Vorerkrankungen der Mutter
- Auffällige geburtshilfliche Anamnese
- Anästhesiologische Probleme (aktuell oder anamnestisch)

1. Vorerkrankungen der Mutter

Kardiale Vorerkrankungen

Kardiale Probleme werden im Kapitel *F. Geburtshilfliche Intensivmedizin* beschrieben.

Pulmonale Vorerkrankungen

Pulmonale Krankheitsbilder von vorrangigem Interesse bei Frauen im gebärfähigen Alter sind Asthma bronchiale, Mukoviszidose und die Pneumonie.

Asthma bronchiale

Die Schwangerschaft hat einen unterschiedlichen Effekt auf den Verlauf von Asthma bronchiale (1). Die von diesem ausgelöste Atemwegsobstruktion führt zu einem Ventilations-Perfusions-Mißverhältnis, welches sich als Oxygenierungsproblem bemerkbar macht. Eine kompensatorische Hyperventilation führt zunächst zu einer Hypokapnie, welche sich im fortgeschrittenen Asthma „normalisiert". In der Differentialdiagnose sind die allergische Reaktion, das Lungenödem, die Fruchtwasserembolie oder eine Pneumonie anzuführen. Die Blutgasanalyse ist für die Diagnose und Verlaufskontrolle unerläßlich. Zusätzliche diagnostische Informationen können ein Thoraxröntgen und Lungenfunktionsmessungen bieten.

Die Therapie stützt sich im wesentlichen auf Sauerstoffgabe und den Einsatz von β_2-Sympathomimetika (z. B. Terbutalin 0,25 mg SQ oder Adrenalin 0,3 mg SQ). Kortikosteroide sind beim fortgeschrittenen Asthmaanfall indiziert (z. B. Hydrokortison 2,0 mg/kg IV alle vier Stunden, max. 300 mg). Theophyllin ist ein Phospohodiesteraseinhibitor. Sein Wirkmechanismus dürfte aber weniger in einer intrazellulären cAMP Erhöhung liegen als in der Verminderung einer diaphragmalen Ermüdung und verbesserter mukoziliarer Clearance (2). Seine therapeutische Effektivität ist jedoch umstritten (3). Zuletzt sei noch die intravenöse Therapie mit Magnesiumsulfat erwähnt, welche hat einen günstigen Effekt auf die Lungenfunktion zu haben scheint (4).

Indikationen zur Intubation einer Schwangeren im Status asthmaticus sind die Unfähigkeit, eine Sauerstoffsättigung von > 90% (ca. 60 mm Hg O_2) oder aber ein CO_2 von < 45 mm Hg aufrechtzuerhalten, ferner Anzeichen respiratorischer Erschöpfung oder eine Veränderung des Bewußtseinszustandes. Der bronchodilatatorische Effekt von volatilen Anästhetika kann dann therapeutisch ausgenutzt werden.

Auf adäquate Wehenanalgesie sollte bei Asthma-Patientinnen geachtet werden. Die Manipulation der Atemwege kann einen massiven Bronchospasmus auslösen. Anästhesieverfahren der Wahl bei Kaiserschnittgeburt ist daher die Spinalanästhesie. Es sollte ferner darauf geachtet werden, daß Prostaglandine der F-Reihe bronchokonstriktorisch wirken und daher als Uterotonika schlecht geeignet sind. Die Gabe von Oxytocin ist unbedenklich.

Nierenerkrankungen

Die Nierenfunktion erfährt während der Schwangerschaft eine geringgradige Veränderung. Die glomeruläre Filtrationsrate ist erhöht und die Serumkonzentration von Harnsäure und Kreatinin erniedrigt. Aufgrund der hormonellen und mechanischen Veränderungen in der Schwangerschaft kommt es zu einer Dilatation des Nierenkelchsytems und zu einer Prädilektion für Harnwegsstase und Entzündungen des Harnleitungssystems. Ähnlich wie bei hypertensiven Erkrankungen der Schwangerschaft werden Nierenfunktionsstörungen, welche sich während der Schwangerschaft manifestieren, und vorbestehende Nierenerkrankungen getrennt behandelt.

Die chronische Nierenfunktionsstörung kann mit einer renalen Anämie, einer erhöhten Infektionsneigung, Hyperkaliämie und Thrombozytenfunktionsstörungen vergesellschaftet sein. Diese Veränderungen müssen bei der Durchführung von Spinal- oder Epiduralanästhesie bedacht werden. Bei Allgemeinanästhesie muß berücksichtigt werden, daß Patientinnen mit akutem oder chronischem Nierenleiden Flüssigkeits- und Blutvolumenveränderungen schlecht tolerieren. Bei ausgeprägter Anämie empfiehlt es sich, Blutprodukte bereitzustellen.

Diabetes und Schwangerschaft

Eine gebräuchliche Klassifizierung des Schwangerschaftsdiabetes geht auf die Untersuchungen von White zurück (5). Sie differenzierte den Schwangerschaftsdiabetes (Typ A) vom Gestationsdiabetes (Typen B, C, D, F, R, T und H), wobei die Einteilung des Gestationsdiabetes vom Manifestationsalter und der Diabetesdauer (Typ B: Manifestationsalter > 20, Dauer < 10 Jahre, Typ C: Manifestationsalter 10–20, Dauer 10–20 Jahre, Typ D: Manifestationsalter > 10, Dauer > 20) und der Endorganbeteiligung abhängig ist (Typ F: Nephropathie, Typ R: Retinopathie, Typ T: Zustand nach Nierentransplantation, Typ H: ischiämische Herzerkrankung). Die maternale Gefährdung kann durch engmaschige Glukosehomöostase verbessert werden. Fetale Makrosomie als Folge von mütterlichem Diabetes mellitus prädisponiert zur Schulterdystokie, einer gefürchteten peripartalen Notfallsituation. Einige angeborene Fehlbildungen treten bei diabetischen Schwangerschaften etwas häufiger auf.

Besonders unter der Geburt ist auf engmaschige Glukosekontrollen zu achten. Die maternale Hyperglykämie kann beim Neugeborenen zu einer reaktiven Hypoglykämie führen. Sowohl regionale Anästhesieverfahren als auch die Allgemeinanästhesie sind möglich. Bei der Vorbereitung zur Vollnarkose sollte allerdings auf die Zeichen des relativ seltenen „stiff-joint"-Syndroms geachtet werden.

2. Hämatologische Probleme

Anämien

Die häufigste hämatologische Anomalie der Schwangeren ist die Anämie. Wegen der physiologischen, schwangerschaftsbedingten Anämie werden Hämatokrit-Werte bis etwa 30% akzeptiert. Der häufigste Anämie-Typ ist die Eisenmangelanämie. Die Therapie und Prophylaxe besteht in der oralen Eisensubstitution. Vitaminmangelanämien (megaloblastäre Anämie) sind selten (ca. 3 bis 4 % der anämischen Schwangeren) und hauptsächlich auf einen Folsäuremangel zurückzuführen.

Hämolytische Anämieformen treten m Rahmen des HELLP Syndroms oder aber unabhängig davon als thrombozytisch-thrombozytopenische Purpura und Hämoglobinopathie (Sichelzellenanämie, Thalassämie ...) auf.

Störungen der Hämostase

Die Störungen können man in solche der primären Hämostase oder der sekundären Hämostase eingeteilt werden. Die primäre Hämostase resultiert aus dem Wechselspiel von Thrombozyten mit der geschädigten Gefäßwand und wird durch verschiedene Gewebshormone vermittelt (ADP, von-Willebrand-Faktor, Serotonin, Thromboxan, platelet activating factor [PAF] und andere).

Veränderungen der Thrombozytenzahl sind nicht selten. Bei den meisten Schwangeren mit Plättchenzahlen unter 150.000/mm^3 handelt es sich um eine unproblematische, schwangerschafts-assoziierte Thrombopenie. Die Thombozytopenie während der Schwangerschaft kann allerdings auch Ausdruck einer Präeklampsie, eines Morbus Werlhof oder anderer, seltenerer thrombozytopenischer Erkrankungen sein.

Tabelle 59. Differentialdiagnose der Thrombozytopenie während der Schwangerschaft

- Schwangerschafts-assoziierte, benigne Thrombozytopenie
- Autoimmunthrombozytopenie (Morbus Werlhof)
- Thrombozytopenie beim Lupus erythematodes
- Medikamentös induzierte Thrombozytopenie
- Alloimmunthrombozytopenie
- Verbrauchskoagulopathie
- Posttransfusionsthrombozytopenie
- Thrombotisch-thrombozytopenisches Syndrom
- Hämolytisch-urämiaches Syndrom (HUS)

Morbus Werlhof

Die häufigste immunologische Erkrankung während der Schwangerschaft ist der Morbus Werlhof (Autoimmunthrombozytopenische Purpura, ATP oder AITP). Die wichtigsten Merkmale dieser Erkrankung sind:

Tabelle 60. Morbus Werlhof (ATP)

- Inzidenz: 1–2 per 1000 Schwangerschaften
- Verlaufsformen: akut (meist Kinder) und chronisch (oft junge Frauen)
- Symptome: isolierte Thrombozytopenie ohne Splenomegalie oder Lymphadenopathie
- Antenatale Behandlung: „chemische Splenektomie" durch polyvalente Immunoglobuline, Kortikosteroide bei Thombozytenzahlen < 20.000/mm^3, Überwachung der fetalen Thrombozytenkonzentration durch perkutane Nabelschnurpunktion ist wie die Durchführung einer Kaiserschnittentbindung kontroversiell

Die Betreuung von Schwangeren mit Gerinnungsproblemen wirft für den Anästhesisten vor allem dann Probleme auf, wenn eine absolute medizinische Indikation für ein Regionalanästhesieverfahren gegeben ist (siehe auch Kapitel: Periduralanästhesie in der Geburtshilfe). Einige allgemeine Richtlinien zum Thema Regionalanästhesie bei Patienten mit einer Gerinnungsstörung sind in der folgenden Tabelle zusammengestellt.

Tabelle 61. Anästhesiologisches Vorgehen bei Patientinnen mit einer Gerinnungsstörung

- Ein Regionalanästhesieverfahren wird bei Thrombozytenzahlen über 100.000/mm^3 zum Zeitpunkt der Durchführung meist als unbedenklich angesehen
- Thrombozytentransfusionen werden üblicherweise bei Thrombozytenzahlen < 50.000/mm^3 im Rahmen eines chirurgischen Eingriffes empfohlen (6)
- Die Durchführung eines neuraxialen Blockadeverfahrens bei Thrombozytenzahlen < 100.000/mm^3 ist prinzipiell nicht kontraindiziert, muß aber einer strengen Risiko-Nutzen-Abwägung unterzogen werden (6)
- Bei der Durchführung eines neuraxialen Blockadeverfahrens bei Patientinnen mit erhöhtem Blutungsrisiko ist auf eine „atraumatische Technik" (erfahrener Anästhesist, frühzeitiges Aufgeben zugunsten eines alternativen Anästhesie-verfahrens bei schwieriger Punktion)
- Bei der Durchführung eines neuraxialen Blockadeverfahrens bei Patientinnen mit erhöhtem Blutungsrisiko sind engmaschige neurologische Untersuchungen notwendig (initial alle zwei Stunden)
- Um die rasche Rückbildung des Blocks überwachen zu können, sollte ein kurz wirksames Lokalanästhetikum gewählt werden (Lidocain)
- Der Zeitpunkt der Entfernung eines Epiduralkatheters ist kontroversiell: meist wird eine Normalisierung der Gerinnung abgewartet. Es wird aber diskutiert, daß das Vorhandensein eines Epiduralkatheters an sich und seine Bewegung im Epiduralraum ein größeres Blutungsrisiko darstellt als seine Entfernung

Morbus Willebrand

Die häufigste angeborene Gerinnungsstörung während der Schwangerschaft ist der Morbus Willebrand. Die heterozygote, milde Verlaufsform ist mit einem Auftreten bei etwa 1% der Bevölkerung relativ häufig. Der von-Willebrand-Faktor (1926 von Erich von Willebrand erstmals beschrieben) ist ein Glykoprotein, welches von Endothelzellen und Megakaryozyten gebildet wird. Ihm werden zwei biologische Aufgaben zugeschrieben: die Unterstützung der Plättchenadhäsion und eine Träger- Funktion für Faktor VIII. Das Resultat des von- Willebrand-Faktor-Defekts ist eine Störung der primären Hämostase. Empfohlene Laboruntersuchungen sind PTT, Faktor VII Assay und der Ristocetin Cofaktor Assay. Für die Unterscheidung der verschiedenen Varianten (qualitative und quantitative Defekte) sind noch weitere Untersuchungen notwendig. Desmopressin ist das Medikament der Wahl bei den meisten Formen eines Morbus Willebrand. Seltener sind virus-inaktivierte Faktor-VIII-Präparate notwendig.

Tabelle 62. Therapeutische Richtlinien bei Morbus Willebrand während der Schwangerschaft

Zeitpunkt	Empfohlener Faktor VIII Spiegel
Schwangerschaft	> 25%
Wehen	> 50%
Kaiserschnittgeburt	> 80 %

Laborkontrollen der Blutgerinnung (7)

Bei einer unkomplizierten Schwangerschaft mit unauffälliger Anamnese sind vor der Anlage eines Epiduralkatheters keine Laborkontrollen erforderlich (8). Bei Patientinnen mit schwerer Präeklampsie sollten die Thrombozytenzahl bestimmt werden. Bei klinischem Verdacht auf Gerinnungsstörung sollten ferner PT und PTT bestimmt werden. Die Bestimmung der Blutungszeit ist im Hinblick auf die Abschätzung des chirurgischen Blutungsrisikos keine hilfreiche Untersuchung (9). Die klinische Bedeutung der Thrombelastographie ist wegen des relativ aufwendigen Verfahrens leider eingeschränkt (10, 11, 12).

Verbrauchskoagulopathie

Die häufigste Ursache, die Labordiagnose und Therapie einer Verbrauchskoagulopathie sind in Tabelle 63 dargestellt:

Tabelle 63. Verbrauchskoagulopathie

Häufigste Ursachen	Abruptio placentae (ca. 1%), Präeklampsie-Eklampsie, intrauteriner Frucht-Tod (ca. drei bis vier Wochen nach Absterben der Frucht, Abort, Sepsis)
Labordiagnose	D-Dimere und Fibrin-Spaltprodukte erhöht, Fibrinogenerniedrigung (in der Schwangerschaft normalerweise leicht erhöht), PT- und PTT-Verlängerung
Therapie	Behandlung des Grundleidens, Substitution der verbrauchten Gerinnungsfaktoren (FFP, Plättchen, Faktorenkonzentrate), antithrombotische Therapie (Heparin, AT III), Inhibierung einer überschießenden Fibrinolyse (Epsilon-amino-kapronsäure)

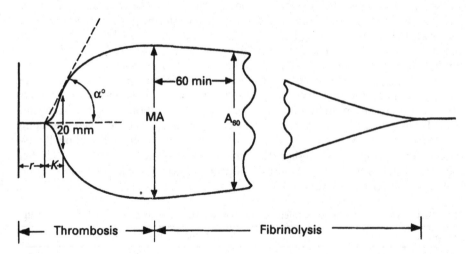

Abb. 55. Thrombelastogramm: MA = Maximum Amplitude, r = Reaction Time, K = Konstante; Zeitintervall von Beginn der Abweichung des Schreibers von der Nullinie bis zum Tangentialpunkt der TEG-Kurve

3. Anästhesiologische Aspekte bei Schwangeren mit neurologischen Erkrankungen

Autonome Hyperreflexie

Die autonome Hyperreflexie ist ein Syndrom, welches durch sympathische Hyperaktivität bei Patienten mit Rückenmarksläsionen über Th 6 gekennzeichnet ist. Zur Prophylaxe dieses Syndroms während der Wehen ist ein neuraxiales Blockadeverfahren unbedingt zu empfehlen.

Myasthenia gravis

Diese Autoimmunerkrankung beruht in den meisten Fällen auf einer Antikörperbildung gegen den postsynaptischen Acetylcholinrezeptor (13). Die Therapie besteht in einer medikamentösen Erhöhung des Azetylcholin-Angebotes an der neuromuskulären Endplatte (Pyridostigmin). Parallel dazu werden viele Patienten mit Kortosteroiden behandelt. Edrophonium wird als Test zur Unterscheidung einer myasthenischen Krise von einer cholinergen Krise (Pyridostigmin-Überdosierung) verwendet. Die gebräuchlichen Amid-Lokalanästetika Bupivacain, Lidocain oder Ropivacaine können ohne Bedenken eingesetzt werden. Verschiedene andere Medikamente können eine Muskelschwäche potenzieren (Muskelrelaxantien, Propranolol, Aminoglykosidantibiotika, Terbutalin oder Magnesiumsulfat). Ein Regionalanästhesieverfahren wird der Allgemeinanästhesie vorgezogen, um die mögliche verlängerte Muskelschwäche nach Gabe von Muskelrelaxantien zu vermeiden.

Multiple Sklerose (MS)

Patientinnen mit MS weisen postpartal generell ein erhöhtes Rezidiv-Risiko auf. Die Epiduralanästhesie an sich scheint das Risiko nicht zu erhöhen (14). Die Lokalanästhesiekonzentration sollte niedrig gehalten werden. (fragliche LA-Neurotoxizität, Bupivacain 0,125% mit Fentanylzusatz ist akzeptabel). Die Rezidivneigung nach Spinalanästhesie wird kontroversiell beurteilt.

Epilepsie

Bei schwangeren Epilepsie-Patientinnen sollte darauf geachtet werden, daß therapeutische Plasmaspiegel der Antikonvulsiva während der Schwangerschaft oft abfallen. Entsprechende Laborkontrollen sind vorzunehmen. Medikamente, welche die Krampfschwelle senken können, sollten vermieden werden (Enfluran, Ketamin oder Pethidin). Die Behandlung eines Krampfanfalles kann mit Barbituraten oder Benodiazepinen erfolgen. Die Sicherung der Atemwege muß der Situation angepaßt werden. Nicht alle Patientinnen mit einem Grand-mal-Anfall müssen intubiert werden!

Schwangere mit intrakraniellen Prozessen

Pathologische intrakranielle Prozesse, welche in der Schwangerschaft vorkommen können, sind intrakranielle Aneurysmen, die Subarachnoidalblutung und sehr selten Gehirntumore. Die notwendigen therapeutischen Schritte richten sich nach dem Schweregrad der klinischen Symptomatik. Bei einer stabilen Patientin sollte die Geburt einer möglichen chirurgischen Intervention vorgezogen werden. Bei der Geburtseinleitung ist auf adäquate Wegenanalgesie zu achten. Aktives Pressen in der Austreibungsphase soll vermieden werden. Diese Forderung läßt sich oft nur durch eine operativ-assistierte Geburt (Zangengeburt, Vakuumextraktion) realisieren.

Zur Bereitstelung adäquater Wehenanalgesie kann eine Epiduralanästhesie durchgeführt werden. Es muß jedoch darauf geachtet werden, daß epidurale Bolusinjektionen den intrakraniellen Druck erhöhen können (15). Bei Hirndrucksymptomatik ist daher die intrakranielle Druckmessung zu erwägen. Die Gewährleistung eines raschen Analgesiebeginnes ohne epidurale Bolusdosierung kann durch eine kombinierte Spinal-Epiduralanästhesie erreicht werden. Es empfielt sich dabei Spinalkanülen mit einer sehr geringen transduralen Lekagerate zu verwenden (16).

Die kontinuierliche Spinalanästhesie ist ein Anästhesieverfahren, auf das in seltenen Fällen zurückgegriffen werden kann. Es ist allerdings darauf zu achten, daß kleine Bolusvolumina injiziert werden. Wird während der Anlage eines Epiduralkatheters der Subarachnoidalraum punktiert, sollte unbedingt ein Spinalkatheter eingeführt werden, um unkontrollierten Liquorverlust zu vermeiden. Dabei ist zu bedenken, daß durch Liqorverlust eine tentorielle Einklemmungssymptomatik provoziert werden könnte. Bei raumfordernden Prozessen ohne Aquäduktstenose kann die Spinaldrainage bei intrakranieller Druckerhöhung jedoch auch einen günstigen Effekt haben.

Subarachnoidalblutungen

Subarachnoidalblutungen können klinisch nach Hunt und Botterell eingeteilt werden:

Tabelle 64. Einteilung des klinischen Schweregrades einer Subarachnoidalblutung (nach Botterell u. Hunt [17])

Grad	Klinik
I	Wach, ohne Meningismus
II	Leichte Eintrübung ohne neurologisches Defizit
III	Fokales neurologisches Defizit (z. B. leichte Hemiparese)
IV	Stupor mit schwerem neurologischem Defizit
V	Moribund

Die frühe chirurgische Intervention ist bei Grad I bis III angezeigt und führt zu einer Verbesserung der mütterlichen und kindlichen Mortalität gegenüber der konservativen Behandlung (18). Patienten der Gruppe IV und V weisen eine sehr hohe intraoperative Mortalität auf und profitieren eher von einer primären Stabilisierung. Bei der Anästhesie für chirurgische Interventionen muß der Blutdruck engmaschig kontrolliert und vor allem die Hypertension vermieden werden. Regionalanästhesieverfahren (Spinal- oder Epiduralanästhesie) sind bei Patientinnen mit intrazerebralen Aneurysmen oder Subarachnoidalblutungen möglich. Nach chirurgischem Aneurysmaclipping kann eine vaginale Geburt durchgeführt werden (19).

Arteriovenöse Malformationen

Das Vorgehen bei arteriovenösen Malformationen ist kontroversiell. Der Nutzen einer operativen Sanierung wurde in Frage gestellt. Die angiographische Embolisation vor endgültiger chirurgischer Intervention wird empfohlen.

Rückenschmerzen und Epiduralanästhesie:

Rückenschmerzen sind die häufigsten Beschwerden des Bewegungsapparates bei der Schwangeren (ca. 30% der Schwangeren) (20). Patientinnen mit chronischen Rückenschmerzen vor Beginn der Schwangerschaft erleben zu etwa 50% eine Verschlechterung oder ein Wiederaufflammen der Symptomatik (21). Postpartale Rückenschmerzen sind ebenso häufig und durch die un-ergonomische Stellung des Beckens in der Austreibungsphase zu erklären. Die Epiduralanästhesie kann, vor allem bei wiederholten Punktionsversuchen, ebenso Ursache für Rückenschmerzen sein. Sie sind jedoch örtlich begrenzt und vorübergehender Natur.

Ischialgie oder vorbestehende Wirbelsäulenchirurgie/ Epidural-Spinal-Anästhesie

Es besteht kein Grund zur Annahme, daß die Epiduralanästhesie ischialgische Beschwerden provozieren oder verschlechtern könnte. Bei Patientinnen mit akutem Wirbelkörper-Prolaps ist jedoch zu bedenken, daß die neurologische Symptomatik theoretisch durch ein neuraxiales Blockadeverfahren verschleiert werden könnte.

Vorbestehende Wirbelsäulenchirurgie stellt keine Kontraindikation zu neuraxialen Blockadeverfahren dar. Die Patientinnen müssen jedoch darauf hingewiesen werden, daß die Erfolgschance für ein optimale Wehenanalgesie etwas geringer ist (verzögertes Anklingen und ungleichmäßigere Verteilung des Lokalanästhetikums im Epiduralraum durch Narbenbildung) (22, 23). Ferner besteht ein erhöhtes Duraperforationsrisiko durch mögliche Verwachsungen zwischen Dura und Ligamentum flavum. Die Spinalanästhesie ist auch bei diesen Patientinnen ein zuverlässiges Anästhesieverfahren.

Neuraxiale Blockade und virale Erkrankungen

AIDS

Ein neuraxiales Blockadeverfahren ist nicht kontraindiziert. Das HIV-Virus ist neurotrop und sehr früh im Liquor nachzuweisen. Bedenken, daß es bei der Anlage eines Subarachnoidalblockes zu einer Kontaminierung des ZNS kommen könnte, sind daher unberechtigt (24).

Herpes genitalis

Bei der Anlage eines neuraxialen Blockadeverfahrens ist die transiente Virämie, welche eine primäre Herpesinfektion begleitet, von Bedenken. Zum Zeitpunkt der Virämie sollte ein neuraxiales Blockadevergfahren vermieden werden. Aktive Herpesläsionen sind jedoch meist sekundärer Natur und selten mit einer Virämie vergesellschaftet. Über die komplikationslose Durchführung einer Spinalanästhesie bei sekundären Herpesvirusinfektionen wurde mehrfach berichtet (25, 26). Spinal- oder Epiduralanästhesie sind daher bei sekundären Herpesvirusinfektionen ohne systemische Manifestationen nicht kontraindiziert.

4. Auffällige geburtshilfliche Anamnese

Geburthilfliche Besonderheiten mit Bedeutung für den Anästhesisten sind die schwere Präeklampsie, schwangerschaftsassoziiertes Nierenversagen, wiederholter vorzeitiger Blasensprung oder Ähnliches in der Vorgeschichte. In diese Kategorie fallen auch geburtshilfliche Diagnosen, welche zu Kaiserschnittgeburt oder eine operativ – assistierte Entbindung prädisponieren (z. B. anormale Kindeslage, Mehrlingsschwangerschaft, Plazentaimplatations-Anomalien, präpartale Blutung, usw.). Der frühe Informationsaustausch zwischen Geburtshelfer und Anästhesisten ist Voraussetzung für die bestmöglichen medizinische Geburtsvorbereitung.

Anästhesiologische Probleme

Paradebeipiele für anästhesie-spezifische Probleme in der Anamnese oder beim Routineuntersuchungsbefund sind die Lokalanästhetikum-Allergie, die Latexallergie, die maligne Hypertonie, die Adipositas per magna oder aber Hinweise auf ein Intubationshindernis (vorstehende Schneidezähne, Mikrognathie, kurzer Hals etc.). Patientinnen aus dieser Risikogruppe müssen dem Anästhesisten unbedingt frühzeitig vorgestellt werden.

Literatur

1. Turner ES, Greenberger PA, Patterson R (1980) Managment of the pregnant asthmatic. Ann Int Med 6: 905–918
2. Weinberger SE et al (1980) Pregnancy and the lung. Am Rev Respir Dis 121: 559–581
3. Murphy DG et al (1993) Aminophylline in the treatment of acute asthma when beta 2-adrenergics and steroids are provided. Arch Intern Med 153: 1784–1788
4. Tiffany BR, Berk WA, Todd IK, White SR (1993) Magnesium bolus or infusion fails to improve expiratory flow in acute asthma exacerbations. Chest 104: 831–834
5. White P (1949) Pregnancy complicating diabetes. Am J Med 7: 609–616
6. The American Society of Anesthesiologists Task Force on Blood Component Therapy. Practice guidelines for blood component therapy (1996) Anesthesiology 84: 732–747

7. Lusher JM (1996) Screening and diagnosis of coagulation disorders. Am J Obstet Gynecol, 175 (3): 778–783

8. Macpherson CR, Jacobs P, Dent DM (1993) Abnormal perioperative haemorrhage in asymptomatic patients is not predicted by laboratory testing. S Afr Med J 83 (2): 106–108

9. Rodgers RPC, Levin J (1990) A critical reappraisal of the bleeding time. Semin Thromb Hemostas 16: 1–20

10. Wong CA, Liu S, Glassenberg R (1995) Comparison of thrombelastography with common coagulation tests in preeclamptic and healthy parturients. Reg Anesth 20 (6): 521–527

11. Sharma SK, Philip J, Wiley J (1997) Thromboelastographic changes in healthy parturients and postpartum women. Anesth Analg 85 (1): 94–98

12. Orlikowski CE, Rocke DA, Murray WB, Gouws E, Moodley J, Kenoyer DG, Byrne S (1996) Thrombelastography changes in pre-eclampsia and eclampsia. Br J Anaesth 77 (2): 157–161

13. Plauche WC (1983) Myasthenia gravis. Clin Obstet Gynecol 26 (3): 592–603

14. Bader AM et al (1988) Anesthesia for the obstetric patient with multiple sclerosis. J Clin Anesth 1 (1): 21–24

15. Grocott HP, Mutch WA (1996) Epidural anesthesia and acutely increased intracranial pressure. Lumbar epidural space hydrodynamics in a porcine model. Anesthesiology 85: 1086–1091

16. Holst D, Möllmann M, Hausmann R, Ebel C, Wendt M (1995) Evaluation of cerebrospinal fluid loss after dural puncture. Which type and size of needle shows the minimal leakage rate? Reg Anesth 20 (2S): 84

17. Hunt WE, Hess RM (1956) Surgical risk as related to time of intervention in the repair of intracranial aneurysms. J Neurosurg 13: 1

18. Dias M, Sekhar L (1990) Intracranial hemorrhage from aneurysma and arteriovenous malformations during pregnancy and the puerperium. Neurosurg 27: 855–866

19. Holcomb WL, Petrie RH (1990) Cerebrovascular emergencies in pregnancy. Clin Obstet Gynecol 33 (3): 467–472

20. Ostgaard HC, Anderson GBJ, Karlsson K (1991) Prevalence of back pain in pregnancy. Spine 16: 549–552

21. Fast A et al (1987) Low back pain in pregnancy. Spine 12: 386–371

22. Calleja MA (1991) Extradural analgesia and previous spinal surgery: a radiological appraisal. Anesthesia 40: 946–947

23. Sharrock ME, Urqhart B, Mineo R (1990) Extradural anaesthesia in patients with previous lumbar spine surgery. Br J Anaesth 60: 874–877

24. Hughes SC, Dailey PA (1995) Landers D, Dattel BJ, Crombleholme WR, Johnson JL. Parturients infected with human immunodeficiency virus and regional anesthesia. Clinical and immunological response. Anesthesiology 82: 32–37

25. Ramanathan S, Sheth R, Turndorf H (1986) Anesthesia for cesarean section in patients with genital herpes infections: a retrospective study. Anesthesiology 64: 807–809

26. Bader AM, Camann WR, Datta S (1990) Anesthesia for cesarean delivery in patients with herpes simplex virus type-2 infections. Reg Anesth 15: 261–263

F. Geburtshilfliche Intensivmedizin

Auf einen Blick

– Zu den Krankheitsbildern der Schwangeren, welche unter Umständen eine
  intensivmedizinische Betreuung erfordern, zählen die Thromboembolie,
  die Fruchtwasserembolie, die peripartale Kardiomyopathie, angeborene
  oder erworbene kardiale Herzvitien und die hypertensiven Erkrankungen
  der Schwangerschaft (Eklampsie, Präeklampsie, Hypertonie, HELLP-Syndrom)
– Die Schwangerschaft ist ein wichtiger Risikofaktor für die Thromboembolie.
  Die besonders emboliegefährdete Schwangere muß mit Heparin behandelt
  werden. Niedrig molekulares Heparin ist eine Alternative, Kumarinderivate
  sind während der Schwangerschaft kontraindiziert.
– Die Fruchtwasserembolie wird heute auch als anaphylaktoides Syndrom
  der Schwangerschaft bezeichnet. Charakteristisch ist die initiale pulmonale
  Manifestation (Dyspnoe, Sauerstoffsättigungsabfall), gefolgt von rascher
  kardiopulmonaler Dekompensation. Die Diagnose ist klinisch. Eine labor-
  technische Diagnosesicherung ist derzeit nicht möglich. Die Therapie ist
  symptomatisch.
– Die peripartale Kardiomyopathie ist eine Ausschlußdiagnose. Die Mortalität
  der Erkrankung wird mit 25 bis 50% beziffern. Die Herzdilatation sechs
  Monate nach Diagnosestellung deutet auf eine schlechte Progose hin.
– Therapieziele der Präeklampsie sind die Krampfprophylaxe und die antihypertensive Therapie. Als Komplikationen gelten unter anderem die
  Eklampsie, das HELLP-Syndrom, Nierenfunktionsstörungen und die temporäre Blindheit.
– Die Reanimation der Schwangeren sollte in Halbseitenlage durchgeführt
  werden. Eine „peri-mortale" Sektio ist indiziert, wenn Reanimationsmaßnahmen innerhalb von fünf Minuten erfolglos sind.

In diesem Kapitel werden einige intensivmedizinpflichtige Krankheitsbilder beschrieben, welche häufiger bei schwangeren Patientinnen auftreten. Durch die
physiologischen Veränderungen während der Schwangerschaft bedingt erhöht sich
beispielsweise das Risiko thromboembolischer Ereignisse oder postpartaler Blutungen. Eine andere mit der Schwangerschaft assoziierte Erkrankung, die Eklampsie, wird ebenfalls beschrieben.

1. Thromboembolie

Embolische Ereignisse während der Schwangerschaft können in Thromboembolie, Luft- und Fruchtwasserembolie eingeteilt werden. Am klinisch bedeutsamsten scheint die Thromboembolie zu sein. Viele Studien weisen daraufhin, daß die Lungenembolie die führende Ursache der Muttersterblichkeit ist (1, 2). Schwangere sind unmittelbar postpartal am meisten gefährdet (3). Rutherford et al. beschrieben die höchste Inzidenz der Thrombose im ersten Trimester, während das Embolierisiko postpartal am größten war.

Diagnose einer Beinvenenthrombose

Eine tiefe Venenthrombose (DVT, deep vein thrombosis) scheint ihren Ausgangspunkt während der Schwangerschaft häufiger proximal zu haben, mit einer Prädilektion für das linke Bein (5, 6). Die klinische Diagnose einer tiefen Beinvenenthrombose wird durch die Tatsache erschwert, daß einige ihrer Symptome, beispielswesie Beinödeme oder Wadenschmerzen, in der Schwangerschaft leicht übersehen werden. Oft kommt es zur Pulmonalembolie, ohne daß eine Thrombose vorher diagnostiziert wurde (7).

Symptome der tiefen Venenthrombose sind einseitige Beinschmerzen und -schwellung, Veränderungen des Hautkolorits, tastbare Knoten und ein unterschiedlicher Beinumfang (> 2 cm). Der Lowenberg-Test gilt als positiv, wenn durch rasches Aufblasen einer Blutdruckmanschette (180 mm Hg) distale Beinschmerzen produziert werden. Wadenschmerzen nach Dorsiflexion des Fußes sind ebenfalls pathognomonisch (Howman-Zeichen).

Der erste Schritt in der apparativen Diagnostik einer Beinvenenthrombose ist die Ultraschalluntersuchung. Die Sensitivität und Spezifizität dieser Untersuchung liegt bei 90% für die proximalen Beinvenen (8). Wenn man die continuous-wave-Technik mit Echtzeit-Darstellung verbindet, kann man die Sensitivität für die Erfassung einer proximalen Beinvenenthrombose und die Spezifizität sogar auf 98% anheben (9, 10). Es muß jedoch bedacht werden, daß die Beckenvenen, bedingt durch die anatomischen Veränderungen, während der Schwangerschaft nur eingeschränkt beurteilt werden können (11).

Die diagnostische Methode der Wahl ist auch heute noch die Venographie der unteren Extremität. ist allerdings mit Nebenwirkungen wie Muskelschmerzen, Beinschwellung oder -ödem, assoziiert. Die Häufigkeit dieser Symptome kann durch eine Reduktion der Kontrastmittelkonzentration herabgesetzt werden. Die Strahlenexposition liegt mit etwa 0,0314 rad für die einseitige Venographie weit unter den in bezug auf Teratogenität bedenklichen Werten (12).

Ebenfalls mögliche Untersuchungen sind die Impendanzpletysmographie, Thermographie sowie die Radionuklidvenographie, während die Iod-125-Fibrinogenszintigraphie wegen der relativ ausgeprägten Strahlenbelastung während der Schwangerschaft kontraindiziert ist.

2. Pulmonalembolie

Die häufigsten klinischen Symptome einer Pulmonalembolie sind Dyspnoe und Tachykardie (13). Weitere Symptome sind in Tabelle 65 aufgelistet. Manchmal manifestiert sich die Pulmonalembolie als plötzliche Hypotension, Synkope oder aber als Konvulsion. Pleuritische Beschwerden sind Zeichen einer Lungeninfarzierung.

Tabelle 65. Zeichen und Symptome der Pulmonalembolie

Symptome	Häufigkeit	Symptome	Häufigkeit
Dyspnoe	80–85%	Rasselgeräusche	50–60%
Tachypnoe (AF > 20 Minuten)	75–85%	Tachykardie (HF < 100spm)	45–65%
Pleuritische Beschwerden	65–70%	Fieber (> 38° C)	40–45%
Husten	50–60%	Haemoptysis	30%

Unglücklicherweise sind viele Beinvenenthrombosen oligosymptomatisch. Eine Pulmonalembolie tritt dann oft ohne Warnzeichen in Erscheinung. Ebenso kann eine symptomatische Beinvenenthrombose von einer subklinischen Pulmonalembolie begleitet sein.

Diagnose einer Pulmonalembolie

Ein Abfall der Sauerstoffsättigung oder des Sauerstoffpartialdruckes kann hilfreich bei der Diagnose einer Pulmonalembolie sein. Robin et al. fanden einen Sauerstoffpartialdruck unter 85 mm Hg bei 14% von 43 Patienten mit angiographisch gesicherter Pulmonalembolie (14). Hinweise auf eine Pulmonalembolie im EKG sind Tachykardie und Zeichen einer akuten Rechtsherzbelastung ($S_1Q_3T_3$ Muster (15), unspezifische ST-T-Veränderungen in den rechtspräkordialen Ableitungen, Rechtsdrehung der Herzachse). Die Herzechodiagnostik kann ebenfalls wertvolle Hinweise geben.

Das Thorax-Röntgen ist vor allem bei der Differentialdiagnose einer Pulmonalembolie sehr hilfreich. Indirekte Zeichen sind einseitiger Zwerchfellhochstand, Pleuraerguß oder Atelektase. Gelegentlich kann man Lungenareale mit fokaler Oligämie (erhöhte Strahlentransparenz) erkennen. Beim klinischen Verdacht einer Pulmonalembolie sollte auf jeden Fall ein Lungenperfusionsszintigramm durchgeführt werden (^{99m}Tc-markierte Albumin Mikrospheren). Es weist eine hohe Sensitivität auf. Ein normales Perfusionsszintigramm schließt eine Pulmonalembolie praktisch aus (16). Ein abnormales Lungenperfusionsszintigramm aufgrund einer Pneumonie, eines Tumors, einer Atelektase oder eines Pleuraergusses kann jedoch zu falsch positiven Ergebnissen führen. Die Spezifität der Untersuchung wird durch ein simultanes Ventilationsszintigramm (^{133}Xe) erhöht. Negative fetale Auswirkungen einer Xenon- oder Technetium-Szintigraphie sind nicht beschrieben worden. Selbst wenn die Lungenszintigraphie mit einer Pulmonalarterienangiographie kombiniert wird, liegt die Gesamtstrahlenbelastung weit unter der teratogenen Dosis (National Counsil on Radiation Protection and Measurement, 1977).

Ein Pulmonalarteriogramm ist dann angezeigt, wenn das Lungenszintigramm unschlüssig ist oder nicht mit dem klinischen Verdacht korreliert. Das Risiko der thrombolytischen Therapie oder der chirurgischen Ligatur der vena cava rechtfertigt den Versuch einer akkuraten Diagnosestellung. Allerdings ist die Pulmonalarterien-Arteriographie ebenfalls mit einer signifikanten Morbidität (4% bis 5%) und Mortalität (0,2% bis 0,3%) assoziiert (17).

Therapie der Thromboembolie

Antepartales Management

Das Risiko eines embolischen Ereignisses muß gegen das Risiko hämorrhagischer Komplikationen abgewogen werden. Bei einer Patientin mit hochgradigem klinischen Verdacht auf eine Pulmonalembolie oder einer proximalen tiefen Venenthrombose sollte eine prophylaktische Heparinisierung eingeleitet werden. Dies erfolgt nach klassischer Lehre mit Heparin (intialer Bolus von 70 bis 100 Einheiten/kg, gefolgt von einer kontinuierlichen Infusion initial 15 bis 20 Einheiten/kg/hr). Eine therapeutische Heparinisierung bewirkt eine 1,5- bis 2,5fache PTT-Verlängerung und eine Anhebung des Heparin-Plasma-Spiegels auf etwa 0,4 Einheiten/ml. Initial sollte die Gerinnungskontrolle idealerweise vierstündlich erfolgen. Nach Stabilisierung genügen dann tägliche PTT-Kontrollen.

Eine Vollheparinisierung wird in gleicher Weise für die Pulmonalembolie und die proximale tiefe Beinvenenthrombose durchgeführt. Empfehlungen bezüglich der Therapiedauer variieren allerdings. Die Beinvenenthrombose wird mindestens zwei Tage antikoaguliert, während fünf Tage Therapie für die Pulmonalembolie empfohlen werden (18). Das Therapieziel ist das Sistieren einer fortdauernden Thrombusapposition und der Beginn der Thrombusorganisation. Obwohl also die Indikation zur Heparingabe prophylaktisch ist, wird die Vollheparinisierung im Unterschied zur nicht PTT-wirksamen subkutanen Heparingabe auch als therapeutische Heparinisierung bezeichnet. Die Vollheparinisierung während der Schwangerschaft wird postpartal auf Kumarinderivate umgestellt und meist acht bis zwölf Wochen fortgeführt Die Dauer der postpartalen Heparinisierung hängt davon ab, ob die Schwangere andere für eine Thrombose prädisponierende Risikofaktoren aufweist (19, 20).

Die therapeutische Heparinisierung kann durch hochdosierte subkutane Injektionen, eine subkutane Heparinpumpe oder aber eine zentralvenöse Heparininfusion über einen implantierten Katheter (z. B. Hickman-Katheter) erfolgen. Eine Alternative stellt die Therapie mit fraktioniertem, niedrigmolekularem Heparin dar. Dieses hat ein Molekulargewicht von nur 4000 bis 6000 Dalton, während das herkömmliche unfraktionierte Heparin Moleküle mit einem Gewicht zwischen 4000 und 40.000 Dalton vereint. Ein Vorteil des niedrigmolekularen fraktionierten Heparins liegt in der einfachen Dosierung (1 mg/kg zweimal täglich subkutan als therapeutische Medikation und 30 mg subkutan zweimal täglich mit prophylaktischer Indikation).

Tabelle 66. Unterschied zwischen Standard und fraktioniertem Heparin

	Standard-Heparin	fraktioniertes Heparin
Molekulargewicht	4.000–40.000	4.000–6.000
Wirkmechanimus	bindet AT III	bindet AT III
Inhibiert	Faktor Xa und Thrombin	Faktor Xa
Halbwertszeit subkutan	3 Stunden	4 Stunden
Laborüberwachung	aPTT, Heparinspiegel	nicht üblich
Antagonisierung	Protamin	Protamin
Plazentatransfer	zu vernachlässigen	zu vernachlässigen

Tabelle 67. Nebenwirkungen der Heparintherapie

Blutungen	5 bis 10%	Osteoporose	2 bis 17 %
Thrombozytopenie	5 bis 10%	Anaphylaxie	selten

Von besonderer Bedeutung für die Heparintherapie ist das Blutungsrisiko bei etwa 5 bis 10% der Patienten (21). Es ist am höchsten nach intravenöser Bolusgabe, da höhere Heparin-Plasmaspiegel erreicht werden. Ein erhöhtes Risiko findet man ferner bei Patientinnen, welche Aspirin einnehmen (22). Weitere Nebenwirkungen, vor allem bei längerdauernder Heparintherapie, sind die Thrombozytopoenie und die Heparin-induzierte Osteoporose. Die Heparin-induzierte Thrombopenie stellt sich üblicherweise zwei bis 15 Tage nach Therapiebeginn ein. Laborkontrollen der Thrombozytenzahl sind daher nur bis etwa 20 Tage nach Therapiebeginn notwendig (23). Bei manifester Heparin-induzierter Thrombopenie muß unfraktioniertes Heparin abgesetzt werden. Ein Therapieversuch mit niedermolekularem Heparin erscheint sinnvolle, da die Inzidenz der Heparin-induzierten Thrombopenie niedriger ist (24). Andere Alternativen sind Heparinoide und die nicht-steroidale Antiphlogistika wegen ihrer thrombozytenaggregations-hemmenden Wirkung.

Peripartale Antikoagulation

Das Blutungsrisiko der antikoagulierten Schwangeren ist bei vaginaler Geburt gering, vorausgesetzt, daß Thrombozytenzahl und -funktion normal sind und eine uterine Atonie vermieden wird. Die Indikation zur Anwendung von Regionalanästhesieverfahren muß wegen des potentiell erhöhten Blutungsrisikos äußerst streng gefaßt werden. Besonders wichtig ist in diesem Zusammenhang eine „atraumatische Technik" (d. h. mehrfache Punktionsversuche sind obsolet) und die engmaschige neurologische Nachkontrolle.

Die Behandlung Schwangerer mit erhöhtem thromboembolischen Risiko kann nach verschiedenen Strategien erfolgen:

1. Die kontinuierliche, therapeutische peripartale Antikoagulation. Diese Strategie ist vor allem bei besonders hohem Thromboembolierisiko (Lungenembolie in der jüngeren Anamnese, Ileofemoralthrombose oder Patientinnen mit mechanischem Herzklappenersatz) angezeigt. Ein erwünschter Heparin-Plasmaspiegel ist 0,4 Einheiten/ml oder eine niedrige therapeutische PTT von ca. 1,5 des Normalwertes.

2. Die prophylaktische Antikoagulation mit subkutanem Heparin (5000 bis 10.000 Einheiten SQ zweimal täglich)
3. Die prophylaktische Vena-cava-Filterimplantation. Diese ist allerdings nicht risikofrei. Es besteht die Möglichkeit einer Thrombusdislokation während der Filterimplantation oder einer Filtermigration. Neuere Varianten der implantierbaren Cavafilter scheinen eine hohe Erfolgsrate aufzuweisen.
4. Die peripartale Diskontinuierung der Antikoagulation. Diese Option ist bei Patientinnen zu wählen, welche ein erhöhtes Blutungsrisiko (z. B. Plazenta accreta) und ein gleichzeitig niedriges Thrombuspropagations-Risiko aufweisen. Nichtpharmakologische Thromboseprophylaxe-Strategien (z. B. pneumatische Stützstrümpfe) sollten in dieser Situation ausgeschöpft werden (24).

In manchen klinischen Situationen ist eine rasche Antagonisierung der Heparintherapie erwünscht. Dies kann durch Gabe von Protamin geschehen. (1 mg Protamin neutralisiert 100 Einheiten Heparin). Protamin sollte langsam intravenös verabreicht werden. 10 bis 50 mg Dosen sind oft ausreichend. Weitere Dosen können nach PTT-Kontrolle verabreicht werden.

Für den seltenen Fall, daß eine Schwangere mit Marcumar behandelt wird, kann durch parenterale Vitamin-K-Gabe der Prothrombin-Komplex regeneriert werden. Bis zu einer Teilrestitution vergehen allerdings wenigstens sechs bis zwölf Stunden. Wenn ungenügend Zeit zur Verfügung steht, muß fresh frozen plasma verabreicht werden.

Tabelle 68. Vergleich Heparin mit Warfarin

	Heparin	Warfarin
Molekulargewicht in Dalton	12.000 bis 15.000	1000
Wirkmechanismus	Bindet AT III	Vitamin-K-abhängige Gerinnungsfaktoren
Verabreichung	intravenös, subkutan	oral
Halbwertszeit	1 bis 2.5 Stunden	2,5 Tage
Laborkontrolle	Heparinspiegel, aPTT	Prothrombinzeit, INR
Antidot	Protamin	Vitamin K
Plazentapassage	Keine	Passiert

Kumarinderivate während der Schwangerschaft

Die am häufigsten verwendeten Antikoagulantien vom Kumarintyp sind Phenprocoumon (Marcumar®) und Warfarin (Coumadin®). Sie verhindern die Regeneration von aktivem Vitamin K, welches zur Synthese von Gerinnungsfaktoren II, VII, IX und X in der Leber benötigt wird.

Die Warfarintherapie während der sechsten bis neunten Schwangerschaftswoche ist mit der sogenannten Warfarin-Embryopathie (Gesichtsdefekte), die Exposition während des zweiten und dritten Trimenons mit verschiedenen Organogenese-Störungen hauptsächlich des ZNS und der Augen assoziiert (24). Wegen der guten Plazentapassage der Kumarinderivate besteht ferner das Risiko fetaler intrazerebraler Blutungen sub partu.

Postpartale Antikoagulation

Postpartum sollte die Antikoagulation auf Kumarinderivate umgestellt werden. Es wird mit 10 bis 15 mg per os begonnen (zwei bis vier Tage), gefolgt von 2 bis 15 mg pro Tag je nach PT oder INR. Während einer Antikoagulation mit Kumarinderivaten darf weitergestillt werden. Es empfiehlt sich allerdings zusätzlich zu der routinemäßigen Verabreichung von Vitamin K die zwei- bis dreimal wöchentliche Prophylaxe des Neugeborenen mit 1 mg Vit. K per os.

Thromboembolie-Prophylaxe

Die Thromboembolie-Prophylaxe während der Schwangerschaft muß auf die schwangerschafts-assoziierten physiologischen Veränderungen abgestimmt werden (25). Die Schwangerschaft geht mit einer gesteigerten uteroplazentaren Gerinnung und einer gesteigerten Thrombozytenaktivität einher. Daher neutralisiert die Schwangere mehr Heparin mit fortschreitender Gravidität.

Bei Patientinnen mit anamnestischer tiefer Venenthrombose, Lungenembolie, mechanischem Herzklappenersatz, AT III, Protein-S- oder -C-Defizienz und anderen hyperkoagulabilen Zuständen sollte eine prophylaktische Antikoagulation in Erwägung gezogen werden.

Um den erhöhten Heparinumsatz während der Schwangerschaft auszugleichen, empfiehlt sich die Erhöhung der prophylaktischen subkutanen Heparingabe von 5000 Einheiten im ersten Trimenon auf 7.500 bis 10.000 Einheiten im dritten Trimenon (26). Die prophylaktische Heparingabe sollte peripartale, vor allem bei Kaiserschnittentbindung, mit physikalischen Methoden zur Thromboseprophylaxe kombiniert werden (pneumatische Stützstrümpfe, frühe Mobilisierung). Die perioperative Therapie mit niedrig molekularem Heparin ist eine mögliche Alternative (27).

Die perioperative Thromboseomboseprophylaxe mit Dextran ist ebenfalls sinnvoll, möglicherweise jedoch mit einem im Vergleich zu Heparin höheren Blutungsrisiko assoziiert (28).

Thrombolyse und Vena-cava-Filter während der Schwangerschaft

Die Schwangerschaft stellt keine Kontraindikation zur Thrombolyse dar (29). Die therapeutische Thrombolyse mit anschließender Heparintherapie überzeugt jedoch nicht durch eine verbesserte Mortalität (30) und kann wegen des möglicherweise erhöhten Blutungsrisiko während der Schwangerschaft bis zehn Tage nach der Entbindung nicht empfohlen werden (31). Eine weitere Option zur Behandlung thrombose-gefährdeter Patientinnen stellt die prophylaktische Vena-cava-Filter-Implantation bei dar. Indikationen sind die bestehender Iliakalvenenthrombose und/oder die Vena-cava-Thrombose. Auch hier müssen die möglichen Risiken (Hämatom, ascendierende Thrombose) bedacht werden.

Angeborene Thrombosegefährdung

Angeborene Gerinnungsdefekte, welche durch eine erhöhte Thromboseneigung gekennzeichnet sind, manifestieren sich nicht selten während der Schwangerschaft

(33). Zu diesen Defekten gehören der Antithrombin-III-Mangel, sowie der angeborene Protein-C- und Protein-S-Mangel. Therapieziel bei AT-III-Mangel ist die Thromboseprophylaxe mit Heparin und die Aufrechterhaltung eines 80%igen AT-III-Spiegels (bei dokumentiert niedrigem AT-III-Spiegel oder manifester Thrombose). Während die antepartale Heparinprohylaxe bei Patientinnen mit Protein-S- oder C-Mangel (ohne thomboembolische Manifestation) kontroversiell beurteilt wird (Thromboserisiko 0 bis 17%) (34), ist der Nutzen einer Thromboseprophylaxe im Puerperium unumstritten.

Therapieziele bei Lungenembolie

Akutphase: Stabilisierung, symptomatische Therapie zur Aufrechterhaltung von Gasaustausch (Sauerstoff) und Zirkulation (Volumengabe, Vasopressoren)

Diagnoseabsicherung: Röntgen Thorax, EKG, Szintigraphie, Ultraschalluntersuchung, ggf. Pulmonalisangiographie

Verhindern einer Thrombusapposition und/oder Embolie: „therapeutische" (PTT-wirksame) Heparinisierung, ggf. Implantation eines temporären Vena-cava-Filters.

Fruchtwasserembolie (Anaphylaktoides Syndrom der Schwangerschaft)

Die Pathophysiologie der Fruchtwasserembolie ist bis heute nicht geklärt. Verschiedene Untersuchungen deuten darauf hin, daß sie durch eine maternale intravaskuläre Exposition von unterschiedlichem fetalen Gewebe ausgelöst wird (35). Eine solche Exposition kann jederzeit während der Wehen und Entbindung stattfinden. Uterine Manipulationen unter der Geburt können ein solches Ereignis möglicherweise triggern. Eine minimale intravaskuläre Exposition der Mutter zu fetalen Zellen kann jedoch bei der Mehrzahl von Schwangeren nachgewiesen werden, und selbst eine größere intravasale Resorption von Fruchtwasser kann ohne pathologische Folgen bleiben (36. 37). Ferner sind viele Symptome nicht mit denen einer klassischen Thromboembolie vereinbar. Es wurde daher vorgeschlagen, den Terminus „Fruchtwasserembolie" durch den Begriff „Anaphylaktoides Syndrom der Schwangerschaft" zu ersetzen (38).

Klinische Manifestation

Die Patientinnen entwickeln Zeichen einer Fruchtwasserembolie, nämlich eine ausgeprägte Hypotension und Hypoxämie, typischerweise unter aktiven Wehen oder im Rahmen einer Kaiserschnittgeburt. Diese initiale Episode wird oft durch eine sich rasch entwickelnde Verbrauchskoagulopathie verschlimmert. Selbst bei Wiederherstellung von kardiopulmonaler Funktion kann eine ausgeprägte Hämorrhagie zum primären Problem werden.
    Es kann eine initiale Phase (pulmonale und systemische Hypertonie) und eine sekundäre Phase, gekennzeichnet durch den kardiovaskulären Kollaps, beobach-

Tabelle 69. Zeichen und Symptome der Fruchtwasserembolie (41)

Zeichen oder Symptome	Patientenzahl	%	Kommentar
Hypotension	43	100	
Fetal distress	30	100	bei allen lebenden Feten
Lungenödem oder ARDS	28	93	bei primär Überleben
Kreislaufstillstand	40	87	
Zyanose	38	83	
Koagulopathie	38	83	bei primär Überlebenden
Dyspnoe	22	49	
Konvulsion	22	48	
Uterusatonie	111	23	
Bronchospasmus	7	15	
Transiente Hypertension	5	11	
Husten	3	7	
Zephalgie	3	7	
Brustbeklemmung	1	2	

tet werden. Die sehr ausgeprägte initiale Hypoxie ist mit der Pathophysiologie eines embolischen Ereignisses schlecht vereinbar. Die Etiologie der Koagulopathie ist spekulativ. Eine thromboplastinartige Wirkung von Fruchtwasser als Mechanismus zur Aktivierung der Gerinnungskaskade wird diskutiert.

Inzidenz und Prognose

Glücklicherweise ist die Fruchtwasserembolie ein sehr seltenes Ereignis. Dennoch ist sie eine der wichtigen Ursachen für die Müttersterblichkeit in industrialisierten Nationen (39). Sowohl die maternale als auch die kindliche Prognose ist infaust. So liegt die mütterliche Sterblichkeit bei 40 bis 60% und nur etwa 15% überleben das Ereignis neurologisch intakt (40). Die fetale Überlebensrate liegt bei 80%. Nur die Hälfte der Feten überleben jedoch neurologisch intakt (41).

Diagnosestellung

Der Nachweis fetaler Elemente im mütterlichen Blut wurde in der Vergangenheit als pathognomonisch angesehen. Er ist allerdings nicht bei allen Patientinnen mit typischer Präsentation möglich, dagegen gelingt er auch bei unauffälligen Schwangeren (40). Die Diagnose einer Fruchtwasserembolie stützt sich daher nach wie vor auf die klinische Präsentation (siehe oben).

Therapie

Trotz aggressiver Therapie bleibt die Sterblichkeit hoch (60 bis 80%). Dies gilt für ländliche Krankenhäuser gleichwie für Ausbildungsinstitutionen der höchsten Versorgungsstufe. Die Therapie ist zunächst symptomatisch.

Primäre Maßnahmen

Kreislaufstabilisierung
Therapieziel:
B/P syst < 90
Volumengabe, Katecholamine

Therapie der Hypoxämie
Therapieziel $pO_2 > 60$ Torr
Möglicherweise Intubation
und künstliche Beatmung

Sekundäre Maßnahmen

Erweitertes Monitoring
PA Katheter oder TEE bei
Verdacht auf LV Dysfunktion

Frühzeitige Diagnose und
Therapie einer
Verbrauchskoagulopathie
Bereitstellung von
Blutprodukten

Abb. 56. Schema des therapeutischen Vorgehens bei der Fruchtwasserembolie

Patientinnen, welche den initialen Insult überleben, weisen oft eine linksventrikuläre Dysfunktion auf (41). Es muß dann durch ausreichende Volumengabe für eine adäquate kardiale Vorlast gesorgt und diese Maßnahme bei anhaltender Kreislaufinstabilität durch Katecholamingabe ergänzt werden. In dieser Situation ist das erweiterte Monitoring mit Pulmonaliskatheter und/oder transösophagealer Echokardiographie angezeigt.

Die Empfehlung zu hochdosierter Cortisongabe basiert auf der Vorstellung, daß der Fruchtwasserembolie eine allergische Reaktion zugrundeliegt. Für die „Allergiehypothese" gibt es zwar einige indirekte Hinweise (42), ein therapeutischer Effekt von Kortikosteroiden bleibt jedoch spekulativ.

Die Durchführung einer Notsektio bei Fruchtwasserembolie muß nach der individuellen klinischen Präsentation der Patientin entschieden werden. Überlebt die Schwangere die initiale Phase der Kreislaufinstabilität und zeichnet sich eine Stabilisierung ab, so sollte das Risiko einer Kaiserschnittentbindung mit dem damit verbundenen maternalen Risiko gründlich überdacht werden. Anders ist allerdings die Situation bei materiellem Herzkreislaufstillstand. In dieser Situation ist eine sogenannte „peri-mortale" Notsektio aus zwei Gründen indiziert: Zum einen wird die Reanimation einer Schwangeren durch das Fortbestehen des Feten in utero erschwert, zum anderen besteht durch eine solche Maßnahme die Chance den Fetus zu retten, vorausgesetzt, die Notsektio wird im entsprechenden zeitlichen Rahmen, d. h. unmittelbar nach Beginn des Herz-Kreislauf-Stillstandes durchgeführt.

3. Peripartale Kardiomyopathie

Sie ist eine Form des kongestiven Herzversagens, welche zunächst postpartal, dann aber auch präpartal, gegen Ende der Schwangerschaft beobachtet wurde. Die Inzidenz beträgt etwa 1:3000 bis 1:15.000 Lebendgeburten (43). Ein erhöhtes Risiko scheint für ältere Multipara gegeben zu sein.

Die Diagnose der „peripartalen Kardiomyopathie" ist eine Ausschlußdiagnose. Es sollten Herzklappendefekte, hypertensive und ischiämische Herzerkrankungen sowie die Virusmyokarditis ausgeschlossen werden.

Tabelle 70. Zeichen und Symptome der peripartalen Kardiomyopathie

Zeichen	Symptome
Dyspnoe	Halsvenendilatation
Brustbeklemmung	Galopp-Rhythmus
Tachypnoe	Rasselgeräusche
Husten	Hepatojugulärer Reflux
Orthopnoe	Relative Mitralinsuffizienz
Ödeme der unteren Extremitäten	Hepatomegalie
Müdigkeit	Aszites

Patientinnen beschreiben die Symptome des Herzversagens (Kurzatmigkeit, Orthopnoe, Husten, paroxysmale nächtliche Dyspnoe oder Palpitationen). Tachykardie, pulmonale Rasselgeräusche, S_3-Galopp, Halsvenendilatation, periphere Ödeme und Herzrhythmusstörungen können bei der Krankenuntersuchung festgestellt werden. Bei bis zu 50% der Patientinnen sind ferner Hinweise auf eine pulmonale oder periphere Embolie auszumachen. Die Diagnose ergibt sich schließlich aus Anamnese, Krankenuntersuchung, Thorax-Röntgen, EKG, Herzecho und möglicherweise Rechtsherzkatheterbefundung (niedriges Herzzeitvolumen). Eine frühe Myokardbiopsie kann dazu beitragen, Patientinnen mit einer Myokarditis (entzündliche Veränderungen) zu identifizieren, welche möglicherweise von einer immunosuppressiven Therapie profitieren. Der Stellenwert der Myokardbiopsie ist allerdings umstritten.

Die Etiologie der peripatalen Kardiomyopathie ist ungeklärt. Eine Herzbiopsie gibt lediglich Hinweise für eine unspezifische zelluläre Hypertrophie, Fibrose und vermehrte Lipidablagerungen. Wegen ihrer unspezifischen Präsentation und Pathologie wird diskutiert, ob die „peripartale Kardiomyopathie" nicht lediglich eine Verlaufsform der dilatativen Kardiomyopathie ist (44). Bemerkenswert ist jedoch die Tatsache, daß eine Kardiomyopathie bei jungen nicht-schwangeren Frauen extrem selten ist und daß die Erkrankung eine gewisse Rezidivneigung in nachfolgenden Schwangerschaften aufweist (45, 46).

Die Mortalität der Erkrankung wird mit 25 bis 50% beziffert (47). Die Prognose ist insgesamt ungünstig und bei Patientinnen mit niedriger linksventrikulärer Auswurffraktion besonders schlecht (48) Eine Herzdilatation sechs Monate nach dem Beginn der Symptomatik geht mit einer hohen Mortalität einher. Ist dagegen nach sechsmonatiger Behandlung das Herz normal groß, rechtfertigt dies eine op-

Tabelle 71. Therapie der peripartalen Kardiomyopathie

Nicht-Pharmakologisch	Diät (Flüssigkeitsrestriktion, kochsalzarm), moderates kardiovaskuläres Training
Optimierung der Vorlast präpartal	Hydralazin/Nitrate, Amlodipine, Diuretika (Digoxin – nicht generell akzeptiert)
Optimierung der Vorlast postpartal	ACE Hemmer, Diuretika, (Digoxin – nicht generell akzeptiert)
Bei ausgeprägter Symptomatik	Dobutamin, Dopamin, Milrinon oder Nitroprussid (Zyanid kann die Plazenta passieren!)
Gegebenenfalls	Intra-aortale Ballonpumpe, Novacor-Pumpe (LVAD), Herztransplantation

timistische Prognose. Als Ultima ratio kommt eine Herztransplantation in Frage. Die Zeit bis zur Transplantation kann möglicherweise mit einem „linksventrikulären Assistdevice" (LVAD) überbrückt werden (49).

Das Risiko der Kardiomyopathie in nachfolgenden Schwangerschaften scheint nicht durch ein Aufflammen des pathophysiologischen Prozesses, sondern vielmehr durch eine Exazerbation einer möglicherweise subklinischen, andauernden Myokardiopathie gegeben zu sein (50).

4. Herzklappendefekte

Allgemeine Überlegungen

Die hämodynamischen Veränderungen während der Schwangerschaft machen die regelmäßige Überwachung von Schwangeren mit einem kardialen Vitium notwendig. Von besonderer Bedeutung sind die etwa 50%ige Erhöhung des intravasalen Volumens, das gesteigerte Herzzeitvolumen, der erniedrigte systemische Gefäßwiderstand und die Hyperkoagulabilität. Der Anstieg des Herzzeitvolumens ist kontinuierlich, am ausgeprägtesten zwischen der 12. bis 32. Schwangerschaftswoche. Ein weiterer Anstieg des Herzzeitvolumens wird nach dem Einsetzen der Wehen und unmittelbar postpartal beobachtet.

Aus diesen Erkenntnissen leitet sich ab, daß ein günstiger Termin zur Untersuchung etwa die 30. Schwangerschaftswoche ist. Einige zu Beginn der Schwangerschaft oligosymptomatische Frauen können zu diesem Zeitpunkt Zeichen der kardialen Dekompensation aufweisen. Andererseits läßt sich mit gewisser Bestimmtheit voraussagen, daß Patientinnen, welche zu diesem Zeitpunkt asymptomatisch sind, auch die Geburt gut überstehen werden.

Je nach Ausprägung der kardialen Symptome kann eine Überwachung mit Pulmonalarterienkatheter und arteriellem Zugang notwendig werden. Die für das zusätzliche intrapartale Monitoring personelle Organisation sollte vor Eintreffen der Patientin interdisziplinär abgesprochen werden. Intrapartal ist auf eine exakte

Flüssigkeitsbilanzierung zu achten. Schwangere sind besonders anfällig für die Entwicklung eines Lungenödems. Die routinemäßige Überwachung kardialer Risikopatientinnen mit Pulsoxymetrie ist daher sinnvoll. Eine Endokarditisprophylaxe sollte in der Austreibungsphase gegeben werden

Der intrapartale Anstieg des Herzzeitvolumens prädisponiert die gefährdete Patientin zur kardialen Dekompensation. Er kann durch ausgeprägte Wehenanalgesie attenuiert werden. Dies ist sowohl durch kontinuierliche Epidural- als auch Spinalanästhesie möglich. Auch die Erhöhung des hydrostatischen Druckes während des Mitpressens der Schwangeren in der Austreibungsphase kann für ein Lungenödem prädisponieren. Deshalb wird von vielen Geburtshelfern eine operativ-assisitierte Geburt (Zangengeburt oder Saugglocke) angestrebt. In dieser Situation ist eine ausgeprägte sakrale Analgesie (zum Beispiel durch eine kontinuierliche Spinalanalgesie) besonders wichtig. Patientinnen mit mechanischen Herzklappen müssen peripartal antikoaguliert werden. Dies bedeutet eine relative Kontraindikation für neuraxiale Leitungsblockaden. Die Thromboseprophylaxe kann jedoch nach entsprechender Risikoabwägung so modifiziert werden, daß die Anlage eines neuraxialen Katheters ermöglicht wird.

Angeborene Herzdefekte

Das Verhältnis angeborener Herzdefekte zu erworbenen Defekten, meist rheumatischer Genese, hat sich in den letzten Jahrzehnten drastisch verändert. Während das Verhältnis angeborener zu erworbener Herzerkrankungen in den sechziger Jahren etwa bei 16 zu 1 lag (51), besteht heute praktisch ein Gleichgewicht (52).

Vorhofseptumdefekt (ASD)

Ein Vorhofseptumdefekt ist der häufigste kongenitale Herzfehler in der Schwangerschaft und meist asymptomatisch (53). Mögliche Komplikationen sind supraventrikuläre Arrhythmien und kongestives Herzversagen. Letzteres wird durch den kombinierten Effekt der schwangerschafts-assoziierten Volumenexpansion und des Links-Rechts-Shunt ausgelöst. Im Gegensatz zum Ventrikelseptumdefekt und dem persistierenden ductus Botalli beobachtet man beim Vorhofseptumdefekt keine pulmonale Hypertonie. Die Schwangerschaft wird meist gut toleriert (54). Allgemein sollte eine Volumenüberladung vermieden werden. Sinnvolle Maßnahmen sind die Sauerstoffgabe, Endokarditisprophylaxe und Wehenschmerzbehandlung mit neuraxialem Blockadeverfahren.

Ventrikelseptumdefekt (VSD)

Ein Ventrikelseptumdefekt kann isoliert oder in Kombination mit anderen Herzanomalien wie die Fallot'sche Tetralogie, Transposition der großen Gefäße oder der Koarktation der Aorta vorkommen. Die Größe des Defektes korreliert mit der klinischen Prognose während der Schwangerschaft. Stärkere Schäden prädisponieren die Schwangere zu Arrhythmien, kongestivem Herzversagen oder pulmonaler Hypertonie. Oft ist ein großer VSD mit einer Aorteninsuffizienz kombiniert, wodurch das Risiko für eine Herzinsuffizienz erhöht wird. Aus diesem Grund ist es empfehlenswert, bei Schwangeren mit einem großen VSD eine pulmonale Hypertonie mittels Rechtsherzkatheter oder – in sehr fortgeschrittenen Fällen – eine Eisenmenger-Reaktion (Shuntumkehr aufgrund einer pulmonalen Hypertonie) auszuschließen. Über Todesfälle bei Schwangeren mit nicht diagnostizierter pulmonaler Hypertonie wurde berichtet (55). Der präpartale chirurgische Septumverschluß ist in diesem Fall eine Option. Allgemeine Behandlungsgrundsätze entsprechen den beim Vorhofseptumdefekt dargestellten. Invasives Monitoring ist im allgemeinen nicht notwendig.

Persistierender Ductus Arteriosus Botalli (PDA)

Ein PDA wird heute meist im Neugeborenenalter chirurgisch saniert und ist daher bei Schwangeren selten. Die meisten Patientinnen sind asymptomatisch. Ähnlich wie beim VSD besteht die Möglichkeit der pulmonalen Hypertonie.

Eisenmenger Syndrom

Ein persistierender Ductus, Vorhof-oder Ventrikelseptumdefekt ist mit einem Links-Rechts-Shunt vergesellschaftet. Eine assoziierte pulmonale Hypertonie kann in extremen Fällen zu einer Umkehr des Links-Rechts-Shunts und damit zu einem Rechts-Links-Shunt führen, zum Eisenmenger-Syndrom. Der dadurch bedingte geringere pulmonale Blutfluß führt zu einer Hypoxämie, welche die pulmonale Hypertonie (und damit den Rechts-Links-Shunt) aufrechterhält oder verschlechtert. Eine Verringerung der Nachlast im großen Kreislauf, wie man sie bei der Schwangerschaft oder auch bei Leitungsblockaden (Epiduralanästhesie) beobachten kann, führt zu einer Aggravation des Rechts-Links-Shunts. Die Muttersterblichkeit beim Eisenmenger-Syndrom wird mit 30 bis 50% beziffert (56, 57, 58). Das Mortalitätsrisiko dürfte bei Kaiserschnittgeburt größer sein als bei vaginaler Entbindung (59). Das Thromboembolierisiko ist für diese Patientinnen mit etwa 40% ebenfalls erhöht.

Wegen der hohen mütterlichen Mortalität wird bei Eisenmenger-Patientinnen ein Schwangerschaftsabbruch im ersten Trimester empfohlen. Es muß bedacht werden, daß Prostaglandine der F-Serie eine pulmonale Hypertonie verschlechtern können. Sie sind daher zum Schwangerschaftsabbruch bei diesen Patientinnen nicht zu empfehlen.

Bei Fortbestehen der Schwangerschaft wird die kontinuierliche Sauerstoffgabe als pulmonaler Vasodilatator empfohlen. Die kontinuierliche peripartale Pulsoxymetrie ist anzuraten und die exakte Flüssigkeitsbilanzierung ist wichtig. Eine Hypovolämie kann das Shuntverhältnis verschlechtern, Hypervolämie birgt die Gefahr eines Lungenödems. Die Überwachung der Patientin mit invasiven Zugängen (arterieller Zugang, Zentralvenenkatheter oder Pulmonalarterienkatheter) muß individualisiert werden.

Das fetale Risiko korreliert mit dem mütterlichen Hämoglobin und ein Hb größer als 20 ist selten mit einer erfolgreichen Schwangerschaft verbunden (60). Das Risiko eines Spontanaborts wird mit 75% angegeben. Die Wehenanalgesie kann mit einem neuraxialen Verfahren durchgeführt werden (61). Es ist jedoch streng darauf zu achten , daß eine Hypotension vermieden wird. Vasopressoren (Ephedrin) sollten bereitgestellt und die Flüssigkeitsgabe äußerst vorsichtig titriert werden. Die Konzentration der neuraxialen Lokalanästhetika muß niedrig gehalten werden (z. B. Bupivacain 0,0625%). Der Zusatz von neuraxialen Opioiden, wie Sufentanil ist sinnvoll. Die Kombination mit Adrenalin oder Clonidin (neuraxial) zur Verstärkung der analgetischen Wirkung kommt ebenfalls in Betracht. Die systemische Opioidgabe ist wegen der möglichen Atemdepression und dadurch bedingtem Sauerstoffsättigungsabfall (Verschlechterung der pulmonalen Hypertonie) weniger sinnvoll. Die durch die Wehen bedingte Nachlasterhöhung wird im allgemeinen gut toleriert.

Koarktation der Aorta

Die Koarktation macht etwa 10% der angeborenen Herzfehler aus. Das klassische Symptom ist die isolierte Hypertonie der oberen Extremitäten. Eine Gefährdung der Schwangerschaft ist unwahrscheinlich, wenn sie eine gute funktionelle Reserve aufweist und die Aorta nicht aneurysmatisch erweitert ist. Es sollte bedacht werden, daß die Koarktation der Aorta mit anderen Herzanomalien (VSD, PDA), sowie intrakraniellen Aneurysmen vergesellschaftet sein kann.

Erworbene Herzvitien

Erworbene Herzvitien sind hauptsächlich rheumatischer Genese, seltener die Folge eines intravenösen Drogenabusus. Die Gefährdung der Patientin durch die Schwangerschaft richtet sich nach dem Schweregrad der erworbenen Herzerkrankung. Die Lebenserwartung wird – sofern die Schwangerschaft überlebt wird – nicht beeinflußt (62). Der Einsatz eines Pulmonaliskatheters bei Herzklappendefekten wird kontroversiell beurteilt. Bei Patientinnen mit stark eingeschränkter Leistungsfähigkeit (NYHA Klasse III und IV) ist die Indikation zu seiner Verwendung gegeben.

Mitralstenose

Die Mitralstenose ist die häufigste rheumatische Herzerkrankung bei Schwangeren. Die prinzipielle hämodynamische Aberration ist die Behinderung der diastolischen Füllung und daraus resultierend ein fixiertes Herzzeitvolumen. Schwangere mit einer Mitralstenose sind den hämodynamischen Anforderungen der Wehen und der Geburt schlecht gewachsen. Die ausgeprägten Volumenschwankungen unter der Geburt können zu Entwicklung eines Lungenödems führen. Wichtigstes Therapieziel ist die Gewährleistung einer adäquaten diastolischen Füllungszeit und somit die Vermeidung von Tachykardie. Eine geeignete Maßnahme ist neben optimaler Wehenanalgesie (Attenuierung der hämodynamischen Fluktuationen) die Betablockade (Labetalol) (63). Wichtig ist außerdem die Gewährleistung einer ausreichenden Vorlast. Bei Patientinnen mit Mitralstenose korreliert der Pulmonalarterien-Verschlußdruck nicht ausreichend genau mit dem linksventrikulären enddiastolischen Volumen. Es muß versucht werden den Pulmonalarterien-Verschlußdruck im hoch-normalen Bereich zu halten. Extreme Vorsicht ist daher bei der Gabe von Diuretika geboten.

Die postpartale Umverteilung von uterinem Blut in den zentralen Kreislauf kann ein akutes Lungenödem auslösen. Es muß daher versucht werden, den postpartalen Pulmonalarterien-Verschlußdruck dem präpartal gemessenen anzugleichen (Gabe von Vasodilatatoren oder Diuretika). Die Volumenreduktion kann schon präpartal eingeleitet werden. Wie oben erwähnt, muß jedoch eine überschießende Vorlastsenkung vermieden und gegebenenfalls korrigiert werden.

Es wird empfohlen, die Austreibungsphase kurz zu halten und das aktive Mitpressen der Patientin zu vermeiden. Diese Form der Geburtsleitung wird auch als „cardiac delivery" (Herz-schonende Geburt) bezeichnet und beinhaltet streng genommen eine operativ-assisitierte Geburt (Zangengeburt oder Saugglockengeburt), wobei lediglich die Beckenausgangszange indiziert ist. Die Verwendung der Zange aus der Beckenmitte bleibt den klassischen Indikationen vorbehalten.

Alternativ kann eine geplante Kaiserschnittentbindung durchgeführt werden. Die eingangs erwähnten hämodynamischen Alterationen sind dann bei der Anästhesieplanung zu bedenken. Während bei der Allgemeinanästhesie mit akuten hämodynamischen Schwankungen zu rechnen ist, muß bei einer Epidural- oder Spinalanästhesie der Prophylaxe und Therapie der Hypotonie besonderes Augenmerk geschenkt werden. Bei der Allgemeinanästhesie sind kardio-inerte Anästhetika (Etomidate, Opiate) zu bevorzugen . Bei der Durchführung einer opiatbetonten Allgemeinnarkose müssen Vorkehrungen zur Nachbeatmung sowohl von Mutter als auch dem Neugeborenen getroffen werden.

Mitralinsuffizienz

Die Mitralinsuffizienz ist meist mit anderen Herzvitien kombiniert und wird während der Schwangerschaft in der Regel gut toleriert. Das Risiko der Entwicklung von Vorhofflimmern ist jedoch gegeben. Geht das akute Vorhofflimmern mit hämodynamischer Instabilität einher, so ist die Kardioversion mit (anfänglich) 25 Joule indiziert. Die erfolgreiche Kardioversion während der Schwangerschaft ohne fetale Gefährdung wurde mehrfach beschrieben (64, 65).

Mitralklappenprolaps

Ein Mitralklappenprolaps wird bei bis zu 17% der Schwangeren beschrieben und ist im allgemeinen asymptomatisch (66). Die Endokarditisprophylaxe wird empfohlen, wenn der Mitralklappenprolaps mit einem Insuffizienzgeräusch assoziiert oder der echokardiographische Insuffizienznachweis gegeben ist.

Aortenstenose

Patienten mit Aortenstenose sind meist erst bei fortgeschrittener Einengung der Aortenöffnungsfläche symptomatisch. Das hämodynamische Problem ist das fixierte Herzzeitvolumen. Körperliche Belastung kann zu Minderperfusion von Koronararterien und Gehirn und den klinischen Manifestationen Angina pectoris, Synkope, Myokardischiämie oder plötzlichem Herztod führen. Die Limitierung der körperlichen Belastung ist dann das Haupttherapieziel. Zur Aufrechterhaltung des Herzzeitvolumens ist auf Beibehaltung einer ausreichenden Vorlast und auf ausreichende diastolische Füllungszeit (Vermeidung von Tachykardie) zu achten. Die Auswurffraktion und damit das Herzzeitvolumen wird bei Bradykardie vermindert. Es muß also eine Vorlastsenkung (Venodilatation) vermieden und auf Normo-kardie geachtet werden. Starke hämodynamische Veränderungen während der Wehen und unter der Geburt oder aber hämodynamische Veränderungen nach Institution eines neuraxialen Blockadeverfahrens oder Einleitung einer Allgemein-anästhesie können fatale Folgen haben. Vor Beginn eines Analgesie- oder Anästhesieverfahrens ist daher der Blutdruck mittels arteriellem Zugang kontinu-ierlich zu messen. Vasopressoren zur Antagonisierung der sympathischen Blockade sollten intravenös titriert werden (Ephedrin oder Dompamin bei Bradykardie mit RR-Abfall, bei Tachykardie und RR-Abfall Noradrenalin). Zur Wiederherstellung eines ausreichenden arteriellen Mitteldruckes und Plazentaperfusionsdruckes muß manchmal auf α-Sympathomimetika zurückgegriffen werden, welche wegen ihrer Wirkung an der Arteria uterina in der Schwangerschaft primär nicht infiziert sind (z.b. Phenylephrin, Akrinor oder Noradrenalin).

Aorteninsuffizienz

Die Aorteninsuffizienz wird während der Schwangerschaft meist gut vertragen. Die Tachykardie mit fortschreitender Gravidität verringert die Rückflußfraktion der Schlagvolumens. Eine Endokarditisprophylaxe wird empfohlen.

Asymmetrische Septumhypertophie (IHSS)

Therapieziele sind die Aufrechterhaltung der Vorlast zum Herzen und die Vermeidung von Tachykardie. Eine vorsichtig dosierte Sympathikusblockade durch ein neuraxiales Verfahren ist sinnvoll. Die Betablockade zur Vermeidung einer dy-namischen Obstruktion des linksventrikulären Ausflußtraktes bei positiv inotropen Stimuli (Wehen, Schmerzen) sollte erwogen, wegen der möglichen fetale Brady-kardie aber gut überdacht werden.

5. Komplikationen der Präeklampsie

Die Etiologie der Präeklampsie ist derzeit nicht klar. Verschiedene Theorien befassen sich mit fehlerhafter Plazentaentwicklung, einer Prostaglandin-Imbalanz sowie immunologischen und genetischen Defekten (Defekt im Angiotensinogen Gen).

Tabelle 72. Risikofaktoren für die Entwicklung einer Präeklampsie

– Nulliparität	– Antiphospholipid Syndrom
– Alter > 40	– Diabetes Mellitus
– Positive Familienanamnese	– Zwillingsschwangerschaft
– Chronische Hypertension	– Angiotensinogen Gen T235
– Chronische Nierenerkrankungen	

Tabelle 73. Diagnosekriterien der *schweren* Präeklampsie (67)

– B/P > 160-180 mm Hg syst oder > 110mm Hg diastolisch
– Proteinurie > 5 gm per 24 hr
– Oligurie < 500 ml/24 hr
– Zentralnervöse oder visuelle Symptome
– Lungenödem
– Epigastrische Schmerzen oder Schmerzen im rechten oberen Quadranten
– Beeinträchtigte Leberfunktion unklarer Etiologie
– Thrombozytopenie
– Ologohydramnion oder intrauterine Wachstumsverzögerung
– Erhöhtes Serumkreatinin
– Generalisierter Krampfanfall

Zur Diagnosestellung und Überwachung sind Laborkontrollen (Blutbild, Leberwerte, Kreatinin, Harnstoff, Urinanalyse und 24-hr-Urin zur quantitativen Proteinbestimmung und Kreatinin-Clearance sowie Blutgruppenuntersuchung), welche zum Teil regelmäßig wiederholt werden sollten, angezeigt. Bei schwerer Präeklampsie wurde traditionell eine Entbindung ungeachtet des Gestationsalters des Feten empfohlen. Einige neuere Untersuchungen weisen jedoch auf günstige Resultate bei zuwartendem Management hin. Es wird versucht, Zeit für die fetale Lungenreife zu gewinnen, während das Wohlbefinden der Mutter engmaschig kontrolliert und symptomatisch behandelt wird (68, 69).

Krampfprophylaxe

In den letzten Jahren wurden traditionelle Antikonvulsiva wie Phenytoin oder Diazepam mit Magnesiumsulfat verglichen. Magnesium scheint die verläßlichste Krampfprophylaxe zu sein (70).

Eine sinnvolle Dosierung ist 4 gm IV als langsamer Bolus, gefolgt von 2 bis 3 gm/hr als intravenöse Erhaltungsdosis (71). Der Plasmaspiegel sollten zwischen 4 und 7 mval/l gehalten werden. Der Patellarisreflex geht bei Plasmaspiegeln um 8 bis

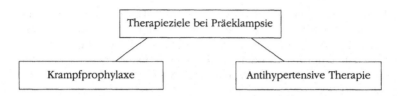

Abb. 57. Therapeutische Schwerpunkte bei der Präeklampsie

10 mval/l verloren und eine respiratorische Insuffizienz läßt sich bei Plasmaspiegeln um 13 mval/l beobachten.

Antihypertensive Therapie

Die antihyertensive Therapie mit Hydralazin hat die längste Tradition. Alternativ kann der Beta-Blocker wie Labetalol und kurzfristig Nitroglyzerin oder Nitroprussid verwendet werden. Gleich welche Form der antihypertensiven Therapie gewählt wird, wichtig für das fetale Wohlbefinden ist die Vermeidung von überschießender Blutdrucksenkung und eine daraus resultierende verminderte Plazentadurchblutung.

Hämodynamisches Monitoring

Die Institution eines neuraxialen Blockadeverfahrens bei schwerer Präeklampsie sowie der Geburtsvorgang an sich sind Indikatoren zur invasiven Blutdruckmessung. Blutdruckschwankungen können so rasch erkannt und behandelt werden. Relative Indikationen zum Einsatz eines Pulmonaliskatheters sind das Lungenödem oder die therapierefraktäre Oligurie (72).

Komplikationen der Präeklampsie

Hämodynamische Komplikationen

Das hämodynamische Profile der Präeklampsie ist sehr variabel, im allgemeinen gekennzeichnet durch einen niedrigen Zentralvenendruck und einen normalen pulmonalarteriellen Verschlußdruck. Der systemische Gefäßwiderstand ist meist im hohen Normalbereich. Das Lungenödem ist eine seltene (2,9% der Patientinnen mit schwerer Präeklampsie) (73) Komplikation. Als Ursache werden die überschießende Flüssigkeitszufuhr in Kombination mit dem durch die Schwangerschaft erniedrigten COP oder ein kapilläres Leck diskutiert. Allgemeine therapeutische Prinzipien sind Flüssigkeitsrestriktion und Diurese.

Nierenfunktionsstörung

Die Etiologie der Nierenfunktionsstörung bei Präeklampsie ist nicht geklärt. Fällt die Urinproduktion auf weniger als 25 ml/hr über mehr als zwei Stunden Dauer ab, so kann zunächst eine relative Hypovolämie als Ursache angenommen werden. Führt ein Flüssigkeitsbolus nicht zu einer verbesserten Ausscheidung, so muß mehr Information über den hämodynamischen Zustand der Patientin gewonnen werden. Patientinnen mit normalem oder erhöhten pulmonalarteriellen Venenverschluß-druck reagieren besser auf medikamentöse Nachlastsenkung als auf zusätzliche Volumengabe (74).

HELLP-Syndrom

Das HELLP-Syndrom wird als eine atypische Variante der schweren Präeklampsie angesehen. Der Blutdruck ist nicht bei allen Patientinnen mit HELLP erhöht (75). Die klassischen Symptome dieser Präeklampsie-Variante sind Hämolyse (Schisto-zyten oder „burr cells" im Blutausstrich), erhöhte Transaminase-Werte und Throm-bozytopenie. Diese Symptomen-Konstellation geht mit erhöhter maternaler und fe-taler Sterblichkeit einher (75). Trotz dieser Beobachtung zögern einige Geburts-helfer die Entbindung heraus, um Zeit für die fetale Lungenreifung zu gewinnen.

Hirnödem

Das Hirnödem wird als Folge einer zerebralen Anoxie im Rahmen einer eklampti-schen Konvulsion oder als Folge der gestörten Autoregulation bei schwerer Hypertonie angesehen. Die Diagnose wird mittels CT gestellt. Die Therapie ist symp-tomatisch: Korrektur einer Hypoxie, Hyperventilation, Mannitolgabe und mögli-cherweise die Gabe von Medikamenten zur Therapie eines zerebralen Vasospas-mus.

Temporäre Blindheit

Die temporäre Blindheit kann bei 1 bis 3% der Patientinnen mit Präeklamsie-Eklampsie beobachtet werden (76). Als Ursache kommen Läsionen der Netzhaut-gefäße oder aber eine Occipitallappen-Ischiämie in Frage. Glücklicherweise ist die temporäre Blindheit in den meisten Fällen reversibel, und die Symptome normali-sieren sich nach der Geburt. Ein ophthalmoligisches Konsil erscheint jedoch indi-ziert.

Eklampsie

Die Ursache eklamptischer Konvulsionen bleibt spekulativ. Hypertensive Enzepha-lopathie, Vasospasmus, Hämorrhagie oder Ischiämie werden diskutiert. Die Inzi-denz der Krampfanfälle korreliert nicht mit dem Schweregrad der Präeklampsie. Daher wird die Krampfprophylaxe mit Magnesium auch für milde Formen emp-fohlen. Obgleich die meisten Krampfanfälle präpartal beobachtet werden, sind auch postpartal eklamptische Konvulsionen beschrieben worden. Ein eklampti-scher Krampfanfall geht oft mit fetaler Bradykardie einher, welche sich nach Terminierung des Anfalls wieder normalisiert. Da viele Anfälle selbst-limitiert sind, wird zunächst die Magnesiumsulfat-Bolus-Gabe (4 bis 6 gm über 20 Minuten) emp-fohlen. Alternativ kann der Anfall jedoch mit Thiopental (100 mg IV) oder Midazolam (2 bis 5 mg IV) terminiert werden. Weitere Maßnahmen sind Sauerstoffzufuhr und die Seitenlage zur Aspirationsprophylaxe. Entsprechende Vorsicht bei der Verabreichung atemdepressiver Medikamente ist vor allem dann geboten, wenn aus der Beurteilung der Atemwegsanatomie hervorgeht, daß die Patientin möglicherweise schwierig mit Maske zu beatmen oder zu intubieren ist. Die Muttersterblichkeit bei Eklampsie hat sich in den letzten Jahren deutlich verbessert (Angaben schwanken zwischen 0 und 14%) und wird in den meisten Berichten mit etwa 2% beziffert.

Uteroplazentare Durchblutung

Die uteroplazentare Perfusion ist bei Präeklampsie beeinträchtigt. Die Folgen können intrauterine Wachstumsretardierung, fetaler Distress oder der intrauterine Fruchttod sein. Diese Veränderungen gehen auf Thrombosierungen der Plazentagefäße zurück. Eine gewisse Verbesserung der Plazentaoxygenierung unter der Geburt kann möglicherweise durch die Sympathikusblockade bei Epiduralanästhesie erzielt werden (77).

Peripartales Lungenödem

Das Lungenödem in der Schwangerschaft kann auf die Therapie mit β-Sympathikomometika, die Präeklampsie oder Eklampsie, ein kongestives Herzversagen oder aber die peripartale Kardiomyopathie zurückgeführt werden:

Tabelle 74. Ursachen des Lungenödems in der Schwangerschaft

– Therapie mit β-Sympathikomometika
– Präeklampsie oder Eklampsie
– Kongestives Herzversagen
– Peripartale Kardiomyopathie

Es sollte zunächst überprüft werden, ob Flüssigkeitsbilanz und -therapie modifiziert werden müssen. Oft ist das Lungenödem einfach die Folge überschießender Hydratation. Das Risiko zur Entwicklung eines Lungenödems wird durch die Verabreichung verschiedener Tokolytika, Mehrlingsschwangerschaft oder Chorionamnionitis erhöht. Die Therapie ist symptomatisch und umfaßt: Flüssigkeitsrestriktion, gegebenenfalls Absetzten des Betasympathomimetikums, Diurese und die Sauerstoffzufuhr. Bei kardiogener Ursache muß entsprechend der hämodynamischen Situation behandelt werden. Der Einsatz von Echokardiographie oder Rechtsherzkatheterisierung erscheint sinnvoll, wenn der Informationsgewinn therapeutische Konsequenzen hat.

6. Reanimation der Schwangeren

Bei der Reanimation der Schwangeren müssen die physiologischen-anatomischen Veränderungen der Schwangerschaft berücksichtigt werden. Das Herzzeitvolumen steigt um 50%. Ebenfalls erhöht sind Pulsfrequenz, Atemminutenvolumen und Sauerstoffverbrauch. Die funktionelle Residualkapazität der Lunge und der kolloidosmotische Druck sinken (78). Durch diese Veränderungen reagiert die Schwangere empfindlicher auf kardiovaskuläre und respiratorische Insulte. Ferner kann der Uterus durch Kompression der Vena cava in Rückenlage der Patientin den venösen Rückstrom wesentlich beeinträchtigen (79). Auslösende Ereignisse für einen Herz-Kreislauf-Stillstand während der Schwangerschaft sind die Pulmonalembolie, Trauma, Peripartale Blutungen mit Hypovolämie, Fruchtwasserembolie, Herzvitien und Komplikationen einer tokolytischen Therapie wie Arrhythmie, Herzinsuffizienz oder Myokardischiämie (80). Beim Herz-Kreislauf-Stillstand der Schwangeren sollten alle Wiederbelebungsmaßnahmen des Erwachsenen durchgeführt werden. Um eine aortokavale Kompression des graviden Uterus zu vermeiden, sollte zusätzlich die Reanimation in Halbseitenlage versucht werden. Eine praktische Empfehlung für die reanimation der Schwangeren im Rahmen eines Notarzt-Einsatzes ist die Einbeziehung einer Hilfsperson, welche sich seitlich unter die Patientin legt und somit die Halbseitenlage ermöglicht. Vasopressoren sollten bei vitaler Indikation vorbehaltlos verabreicht werden. Bei erfolglosen initialen Reanimationsmaßnahmen ist eine sogenannte „peri-mortale Kaiserschnittentbindung" angezeigt. Durch diesen Eingriff können möglicherweise die Überlebenschancen für die Mutter und den Fetus erhöht werden (81).

Literatur

1. Rochat RW et al (1988) Maternal mortality in the United States: report from the Maternal Mortality Collaborative. Obstet Gynecol 72: 91–97
2. Franks AL et al (1990) Obstetrical pulmonary embolism mortality, United States, 1970–1985. Am J Public Health 80: 720–722
3. Bergquist A, Bergquist D, Halbook T (1983) Acute deep vein thrombosis (DVT) after cesarean section. Acta Obstet Gynecol (Scand) 62: 473–477
4. Rutherford SE et al (1991) Thromboembolic disease associated with pregnency: an 11-year review. Am J Obstet Gynecol 164: 286
5. Barbour LA, Pickard J (1995) Controversies in thromboembolic disease during pregnancy: a critical review. Obstet Gynecol 86: 621–633
6. Dahlman TC, Hellgren M, Blomback M (1989) Thrombosis prophylaxis in pregnancy with use of subcutaneous heparin adjusted by monitoring heparin concentration in plasma. Am J Obstet Gynecol 161: 420–425
7. Dorfman GS et al (1987) Occult pulmonary embolism: a common occurence in deep venous thrombosis. AJR 148: 263–267
8. PIOPED Investigators (1990). Value of the ventilation/perfusion scan in acute pulmonary embolism: results of the prospective investigation of pulmonary embolism diagnosis (PIOPED). JAMA 263: 2753
9. Elias A et al (1987) Value of real time B mode ultrasound imaging in the diagnosis of deep vein thrombosis of the lower limbs. Int Angiol 8: 65–68
10. Killwich LA et al (1989) Diagnosis of deep venous thrombosis: a prospective study comparing duplex scanning to contrast venography. Circulation 79: 810–812

11. Spritzer CE, Evans AC, Kay HH (1995). Magnetic resonance imaging of the deep venous thrombosis in pregnant women with lower extremity edema. Obstet Gynecol 85: 603–607
12. American College of Obstetricians and Gynecologists (1997) Education Bulletin 233. Teratology. Washington, DC
13. Leclerc JR (1994).Pulmonary embolism. In: Rakel RE (ed.) Conn's current therapy Philadelphia, WB Saunders, pp 199–205
14. Robin ED (1977) Overdiagnosis and overtreatment of pulmonary embolism: the emperor may have no clothes. Ann Intern Med 87: 775–776
15. Leclerc JR (1994). Pulmonary embolism. In: Rakel RE (ed) Conn's current therapy Philadelphia, WB Saunders, pp 199–205.
16. Kipper MS et al (1982) Long-term follow-up of patients with suspected pulmonary embolism and a normal lung scan. Perfusion scans in embolic subjects. Chest 82: 411–415
17. Mills SR et al (1980) The incidence, etiologies and avoidance of complications of pulmonary angiography in large series. Radiology 295–299
18. Letsky EA (1985) Coagulation problems during pregnancy. In: Lind T (ed) Current review in obstetrics and gynecology. Edinburgh. Churchill Livingstone
19. Schulman S et al (1995) A comparison of six weeks month of oral anticoagulant therapy after a first episode of venous thromboembolism. N Eng J Med 332: 1661–1665
20. Hirsch J (1995) The optimal duration of anticoagulant therapy for venous thrombosis. N Eng J Med 332: 1710–1711
21. Bonnar J (1981) Venous thromboembolism and pregnancy. Clin Obstet Gynecol 8: 445–473
22. Walker AM, Jick H (1980) Predictors of bleeding during heparin therapy. JAMA 91: 1209–1212.
23. Barbour LA, Pickard J (1995) Controversies in thromboembolic disease during pregnancy: a critical review. Obstet Gynecol 86: 621–633
24. Schardein JL (1993) Chemically induced birth defects, 2. Aufl. New York, Marcel Dekker
25. American College of Obstetrics and Gynecology (1997) Educational bulletin 234. Thromboembolism in Pregnancy. Washington, DC
26. Bonnar J (1981) Venous thromboembolism and pregnancy. Clin obstet Gynecol 8: 445–473
27. European Faxiparin Study (EFS) Group (1988) Comparison of low molekular weight hearin and unfractionated heparin for the preention of deep vein thrombosis in patients undergoing abdominal surgery. Br J Surg 75: 1058–1063
28. Salzmann EW, Hirsh J (1987) Prevention of venous thromboembolism. In: Colman RW, Hirsh J, Marder VJ, Salzman EW (eds) Hemostasis and thrombosis: basic principles and clinical practice. 2nd edn. Philadelphia, Lippincott, pp 1252–1264
29. Turrentine MA, Braems G, Ramirez MM (1995) Use of thrombolytics for the treatment of thromboembolic disease during pregnancy. Obstet Gynecol Surv 50: 544–547
30. Urokinase – Streptokinase Pulmonary Embolism Trial. Phase 2 results. A cooperative study. JAMA 1974; 229: 1606–1613
31. Moran KT, Jewell ER, Presson AV (1989) The role of thrombolytic therapy in surgical practice. Br J Surg 76: 298–304
32. Zwaan M, Lorch H, Kagel C, Wenk H, Schwieder G, Eberhard J, Mueller G, Weiss HD (1996) Indications and results of surgically treated, with temporary vena cava filter managed patients. Zentralbl Chir 121: 1063–1068
33. Megha A et al (1990) Pregnancy, antithrombin III deficiency and venous thrombosis: report of another case. Acta Haematol 83: 111–114
34. Conrad J et al (1990) Thrombosis and pregnancy in congenital deficiencies in antithrombin III, protein C or protein S: study of 78 women. Thromb Haemost 63 (2): 319–320
35. Hankins GDV et al (1993) Acute hemodynamic and respiratory effects of amniotic fluid emboilism in the pregnant goat model. Am J Obstet Gynecol 168: 1113–1129
36. Adamson K, Müller-Heubach E, Myer RE (1971) The inocuaousness of amniotic fluid infusion in the pregnant rhesus monkey. Am J Obstet Gynecol 109: 977
37. Plauche WC (1983) Amniotic fluid embolism. Am J Obstet Gynecol 982–983
38. Clark SL et al (1995) Amniotic fluid embolism: analysis of a national registry. Am J Obstet Gynecol 172: 1158–1169

39. Morgan M (1979) Maternal fluid embolism. Anaesthesia 32: 29
40. Clark SL (1988) New concepts of amniotic fluid embolism. Am J Obstet Gynecol 158: 1124–1126
41. Girard P et al (1986) Left heart failure in amniotic fluid embolism. Anesthesiology 64: 262–265
42. Clark SL et al (1995) Amniotic fluid embolism: analysis of a national registry. Am j Obstet Gynecol 172: 1158–1169
43. Homans DC (1985) Peripartum cardiomyopathy. N Eng J Med 312: 1432–1437
44. Cunningham FG et al (1986) Peripartum heart failure: idiopatic cardiomyopathy or compounding cardiovascular events? Obstet Gynecol 67: 157–168
45. O'Connell JB et al (1986) Peripartum cardiomyopathy: Clinical, hemodynamic, histiologic and prognostic characteristics. J Am Coll Cardiol 8: 52–56
46. Midei MC et al (1990) Peripartum myocarditis and cardiomyopathy. Circulation 81: 922–928
47. Veille JC (1984) Peripartum Cardiomyopathies: a review. Am J Obstet Gynecol 148: 805
48. Carvallo A et al (1989) Prognosis in peripartum cardiomyopathy. Am J Cardiol 64: 540–542
49. Tandler R, Schmid C, Weyand M, Scheld HH (1997) Novacor LVAD bridge to transplantation in peripartum cardiomyopathy. Eur J Cardiothorac Surg 11: 394–396
50. Brown CS, Bertolet BD (1988) Peripartum cardiomyopathie: a comprehensive review. Am J Obstet Gynecol 178: 409–414
51. Ullery JC (1954) Managment of pregnancy complicated by heart disease. Am J Obstet Gynecol 67: 843
52. Hsie TT, Chen KC, Soong JH (1993) Outcome of pregnancy in patients with organic heart disease in Taiwan. Asia Oceania J Obstet Gynecol 19: 21
53. Veran FX, Cibes-Hernandez JJ, Pelegrina I (1968) Heart disease in pregnancy. Obstet Gynecol 34: 424
54. Neilson G et al (1967) Number of pregnancies and subsequent risk of cardiovascular disease. Am J Obstet Gynecol 98: 871
55. Jackson GM et al (1993) Severe pulmonary hypertension in pregnancy following successful repair of ventricular septal defect in childhood. Obstet Gynecol (Suppl) 82: 680
56. Gleicher N et al (1979) Eisenmenger's syndrome and pregnancy. Obstet Gynecol Surv 34: 721
57. Pirlo A, Herren AL (1979) Eisenmenger's syndrome and pregnancy. Anesth Rev 6: 9
58. Sinneberg RJ (1980) Pulmonary hypertension in pregnancy. South Med J 14: 331
59. Gleicher N et al (1979) Eisenmenger's Syndrome and pregnancy. Obstet Gynecol Surv 34: 721
60. Presbitero P, Sommerville J, Stone S (1994) Pregnancy in cyanotic congenital heart disease. Outcome of mother and fetus. Circulation 89: 2673
61. Abboud JK et al (1983) Intrathzecal morphine for relief of labor pain in a parturient with severe pulmonary hypertension. Anesthesiology 59: 477
62. Elkayam U, Gleicher N (1984) Cardiac problems in pregnancy, I. Maternal aspects: the approach to the pregnant patient with heart disease. JAMA 251: 2838–2839
63. Ueland K et al (1972) Maternal cardiovascular dynamics: VI: Cesarean section under epidural anesthesia without epinephrine. Am J Obstet Gynecol 114: 775
64. Vogel JHK, Pryor R, Blount SG Jr (1965) Direct-current defibrillation during pregnancy. JAMA 193: 970
65. Schroeder JS, Harrison DC (1971) Repeated cardioversion during pregnancy: treatment of refractory paroxysmal atrial tachykardia during three succesful pregnancies. Am J Cardiol 27: 445
66. Markiewicz W et al (1976) Mitral valve prolapse in one hundred previously healthy young females. Circulation 53: 464–73
67. American College of Obstetricians and Gynecologists (1996) Hypertension in pregnancy Technical Bulletin 219. Washington, DC, ACOG
68. Sibai BM, Mercer BM, Schiff E, Friedman SA (1994) Aggressive versus expectant management of severe preeclampsia at 28 to 32 weeks gestatin: a randomized controlled trial. Am J Obstet Gynecol 171: 818–822

69. Odendaal HJ et al (1990) Aggressive or expectant managment for patients with severe preeclampsia between 28–43 weeks gestation: a randomized controlled trial. Obstet Gynecol 76: 1070–1074

70. Eclampsia Trial Collaborative Group (1995) Which anti-convulsant for women with eclampsia? Evidence from the Collaborative Eclampsia Trial. Lancet 345: 1455–1463

71. Sibai BM, Graham JM, McCubbin JH (1984) A comparison of intravenous and intramuscular magnesium sulfate regimens in preeclampsia. Am j Obstet Gynecol: 728–733

72. Clark SL, Cotton DB (1988) Clinical indications for pulmonary artery catheterization in the patient with severe preeclampsia. Am J Obstet Gynecol 158: 453–458

73. Sibai BM, Mabie BC, Hawey CJ, Gonzalez AR (1987) Pulmonary edema in severe preeclampsia-eclampsia: analysis of thirtzeeen consecutive cases. Am J Obstet Gynecol 156: 1174–1179

74. Clark SL, Greenspoon JS, Aldahl D, Phelan JP (1986) Severe preeclampsia with persistent oliguria: managment of hemodynamic subsets. Am J Obstet Gynecol 154: 490–494

75. Sibai BM et al (1986) Maternal outcome associated with the syndrome of hemolysis, elevated liver enzymes, and low platelets in severe preeclampsie-eclampsie. Am J Obstet Gynecol 155: 501–509

76. Seidman DS, Serr DM, Ben-Raphael Z (1991) Renal and occular manifestations of hypertensive disease of pregnancy. Obstet Gynecol Surv 46: 71–76

77. Ramos-Santos E, Devoe LD, Wakefield ML, Sherline DM, Metheny WP (1991) The effects of epidural anesthesia on the Doppler velocimetry of umbilical and uterine arteries in normal and hypertensive patients during active term labor. Obstet Gynecol, 77 (1): 20–26

78. Lee W, Cotton DB (1997) Cardiovasculatory changes during pregnancy. In: Clark SL, Cotton DB, Hankins GDV, Phelan JP (eds) Critical Care Obstetrics, 3rd edn. Boston, MA, Blackwell Scientific Publications, pp 3–32

79. Kerr MG (1965) The mechanical effects of the gravid uterus in late pregnancy. J Obstet Gynaec Brit Comm. 72: 513–529

80. Satin AJ, Hankins GDV (1997) Cardiopulmonary resuscitation in pregnancy. In: Clark SL, Cotton DB, Hankins GDV, Phelan JP (eds) Critical Care Obstetrics, 3rd edn. Boston, MA, Blackwell Scientific Publications, pp 219

81. Katz VL, Dotters DJ, Droegemueller W (1986) Perimortem Cesarean delivery. Obstet Gynecol 68: 571–576

G. Versorgung des Neugeborenen (pediatric life support)

Auf einen Blick

– Nicht selten muß der Anästhesist die Neugeborenenversorgung überwachen oder durchführen.
– Das APGAR-Schema dient zur initialen Beurteilung des Neugeborenen. Der APGAR-Score hat allerdings keine Aussagekraft hinsichtlich der Langzeitprognose eines Neugeborenen.
– Die Durchführung von Reanimationsmaßnahmen wird beschrieben.

Einleitung

Die Routineversorgung des Neugeborenen ist meist unproblematisch und kann von der Hebamme übernommen werden. Sein Wohlbefinden läßt sich aber nicht immer voraussagen. In verschiedenen geburtshilflichen Notfallsituationen kann der Fetus vital gefährdet sein. Es liegt in der Natur der Notfälle, daß gerade in solchen Situationen der Anästhesist oder der Geburtshelfer Aufgaben übernehmen muß, welche unter idealen Bedingungen von einem erfahrenen Neonatologen durchtgeführt werden. Es soll daher im Folgenden kurz auf Maßnahmen eingegangen werden, welche bei der Versorgung des deprimierten Neugeborenen notwendig werden können.

1. Apgar-Schema und Klassifikation des Neugeborenen

Die Anästhesistin Virginia Apgar (1) führte 1953 ein Beurteilungsschema des Neugeborenen ein, welches sich aufgrund seiner Übersichtlichkeit gut etabliert hat. Der Apgar-Score beschreibt den unmittelbaren postnatalen Zustand. Dieses Beurteilungsschema wird oft zur Planung der Neugeborenenversorgung im Kreißsaal und der weiteren Nachbetreuung herangezogen. Es liefert allerdings keine Information zur Beurteilung des neurologischen Outcomes (2).

Tabelle 75. Apgar-Schema zur Beurteilung von Neugeborenen (Bestimmung nach 1,5,10 min.)

Apgar-Zahl	0	1	2
Hautfarbe	Blau oder weiß	Akrozyanose	Rosig
Atmung	Keine	Langsam, unregelmäßig	Ungestört
Herzaktion	Keine	< 100	> 100
Muskeltonus	Schlaff	Träge Flexion	Aktive Bewegungen
Reflexe beim Absaugen	Keine	Herabgesetzt	Schreien

Tabelle 76. Postnatale Klassifikation reifer Neugeborener

Gruppe	1-min Apgar
Normal	7–10
Mäßige Depression	4–6
Schwere Depression	0–3

Routineversorgung des gesunden Neugeborenen

Sie beinhaltet die Sekretabsaugung der Atemwege, die Aufrechterhaltung einer thermisch neutralen Umgebung und die Überwachung von Atmung und Durchblutung. Das Kind sollte also unter einen Wärmestrahler gelegt werden, sorgfältig getrocknet, oral abgesaugt und leicht taktil stimuliert werden, während Atmung und Herzfrequenz untersucht werden. Bei Spontanatmung, einer Herzfrequenz über 100 Schlägen/min und rosiger Hautfarbe ist nur die postnatale Routineüberwachung indiziert.

2. Versorgung des deprimierten Neugeborenen

Voraussetzung für eine adäquate Versorgung ist die entsprechende Ausrüstung.

Tabelle 77. Ausrüstung für die Neugeborenenreanimation

Instrumente	Medikamente und Injektionsmaterial
Tisch mit Wärmestrahler und Lichtquelle	Glukose 5% und 10% Amp. 10 ml
Vakuumpumpe (Sog -200 mbar),	Natriumbikarbonat 8,4%, Amp. 20 ml
Absaugsonden Ch 6,8,10	
Blutdruckmanschetten 1 bis 4	Kalziumglukonat 10%, Amp. 10 ml
EKG Monitor	NaCl 0,9%, Amp. 10 ml
Blutgasanalysengerät, Pulsoximeter	Konakion, Amp. 1 mg
(wünschenswert)	
Gewärmte sterile Moltontücher	Naloxon 1:10.000, Amp. 10 ml,
	Narcanti neonatal®

Tabelle 77 (Fortsetzung)

Instrumente	Medikamente und Injektionsmaterial
Sauerstoffquelle mit Flowmeter, Anfeuchter und Leitung	Adrenalin 1: 10.000, Amp. 10 ml
Laerdal-Beatmungsbeutel für Neugeborene mit PEEP-Ventil	Plasmaproteinlösung 5%, Amp. 20 ml (Kühlschrank!)
Laerdal-Beatmungsmasken Größe 00 und 01	Spritzen 1,5,10 ml, diverse Kanülen, Laborgefäße
2 gerade Laryngoskopspatel, Größe 0 und 1	Butterfly 25 Ga, Lanzetten, Blutgaskapillaren
Magillzange für Säuglinge	Dextro-Stix-Teststäbchen, Leukoplast, Ampullensägen etc.
Guedel-Tuben, Größe 00 und 000 Nasotrachealtuben, Größe 2,5/3,0/3,5 mit Adapter Einmalmundsauger mit Sekterfänger, Ch 8 Säuglingsstethoskop Frühgeborenenthermometer Einmalskalpell, Nabelklemmen, Pleurakatheter Ch 8, Nahtmaterial Magensonden Nabelgefäßkatheterbesteck Stoppuhr	

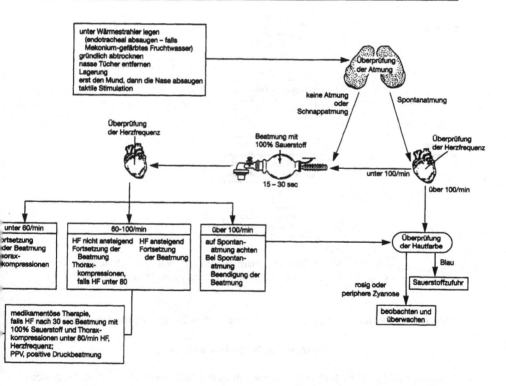

Abb. 58. Reanimation im Kreißsaal (Textbook of Neonatal Resuscitation, American Heart Association, 1990)

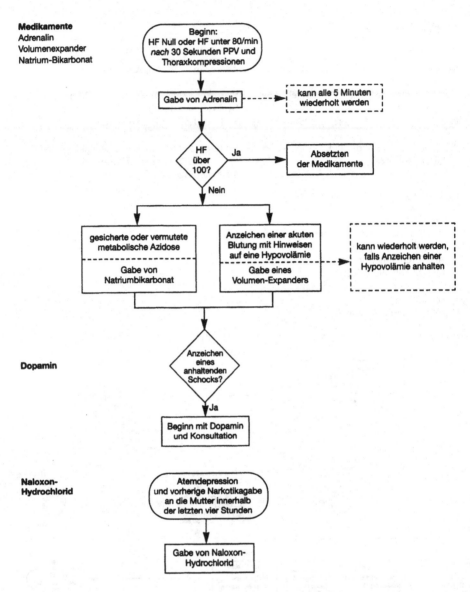

Abb. 59. Schwerpunkte der Pharmakotherapie beim Neugeborenen
(Textbook of Neonatal Resusciation, American Heart Association, 1990)

Folgende Maßnahmen werden beim deprimierten Neugeborenen notwendig:

Beatmung, Herzdruckmassage

Bei bläulicher Hautverfärbung sollte sofort Sauerstoff gegeben werden. Liegt keine oder eine ineffiziente Atmung vor, muß das Neugeborene unter Herzfrequenzüberwachung mit positivem Druck und 100% Sauerstoff über 15 bis 30 Sekunden beatmet werden. Liegt dabei die Herzfrequenz über 100 Schläge/min, sollte der Reanimierende auf Spontanatmung achten. Bei einer Herzfrequenz von 60 bis 100 Schlägen/min und steigender Tendenz sollte die Beatmung fortgesetzt werden. Liegt sie niedriger als 60 Schläge/min oder nach 15 bis 30 Sekunden unter positiver Druckbeatmung mit 100% Sauerstoff bei 60 bis 80 Schlägen/min sowie bei einer Herzfrequenz unter 60 Schlägen/min sollte mit Thoraxkompressionen begonnen werden.

Medikamente

Bei Asystolie oder einer Herzfrequemz von unter 80 Schlägen/min nach 30 Sekunden positiver Druckbeatmung mit 100% Sauerstoff und Thoraxkompressionen sollte Adrenalin endotracheal oder intravenös in einer Dosis von 0,1 bis 0,3 ml/kg Adrenalin 1:10.000 verabreicht werden. Diese Dosis kann nach Bedarf alle fünf Minuten wiederholt werden.

Die American Heart Association (3) empfielt die Gabe von Dopamin anstelle von Atropin oder Calcium in der Akutphase der Neugeborenenreanimation nicht mehr, sondern Dopamin nach verlängerter Reanimation beim Kind im anhaltenden Schockzustand. Die Gabe von Naloxon (0,1 mg/kg) wird empfohlen, wenn die Mutter innnerhalb der vorangehenden vier Stunden Opioide erhalten hat.

3. Reanimation des Frühgeborenen

Bei Kindern mit einem Geburtsgewicht von 1000–1499 gm sollte durch kurze Maskenbeatmung die Entfaltung der Lungen erleichtert, wegen der Pneumothoraxgefahr durch unbeabsichtigt hohe Spitzendrücke jedoch nur noch Beatmungsbeutel mit Sicherheitsventil verwendet werden (z. B. Laerdal Baby Resu). Die weiche Silikonmaske des Laerdal-Beutels läßt sich bei geringerem Totraum und mit niedrigerem Druck (Hirnblutungsgefahr) abdichten als die früher verwendete Rendell-Baker-Maske. Eventuell kann durch eine im Kreißsaal begonnene Nasen-CPAP-Beatmung ein Intubation umgangen werden. Persistiert eine Ateminsuffizienz, empfiehlt sich die Intubation von Nasotracheal. Bei Kindern unter 1000 gm Geburtsgewicht kann ein initial erhöhter Spitzendruck (Überdruck am Laerdal-Beutel begrenzt bei 45 cm H_2O) die Entfaltung der Lunge erleichtern. Die Therapie des Frühgeborenen mit Surfactant zur Vermeidung einer persistierenden pulmonalen Hypertonie kann auch mit gewisser zeitlicher Verzögerung auf der Neugeborenen-Intensivstation verabreicht werden (4).

Bei der Versorgung eines unreifen Kindes stellen sich auch viele ethische und soziale Fragen. Das „Fetus and Newborn Committee" der Canadian Pediatric Society schlägt vor, daß bei Neugeborenen mit einem Gestationsalter von 22 Wochen oder darunter und weniger als 500 gm Geburtsgewicht lediglich eine unterstützende Therapie durchgeführt wird. Bei Kindern aus der 23. und 24. Schwangerschaftswoche sollte in Abhängigkeit von ihrem Zustand bei Geburt und der Einstellung der Eltern eine Entscheidung gefällt werden. Ein Kind aus der 25. bis

26. Woche sollte dagegen aggressiv reanimiert werden. Diese Empfehlungen basieren auf Untersuchungen über die Langzeitprognose frühgeborener Kinder (5, 6).

Mekoniumaspiration

Mekoniumhaltiges Fruchtwasser ist die Folge einer fetalen Darmentleerung und wird als Zeichen für intrauterine Hypoxie angesehen. Ein Mekoniumabgang tritt bei etwa 10 bis 15% aller Entbindungen auf. Etwa 5% der Neugeborenen mit mekoniumgefärbtem Fruchtwasser bei Geburt entwickeln ein Mekoniumaspirationssyndrom (7). Die Mortalität beträgt nahezu 50%. Der Stellenwert der endotrachealen Absaugung ist nicht definitiv geklärt. Empfehlungen einer agressiven Atemwegstherapie (8) steht die Meinung anderer Kliniker gegenüber, welche lediglich die Sauerstofftherapie empfehlen (9). Letztere Meinung wird durch Untersuchungen gestützt, welche darauf hinweisen, daß das Mekoniumaspirationssyndrom ein intrauterines Ereignis ist (10). Die oropharyngeale Absaugung ist in jedem Falle indiziert. Die tracheale Absaugung kann bei lebhaften Neugeborenen mit nur dünnem Mekonium unterbleiben (11).

Künstliche Beatmung

Zur Beatmung von Neugeborenen werden heute meist (mikroprozessor-geregelte) zeitgesteuerte Respiratoren mit druckbegrenzter Beatmung gewählt (pressure controlled ventilation, PCV; z. B. Sechrist IV-100B oder Draeger Babylog). Beispielhaft sei hier eine initiale Grundeinstellung des Respirators gezeigt, wie sie beim Mekoniumaspirationssyndrom gewählt werden könnte (Geburtsgewicht = 3500 gm):

FiO_2 = 1,0, flow = 15 L/min, p_{Insp} = 30 cm H_2O, PEEP = 2 cm H_2O, Frequenz = 40/min, Insp. Zeit = 0,3 sec.

Literatur

1. Apgar V (1953) A proposal for a new method of evaluation of the newborn infant. Curr Res Anesth Analg 32: 260
2. Marrin M, Paes BA (1988) Birth asphyxia: does the Apgar score have diagnostic value? Obstet Gynecol 72: 120–123
3. Bloom RS, Cropley C and the AHA/AAP Neonatal Resuscitation Program Steering Committee (1995) Textbook of Neonatal Resuscitation
4. Jobe AH, Mitchell BR, Gunkel JH (1993) Beneficial effects of the combined use of prena-tal corticosteroids and postnatel surfactant on preterm infants. Am J Obstet Gynecol 168: 508–513
5. Hack MH, Fanaroff AA (1993) Outcome of extremely immature infants: a perinatal dilemma. N Eng J Med 329: 1649–1650
6. Hack MH, Fanaroff AA (1993) Outcome of extremely immature infants: a perinatal dilemma. N Eng J Med 329: 1649–1650
7. Wiswell TE, Henley MA (1992) Intratracheal suctioning, systemic infection and the meconium aspiration syndrome. Pediatrics 89: 203–206

8. Wiswell TE, Tussle JM, Turner BS (1990) Meconium aspiration syndrome: have we made a difference? Pediatrics 85: 715
9. Katz VL, Bowers WA (1992) Meconium aspiration syndrome: reflections on a murky subject. Am J Obstet Gynecol 166: 171–172
10. Falciglia HS et al (1992) Does De Lee suction at the perineum prevent meconium aspiration syndrome? Am J Obstet Gynecol 167: 1243

Sachverzeichnis

SpringerMedizin

Cordula Kriczer

Keine Angst vor Narkose und Operation

Ein Patientenratgeber

1997. VII, 53 Seiten. 16 farbige Abbildungen.
Broschiert DM 18,–, öS 126,–
ISBN 3-211-83003-0

„Mit diesem handlichen und übersichtlichen Buch liegt endlich ein Patientenratgeber vor, der auf die Kardinalängste von Menschen, die sich einer Operation unterziehen, eingeht ... Die Lektüre ist hervorragend geeignet, eine Stimmung von Optimismus und Vertrauen im unübersichtlichen Behandlungskontext eines Krankenhauses aufkeimen zu lassen und sei neben Patienten, Angehörigen, Pflegepersonal, Turnusärzten, Narkoseärzten auch den chirurgischen Partnern empfohlen ..."

Österreichische Ärztezeitung

„... wäre aber sicher eine Hilfe, wenn jeder Anästhesieabteilung solches Aufklärungsmaterial zur Verfügung stünde und dieses vom Anästhesisten individuell, auf die Wünsche und Möglichkeiten seiner Patienten abgestimmt, eingesetzt werden kann. Für eine solche anästhesieologische ,Informations-Bibliothek' ist dieses Büchlein bestens geeignet."

Wiener klinische Wochenschrift

„... Die Darstellung erfolgt in einer für medizinische Laien verständlichen Ausdrucksweise ... nimmt dem vorbereitenden Arzt viel an Aufklärungsarbeit ab und verhindert unter Umständen Störungen im organisatorischen Ablauf ..."

Ärzte Woche

SpringerWienNewYork

Sachsenplatz 4–6, P.O.Box 89, A-1201 Wien, Fax +43-1-330 24 26, e-mail: books@springer.at, Internet: www.springer.at
New York, NY 10010, 175 Fifth Avenue • D-14197 Berlin, Heidelberger Platz 3 • Tokyo 113, 3–13, Hongo 3-chome, Bunkyo-ku

SpringerMedizin

Peter A. M. Weiss

Sectio Caesarea und assoziierte Fragen

1994. XIV, 277 Seiten. 43 Abbildungen.
Broschiert DM 98,–, öS 686,–
ISBN 3-211-82596-7

Obwohl der Kaiserschnitt weltweit die häufigste Operation ist, existie
keine umfassende Monographie über diese Thematik, die immerhin je
fünfte bis zehnte Schwangere und deren Neugeborenes betrifft.

Im letzten Dezennium ist die Kaiserschnittrate ohne nennenswei
positive Auswirkungen auf die geburtshilflichen Ergebnisse drastis
angestiegen. Es bestehen daher insbesondere in Europa und den US
Bemühungen aus medizinischen, forensischen, und volkswirtscha
lichen Gründen, diese Eigendynamik der Sektiofrequenz zu durchbi
chen und die Kaiserschnittrate auf ein vertretbares Maß zurückz
führen. Das vorliegende Buch soll dazu das Rüstzeug geben.

Neben vordringlichen Problemen werden Randgebiete und Spezi.
fragen des Kaiserschnittes behandelt. Zur besseren Übersicht erfolg
eine Gliederung in: Geschichte, Analyse und Definition der Indik
tionen, medizinische und nichtmedizinische Einflußfaktoren auf c
Sektiorate, strittige Sektioindikationen, Sektiorisiken für Mutter u
Kind, Maßnahmen zur Senkung der Sektiorate, Antibiotikaprophyla:
Zervixkarzinom und Sektio, Hysterektomie und Sektio, etc. Die Ausw
tung und Angabe von nahezu 1000 relevanten Publikationen ersp
dem Leser eine oft mühsame Literatursuche.

SpringerWienNewYork

Sachsenplatz 4–6, P.O.Box 89, A-1201 Wien, Fax +43-1-330 24 26, e-mail: books@springer.at, Internet: www.springer.at
New York, NY 10010, 175 Fifth Avenue • D-14197 Berlin, Heidelberger Platz 3 • Tokyo 113, 3–13, Hongo 3-chome, Bunkyo-ku